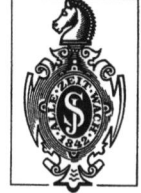

G. Teufel   A. Pfleiderer   H.-A. Ladner
(Hrsg.)

Therapie des Zervixkarzinoms

Mit 122 Abbildungen und 116 Tabellen

Springer-Verlag
Berlin Heidelberg New York
London Paris Tokyo
Hong Kong

Prof. Dr. GÜNTHER TEUFEL
Prof. Dr. ALBRECHT PFLEIDERER
Prof. Dr. HANS-ADOLF LADNER

Klinikum der Albert-Ludwigs-Universität
Universitäts-Frauenklinik
Hugstetter Str. 55
D-7800 Freiburg i. Br.

ISBN-13:978-3-642-75059-5   e-ISBN-13:978-3-642-75058-8
DOI: 10.1007/978-3-642-75058-8

CIP-Titelaufnahme der Deutschen Bibliothek
Therapie des Zervixkarzinoms/G. Teufel ... (Hrsg.). – Berlin;
Heidelberg; New York; London; Paris; Tokyo; Hong Kong:
Springer, 1990
    ISBN-13:978-3-642-75059-5 (Berlin ...)

NE: Teufel, Günther [Hrsg.]

Gesamtherstellung: Konrad Triltsch, Graphischer Betrieb, Würzburg
2121/3130-543210 – Gedruckt auf säurefreiem Papier

Inhaltsverzeichnis

Mitarbeiterverzeichnis

Achterrath, W., Bristol-Myers GmbH, Rathenaustr. 31, D-6078 Neu-Isenburg
Altendorf, A., Dr. med., Klinik für Frauenheilkunde der Universität
Erlangen-Nürnberg, Universitätsstr. 21/23, D-8520 Erlangen
Bahnsen, J., Prof. Dr. med., Universitäts-Frauenklinik, Abt. Gynäkologische
Radiologie, Martinstr. 52, D-2000 Hamburg 20
Baltzer, J., Prof. Dr. med., Städt. Krankenanstalten, Frauenklinik, Luther-
platz 40, D-4150 Krefeld
Bastert, G., Prof. Dr. med., Universitätsfrauenklinik, Abteilung für Allge-
meine Gynäkologie und Geburtshilfe, Voßstr., D-6900 Heidelberg
Bauer, M., Prof. Dr. med., Klinikum der Albert-Ludwigs-Universität,
Frauenklinik, Abt. Gynäkologische Radiologie, Hugstetter Str. 55,
D-7800 Freiburg
Beck, T., Dr. med., Klinikum der Johannes Gutenberg-Universität,
Klinik und Poliklinik für Geburtshilfe und Frauenkrankheiten,
Langenbeckstr. 1, D-6500 Mainz
Bender, H. G., Prof. Dr. med., Zentrum der Frauenheilkunde und Geburts-
hilfe im Klinikum der J. W. Goethe-Universität, Theodor-Stern-Kai 7,
D-6000 Frankfurt am Main 70
Blackledge, G. R. P., PhD, MD, MRCP, West Midlands Cancer
Research, Campaign Clinical Trials Unit, Queen Elizabeth Hospital,
GB-Birmingham B11 4HL
Breuel, C., Dr. med., Klinik für Frauenheilkunde der Universität Erlangen-
Nürnberg, Universitätsstr. 21/23, D-8520 Erlangen
Burg, M. E. L. van der, MD, Rotterdam Cancer Institute, Daniel den Hoed
Kliniek, Postfach 5201, NL-3008 AE Rotterdam
Buxton, E. J., MRCOG, West Midlands Cancer Research, Campaign Clini-
cal Trials Unit, Queen Elizabeth Hospital, GB-Birmingham B11 4HL
Chan, K. K., FRCS, MRCOG, West Midlands Cancer Research, Campaign
Clinical Trials Unit, Queen Elizabeth Hospital, GB-Birmingham B11 4HL
Dalesio, O., MD, EORTC Datacenter, Boulevard de Waterloo 125,
B-1000 Brüssel
Ebert, J., Dr. med., Klinikum der Johannes Gutenberg-Universität, Klinik
und Poliklinik für Geburtshilfe und Frauenkrankheiten, Langenbeckstr. 1,
D-6500 Mainz
Eiermann, W., Prof. Dr. med., Ludwig-Maximilians-Universität, Klinikum
Großhadern, Frauenklinik, Marchioninistr. 15, D-8000 München 70

Engelmann, T. W., Dr. med., Klinik für Frauenheilkunde der Universität
Erlangen-Nürnberg, Universitätsstr. 21/23, D-8520 Erlangen

Fateh-Moghadam, A., Dr. med., Ludwig-Maximilians-Universität,
Klinikum Großhadern, Institut für Klinische Chemie, Marchioninstr. 15,
D-8000 München 70

Fournier, D. von, Prof. Dr. med., Ruprecht-Karls-Universität, Frauenklinik,
Gynäkologisch-Geburtshilfliche Radiologie, Voßstr. 9, D-6900 Heidelberg 1

Fraedrich, G., Dr. med., Klinikum der Albert-Ludwigs-Universität,
Abt. Herz- und Gefäßchirurgie, Hugstetter Str. 55, D-7800 Freiburg

Friedberg, V., Prof. Dr. med., Klinikum der Johannes Gutenberg-
Universität, Klinik und Poliklinik für Geburtshilfe und Frauenkrankheiten, Langenbeckstr. 1, D-6500 Mainz

Genau, F., Dr. med., Bezirkskrankenhaus Friedrich Wolf, Bereich I,
Frauenklinik, Flemmingstr. 4, DDR-9010 Karl-Marx-Stadt

George, M., MD, Institut Gustave-Roussy, F-94805 Villejuif Cedex

Haas, J., Dr. med., Geburtshilflich-Gynäkologische Universitätsklinik,
Auenbruggerplatz 14, A-8036 Graz

Hepp, H., Prof. Dr. med., Ludwig-Maximilians-Universität, Klinikum
Großhadern, Frauenklinik, Marchioninstr. 15, D-8000 München 70

Hillemanns, H.-G., Prof. Dr. med., Klinikum der Albert-Ludwigs-
Universität, Universitäts-Frauenklinik, Hugstetter Str. 55,
D-7800 Freiburg

Hirnle, P., Dr. med., Klinikum der Eberhard-Karls-Universität,
Universitäts-Frauenklinik, D-7400 Tübingen

Hirsch, H. A., Prof. Dr. med., Klinikum der Eberhard-Karls-Universität,
Universitäts-Frauenklinik, D-7400 Tübingen

Junkermann, H., Prof. Dr. med., Ruprecht-Karls-Universität, Frauenklinik,
Abt. für Allgemeine Gynäkologie und Geburtshilfe, Voßstr. 9,
D-6900 Heidelberg

Kaufmann, M., Prof. Dr. med., Ruprecht-Karls-Universität, Frauenklinik,
Voßstr. 9, D-6900 Heidelberg

Kaufmann, W., Dr. med., Klinik für Frauenheilkunde der Universität
Erlangen-Nürnberg, Universitätsstr. 21/23, D-8520 Erlangen

Kelly, K., PhD, West Midlands Cancer Research, Campaign Clinical Trials
Unit, Queen Elizabeth Hospital, GB-Birmingham B11 4HL

Kleine, W., Dr. med., Klinikum der Albert-Ludwigs-Universität,
Universitäts-Frauenklinik, Hugstetter Str. 55, D-7800 Freiburg

Kaufmehl, K., Dr. med., Klinikum der Albert-Ludwigs-Universität,
Tumorzentrum, Hugstetter Str. 55, D-7800 Freiburg

Kobierska, A., MD, Klinika Radioterapii, Akademia Medyczna,
ul. Debinki 7, PL-80-211 Gdansk

Kreienberg, R., Prof. Dr. med., Klinikum der Johannes Gutenberg-
Universität, Klinik und Poliklinik für Geburtshilfe und Frauenkrankheiten, Langenbeckstr. 1, D-6500 Mainz

Kucera, H., Prof. Dr. med., Strahlenabteilung der I. und II. Universitäts-
Frauenklinik, Spitalgasse 23, A-1090 Wien

Kühnle, H., Prof. Dr. med., Medizinische Hochschule, Frauenklinik,
Abt. spez. Onkologie und exp. Gynäkologie, Podbielskistr. 380,
D-3000 Hannover 51

Ladner, H.-A., Prof. Dr. med., Klinikum der Albert-Ludwigs-Universität,
Frauenklinik, Abt. Gynäkologische Radiologie, Hugstetter Str. 55,
D-7800 Freiburg

Lahousen, M., Prof. Dr. med., Geburtshilflich-Gynäkologische
Universitätsklinik, Auenbruggerplatz 14, A-8036 Graz

Lang, N., Prof. Dr. med., Klinik für Frauenheilkunde der Universität
Erlangen-Nürnberg, Universitätsstr. 21/23, D-8520 Erlangen

Luesley, D. M., MD, MRCOG, West Midlands Cancer Research,
Campaign Clinical Trials Unit, Queen Elizabeth Hospital,
GB-Birmingham B11 4HL

Mangioni, C., MD, Dept. Obst./Gynaecology, S. Gerardo Hospital,
Via Solferino, I-Monza

Meerpohl, H.-G., Dr. med., Klinikum der Albert-Ludwigs-Universität,
Universitäts-Frauenklinik, Hugstetter Str. 55, D-7800 Freiburg

Meier, W., Dr. med., Ludwig-Maximilians-Universität, Klinikum
Großhadern, Frauenklinik, Marchioninistr. 15, D-8000 München 70

Mittag, B., Dr. med., Bezirkskrankenhaus Friedrich Wolf, Bereich I,
Frauenklinik, Flemmingstr. 4, DDR-9010 Karl-Marx-Stadt

Mittmann, K. P., Dr. med., Klinikum der Eberhard-Karls-Universität,
Universitäts-Frauenklinik, D-7400 Tübingen

Namer, M., MD, Serv. de Méd. et d'Hormol., Centre Antoine Lacassagne,
Voie Romaine 36, F-06054 Nice Cedex

Nestle, U., Dr. med., Klinikum der Albert-Ludwigs-Universität,
Universitäts-Frauenklinik, Hugstetter Str. 55, D-7800 Freiburg

Oliveira, C. F. De, MD, Inst. Portuges de Oncologia, Facultade de Med.
de Coimbra, Av. Bissaia Barreto 74-R/C, Coimbra, Portugal

Oosterom, A. T. van, MD, University Hospital, Wilrijkstraat 10,
B-25220 Edegem

Paolo, M. Di, Dr. med., Klinik für Frauenheilkunde der Universität
Erlangen-Nürnberg, Universitätsstr. 21/23, D-8520 Erlangen

Paterson, M. E. L., MD, MRCOG, West Midlands Cancer Research,
Campaign Clinical Trials Unit, Queen Elizabeth Hospital,
GB-Birmingham B11 4HL

Pecorelli, S., MD, Ospedale Civile, Viale Venezia 19, I-25124 Brescia

Pettersson, F., Prof. Dr. med., Karolinska Hospital, Radiumhemmet,
Abteilung Gynäkologische Onkologie, S-104 01 Stockholm

Pfeiffer, D., Dr. med., Ludwig-Maximilians-Universität, Klinikum
Großhadern, Frauenklinik, Marchioninistr. 15, D-8000 München 70

Pfleiderer, A., Prof. Dr. med., Klinikum der Albert-Ludwigs-Universität,
Universitäts-Frauenklinik, Hugstetter Str. 55, D-7800 Freiburg

Pickel, H., Prof. Dr. med., Geburtshilflich-Gynäkologische Universitätsklinik, Auenbruggerplatz 14, A-8036 Graz

Redman, C. W. E., MD, West Midlands Cancer Research, Campaign Clinical Trials Unit, Queen Elizabeth Hospital, GB-Birmingham B11 4HL

Renziehausen, K., Prof. Dr. med., Bezirkskrankenhaus Friedrich Wolf, Bereich I, Frauenklinik, Flemmingstr. 4, DDR-9010 Karl-Marx-Stadt

Rotmensz, N., MD, EORTC Datacenter, Boulevard de Waterloo 125, B-1000 Brüssel

Rotte, K., Prof. Dr. med., Universitäts-Frauenklinik, Strahlenabteilung, Josef-Schneider-Str. 4, D-8700 Würzburg

Saunders, N., MRCOG, West Midlands Cancer Research, Campaign Clinical Trials Unit, Queen Elizabeth Hospital, GB-Birmingham B11 4HL

Scheidel, P., Prof. Dr. med., Marienkrankenhaus, Akademisches Lehrkrankenhaus der Universität, Alfredstr. 9, D-2000 Hamburg 76

Schlosser, J., Dr. med., Bezirkskrankenhaus Friedrich Wolf, Bereich I, Frauenklinik, Flemmingstr. 4, DDR-9010 Karl-Marx-Stadt

Schmid, H., Dr. med., Universitätsfrauenklinik, Abteilung für Allgemeine Gynäkologie und Geburtshilfe, Voßstr. 9, D-6900 Heidelberg

Schmidt, H., Dr. med., Klinik für Frauenheilkunde der Universität Erlangen-Nürnberg, Universitätsstr. 21/23, D-8520 Erlangen

Schulz-Wendtland, R., Dr. med., Klinikum der Albert-Ludwigs-Universität, Frauenklinik, Abt. Gynäkologische Radiologie, Hugstetter Str. 55, D-7800 Freiburg

Senst, A., Dr. med., Klinikum der Albert-Ludwigs-Universität, Universitäts-Frauenklinik, Hugstetter Str. 55, D-7800 Freiburg

Simon, W. E., Dr. med., Klinikum der Eberhard-Karls-Universität, Universitäts-Frauenklinik, D-7400 Tübingen

Stieber, P., Dr. med., Klinikum Großhadern, Institut für Klinische Chemie, Marchioninistr. 15, D-8000 München 70

Subandono, A. J., MD, Rotterdam Cancer Institute, Daniel den Hoed Kliniek, Postfach 5201, NL-3008 AE Rotterdam

Teufel, G., Prof. Dr. med., Klinikum der Albert-Ludwigs-Universität, Universitäts-Frauenklinik, Hugstetter Str. 55, D-7800 Freiburg

Tode, G., Dr. med., Bezirkskrankenhaus Friedrich Wolf, Bereich I, Frauenklinik, Flemmingstr. 4, DDR-9010 Karl-Marx-Stadt

Tulusan, A. H., Prof. Dr. med., Klinik für Frauenheilkunde der Universität Erlangen-Nürnberg, Universitätsstr. 21/23, D-8520 Erlangen

Vermorken, J. B., MD, Free University Hospital, De Boelelaan 1117, NL-1081 HV Amsterdam

Wilczek-Engelmann, T., Dr. med., Klinik für Frauenheilkunde der Universität Erlangen-Nürnberg, Universitätsstr. 21/23, D-8520 Erlangen

Winter, R., Dr. med., Geburtshilflich-Gynäkologische Universitätsklinik, Auenbruggerplatz 14, A-8036 Graz

Zola, P., MD, I Clin. Univ. Ost. Gyn. „A", Via Ventimiglia 3, I-10126 Turin

Einführung

Das Zervixkarzinom heute

A. Pfleiderer

Das Zervixkarzinom hat den Frauenarzt früher mehr beschäftigt als heute. Viele haben deshalb den Eindruck, als ob das Problem gelöst sei.

In den letzten 7 Bänden des Annual Report (1967–1988) haben 100–123 Kliniken über die Behandlungsergebnisse des Zervixkarzinoms von 1956 bis 1981 berichtet (Tabelle 1). In diesen 25 Jahren ist die Zahl der Fälle pro Jahr und Klinik nur um 16% zurückgegangen. In den 10–13 Kliniken der Bundesrepublik (fast ausschließlich Universitätskliniken), deren Ergebnisse in diesen Bänden publiziert sind, ist dagegen eine dramatische Änderung eingetreten: Während im Zeitraum von 1956–1960 aus 11 Kliniken im Schnitt 179 Fälle pro Jahr gemeldet worden waren, ist die durchschnittliche Fallzahl im Zeitraum von 1979–1981 auf 64 Fälle pro Klinik und Jahr zurückgegangen.

Es liegt nahe, dies auf einen echten Rückgang des Zervixkarzinoms zurückzuführen und das als Erfolg der Vorsorgeuntersuchung zu verbuchen. Bedeutsam dürfte aber auch sein, daß der Anteil der hysterektomierten Frauen um den Faktor 3 gestiegen ist und daß viele Patientinnen mit einem Zervixkarzinom heute nicht mehr in den Universitätskliniken, sondern in größeren und kleineren kommunalen Krankenhäusern behandelt werden. Dadurch hat sich aber auch das Kollektiv, das wissenschaftlich untersucht wird und so in der Literatur erscheint, grundlegend verändert.

Betrachtet man die 5-Jahres-Überlebensraten der im Annual Report gemeldeten Fälle, so ergibt sich, daß die Heilungsrate in den Universitäts-Kliniken

Tabelle 1. Häufigkeit der Behandlungsfälle von Zervixkarzinomen pro Jahr und Klinik im Annual Report

	Alle Kliniken		Kliniken der BRD	
	n	Fälle/Klinik/ Jahr	n	Fälle/Klinik/ Jahr
1956–1960	123	106	11	179
1961–1963	123	110	12	150
1964–1968	109	112	13	143
1969–1972	100	96	8	103
1973–1975	117	97	10	104
1976–1978	120	90	10	77
1979–1981	114	92	10	64

Tabelle 2. 5-Jahres-Überlebensraten beim Zervixkarzinom (Daten des Annual Report)

	Alle Kliniken [%]	Kliniken der BRD [%]
1956–1960	50,4[a]	56,7[a]
1961–1963	53,2[a]	54,2[a]
1964–1968	55,2	60,7
1969–1972	55,7	65,0
1973–1975	55,7	60,7
1976–1978	55,0	54,9
1979–1981	53,5	50,4

[a] Lebend ohne Rezidiv

Tabelle 3. 5-Jahres-Überlebensrate beim Zervixkarzinom (%). Daten der Bände 16–20 des Annual Report

UFK	1964–1968	1969–1972	1973–1975	1976–1978	1979–1981
Erlangen	58,2	–	–	–	–
Essen	–	–	73,1	50,0	61,4
Frankfurt	58,2	–	–	–	–
Freiburg	66,7	–	–	60,4	49,8
Gießen	57,3	–	64,2	–	46,2
Göttingen	55,5	54,0	55,7	54,3	53,0
Hamburg	52,8	55,3	–	52,9	–
Heidelberg	59,1	68,2	58,0	60,0	38,8
Kiel	65,6	64,6	68,1	55,1	55,1
Köln	–	60,4	50,7	58,8	26,0
München I	61,0	–	52,5	54,8	51,6
München II	62,1	63,9	58,0	47,2	55,2
Tübingen	65,3	58,1	–	–	–
Würzburg	59,2	57,0	55,4	55,8	54,8

Tabelle 4. Stadienverteilung von Zervixkarzinomen in den Universitätsfrauenkliniken der BRD (Daten des Annual Report 1959–1981)

	Stadium [%]				
	n	I	II	III	IV
1959–1968	19 881	26,1	35,3	36,7	3,5
1969–1972	3 294	31,4	35,6	30,1	2,9
1973–1975	3 107	38,0	34,3	24,9	2,9
1976–1978	2 313	34,7	36,3	24,9	4,1
1979–1981	1 920	33,2	36,4	24,4	5,9

der Bundesrepublik Deutschland von 65,0% (1969–1972) auf 50,4% (1979–1981) gefallen ist (Tabelle 2). Die Heilungsrate des Zervixkarzinoms der 1979–1981 behandelten Fälle war mit 50,4% seit 1956 noch nie so schlecht. Aus der Übersicht, in der alle Universitätsfrauenkliniken aufgeführt sind (Tabelle 3), die über den Zeitraum 1964–1981 dem Annual Report ihre Behandlungsergebnisse gemeldet haben, ergibt sich das gleiche Bild: Die 5-Jahres-Überlebensraten gehen in fast allen Kliniken zurück. Im neuesten 20. Berichtsband von 1988, in dem über die 1979–1981 behandelten Fälle berichtet wird, mußten von den 10 Kliniken, die für diesen Band gemeldet hatten, 8 das schlechteste Resultat der letzten 20 Jahre registrieren. Die übrigen hatten ihr schlechtestes Resultat im Zeitraum davor.

Das Problem der Therapie des Zervixkarzinoms ist damit weit davon entfernt, gelöst zu sein. Woran liegt das? Ist unsere Behandlung schlechter geworden, wo wir doch glauben, besser zu operieren, besser zu bestrahlen, und wo wir sicher weniger perioperative Todesfälle haben? Haben wir eine andere Selektion? Hat sich die maligne Potenz des Zervixkarzinoms grundsätzlich gewandelt, dadurch daß durch Vorsorgeuntersuchungen einerseits, Hysterektomie bei den Risikogruppen andererseits, die typischen, früher bekannten Zervixkarzinome entscheidend vermindert sind und höher maligne Formen übrigbleiben? Oder liegt es an einer Selektion schlechter Fälle aus den kommunalen in die universitären Krankenhäuser?

Betrachtet man nur die Stadieneinteilung (Tabelle 4), so muß man feststellen, daß sich am Anteil der Fälle im Stadium I und II wenig geändert hat, daß die Fälle des Stadiums III eher ab und die im Stadium IV nur sehr geringfügig zugenommen haben. Das bedeutet, daß man nicht davon sprechen kann, daß die Stadien heute ungünstiger als früher sind, zumal sich an der Methode der Stadieneinteilung nichts geändert hat.

Damit muß das Zervixkarzinom in besonderem Maße unsere Beachtung finden. Eine sorgfältige Darstellung der aktuellen Ergebnisse, eine intensive Diskussion und eine genaue Analyse jedes einzelnen Therapieschritts ist heute notwendiger denn je. Unser Stand der Therapie des Zervixkarzinoms in der Bundesrepublik Deutschland erfordert eine neue Besinnung, neue Ideen, eine bessere Konzentration, eine stärkere Zentralisierung und eine optimale Kooperation der Kliniken. Dazu sollte das Symposium dienen, das im November 1988 in der Universitäts-Frauenklinik in Freiburg über die Therapie des Zervixkarzinoms abgehalten wurde. Die sorgfältig ausgearbeiteten Beiträge werden hier gesammelt vorgelegt.

Epidemiologie

Inzidenz des Zervixkarzinoms in der Bundesrepublik Deutschland

H. G. Bender

Die Bedeutung eines Krankheitsbildes in der Bewertung durch die Öffentlichkeit und für die tägliche ärztliche Praxis ergibt sich unter anderem aus epidemiologischen Daten. Aus ihnen leiten sich dann strategische Überlegungen ab, die letztlich auf eine Absenkung der Mortalität abzielen. Diese ist eine Kennziffer für die Erfolgsbeurteilung. Die andere wesentliche Größe für die Erfassung allgemeiner Veränderungen in der Onkologie ist die Inzidenz. Wenn im folgenden mit zahlreichen Zahlenangaben zu diesem Parameter gearbeitet wird, so sollte man diese Zusammenhänge immer im Auge behalten.

Allen in der Onkologie Tätigen ist das Problem bekannt, daß für die Bundesrepublik Deutschland nur in beschränktem Umfang zuverlässige epidemiologische Daten zu erhalten sind. Dies hat seine Ursache in dem Fehlen eines flächendeckenden Krebsregisters, der wenig ausgeprägten Zentralisation der onkologischen Versorgung in unserem Land und der damit verbundenen Fluktuation onkologischer Patientinnen zwischen den Kliniken einer Region. Außer diesen Mängeln in der flächenbezogenen Versorgung muß berücksichtigt werden, daß die in der Bundesrepublik existierenden regionalen Krebsregister in unterschiedlichem Umfang mit methodischen Schwierigkeiten belastet sind. Beschränkt man sich zunächst auf eine globale Aussage zur reinen Inzidenz, so ergibt sich aus einer kürzlich von Robra [5] publizierten Übersicht, daß aus den Daten des Hamburger Krebsregisters eine Zahl von 10,4 Erkrankungsfällen pro Jahr und 100000 Frauen zu ermitteln war (Tabelle 1). Bemerkenswerterweise liegen die Zahlen in anderen Ländern durchweg höher. Die Angaben für Dänemark sind z. B. mehr als doppelt so hoch. Aber auch die Daten für die Provinz Hochrhein in Frankreich ergeben deutlich höhere Werte. Für die Abschätzung der Bedeutung der Zervixkarzinomerkrankung ist auch der Vergleich mit den anderen in der Zusammenstellung erfaßten malignen Krankheiten von Interesse. Das Mammakarzinom hat danach mit einer über 5fach höheren Inzidenz eine ganz andere Größenordnung. Auf einem vergleichbaren Niveau liegen die Inzidenzen für das kolorektale Karzinom und den Lungenkrebs. Ein etwas anderes Bild erhält man, wenn man die – offensichtlich auf anderen Erhebungsgrundlagen basierende – Zusammenstellung der Inzidenzdaten ausgewählter internationaler Register betrachtet (Abb. 1) [2]. Hier liegen die deutschen Register in Hamburg und im Saarland mit ihren Zahlenangaben wesentlich höher und damit in der Spitzengruppe, allerdings hinter DDR und Dänemark. Aus der Tatsache, daß die bundesdeutschen Zahlen im internationalen Vergleich eher hoch ausfallen, wurde in einer Publikation des

Tabelle 1. Krebsinzidenz, standardisierte Raten nach der sogenannten Weltbevölkerung (M Männer, F Frauen). (Aus [5])

Land / Organ	Hamburg B D 1973–1977 M	F	Dänisches Krebsregister DK 1973–1976 M	F	Bas-Rhin F 1975–1977 M	F	Birmingham GB 1973–1976 M	F	GR	IRL	Krebsregister Lombardei, Provinz Varese I 1976–1977 M	F	NL M	F
Zervix		10,4		23,0		18,2		12,0				11,7	Schätzungen aus regionalem Programm	
Brust (F)		55,7		58,8		54,5		56,4				57,6	Schätzungen aus regionalem Programm	
Kolon/Rektum	16,5	14,9	19,0	18,7	19,9	14,5	16,3	15,8			19,9	16,9		
	12,9	9,2	17,0	10,5	21,0	8,5	16,7	9,1			15,7	9,1		
Lunge	64,4	10,0	51,8	12,1	54,3	4,2	79,9	13,7			10,4	5,8		
Schilddrüse	0,8	1,7	0,9	1,6	1,2	2,6	0,6	1,2			2,3	5,1		
Speiseröhre	3,7	0,8	3,0	1,2	17,0	0,8	5,5	2,9			7,8	1,4		
Haut	2,4	1,5	4,6	6,2	2,7	3,3	1,3	2,5			2,0	3,9		
(Melanom/sonstiges)	4,3	1,9	27,6	17,2	11,1	5,3	29,2	19,3			25,8	13,3		
Prostata	28,5		23,6		23,0		18,6				22,8			
Blase	13,7	3,1	22,0[a]	5,4[a]	18,3	3,6	17,1[a]	4,5[a]			24,6[a]	3,1[a]		
					Neues Register		10 weitere Register in Großbritannien							

[a] Inklusive „gutartiges Papillom"

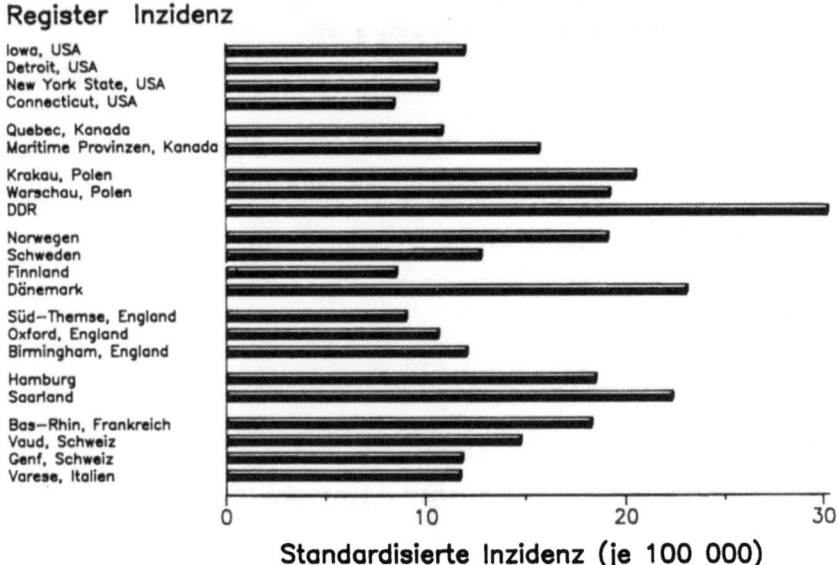

Abb. 1. Vergleich der Inzidenz des Zervixkarzinoms für ausgewählte Register. [Aus 5]

Bundesgesundheitsamtes geschlossen, daß eine weitere Senkung der Raten sicher noch möglich und anzustreben ist. Es ergibt sich hier natürlich die Frage, inwieweit die Erfassungsbedingungen Unterschiede nur vortäuschen oder ob tatsächlich von unterschiedlichen Zahlenverhältnissen auszugehen ist und wie diese gegebenenfalls zu erklären sind. Die Jahresberichte des Krebsfrüherkennungsprogramms (Kassenärztliche Bundesvereinigung und Spitzenverbände der gesetzlichen Krankenversicherung) [2] zeigen, daß das invasive Zervixkarzinom inzwischen bei uns überwiegend ein Problem der älteren Erstteilnehmerinnen an der Früherkennungsuntersuchung darstellt. Es ist damit eine Folge früherer Versäumnisse. Aus dieser Beurteilung geht hervor, daß eine globale Inzidenzangabe wenig Aussagekraft besitzt und stark von der Alterszusammensetzung der Bevölkerung und der in die Auswertungen eingeschlossenen Kollektive abhängt (Abb. 2).

Nach einer Auswertung der Daten des Krebsregisters Baden-Württemberg durch Schrage [7] zeigt das invasive Zervixkarzinom eine relativ gleichmäßige Verteilung über alle Altersklassen zwischen etwa dem 30. und 80. Lebensjahr. Bei der rein zahlenmäßigen Analyse ergibt sich zunächst ein Durchschnittswert von 10,8 jährlichen Neuerkrankungen pro 100000 Frauen. Für Baden-Württemberg besteht damit eine erstaunlich exakte Übereinstimmung mit der eingangs zitierten Hamburger Zahl. Die höchsten altersbezogenen Erkrankungszahlen wurden für die Altersgruppen der 50- bis 55jährigen und der 70- bis 75jährigen Frauen mit 22,0 bzw. 23,2 Erkrankungen pro 100000 Frauen und Jahr festgestellt. Trotz dieser altersabhängigen Inzidenzunterschiede wird insbesondere bei dem Vergleich mit anderen onkologischen Krankheitsbil-

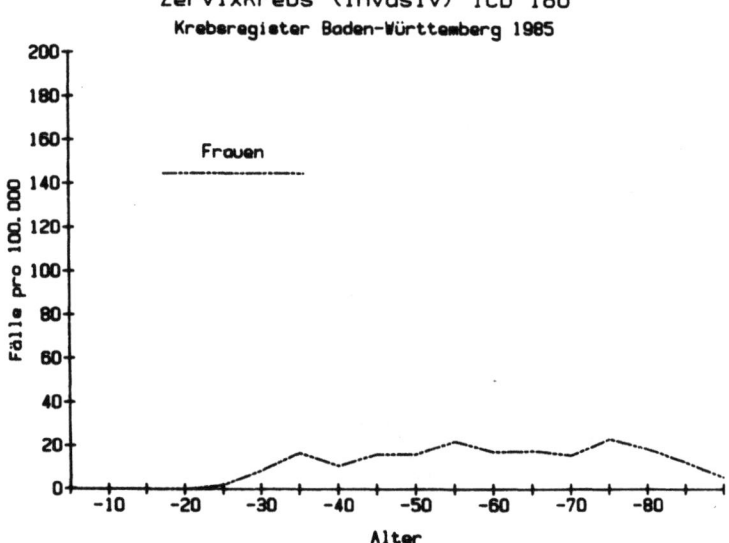

Abb. 2. Inzidenz und Altersverteilung beim Zervixkrebs nach dem Krebsregister Baden-Württemberg 1985 (invasiv). [Aus 7]

dern, wie etwa dem Korpuskarzinom (Abb. 3), die relative Konstanz der Inzidenzzahlen des Zervixkarzinoms deutlich. Auch für das Mammakarzinom (Abb. 4) ergibt sich eine deutliche altersabhängige Inzidenzzunahme, während die Verhältnisse für das Ovarial- und Tubenkarzinom (Abb. 5) eine Mittelstellung einnehmen. Der Einfluß eines weiteren Zeitfaktors läßt sich ebenfalls am Datengut des Krebsregisters Baden-Württemberg überprüfen: die Veränderung der Inzidenzzahlen über einzelne Erfassungszeiträume. Schrage [7] teilt mit, daß gegenüber der Anfangsphase des Registers vor etwa 10 Jahren die Zervixkarzinominzidenz um etwa die Hälfte abgenommen habe. Wenig verändert habe sich dagegen das frühe Auftreten der Erkrankung mit durchschnittlichen bzw. überdurchschnittlichen Inzidenzwerten bereits bei den 25- bis 45jährigen Frauen. Die Bewertung der Zahlen aus Baden-Württemberg in einer Schrift des Bundesgesundheitsamtes enthält allerdings die Vermutung, daß in den Anfangsjahren möglicherweise fälschlich hohe Zahlen registriert wurden [1]. In den durch Mortalitätsabgleich sich rückversichernden Krebsregistern von Hamburg und dem Saarland hat sich die Inzidenz für die bis 60jährigen Frauen sowohl für das invasive Zervixkarzinom als auch für das Carcinoma in situ deutlich erniedrigt [4] (Abb. 6). Gleichzeitig kam es zu einer weniger ausgeprägten Absenkung der Mortalität in beiden Bundesländern. Mit weit größerer Vorsicht sind Daten zum Carcinoma in situ zu bewerten, die in den beiden Registern bei knapp 10 bzw. ca. 12 neuen Erkrankungsfällen pro Jahr und 100000 Frauen liegen dürften. Offenbar ist die Abgrenzung des ·Carcinoma in situ gegenüber dem invasiven Karzinom ebenso wie die Diffe-

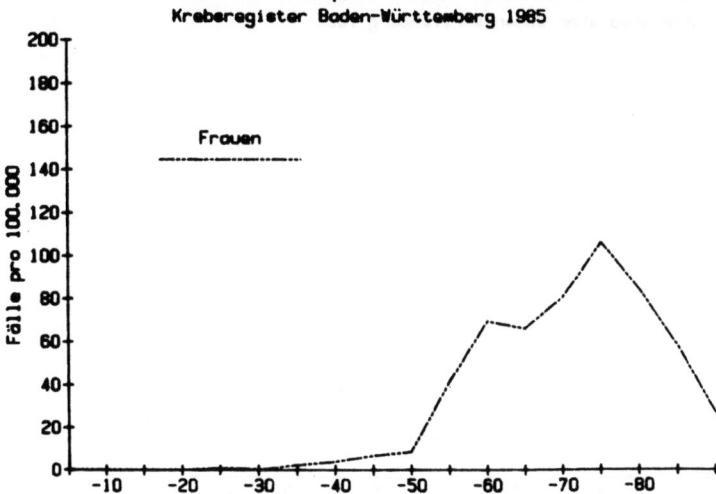

Abb. 3. Inzidenz und Altersverteilung beim Krebs des Corpus uteri (Krebsregister Baden-Württemberg 1985). [Aus 7]

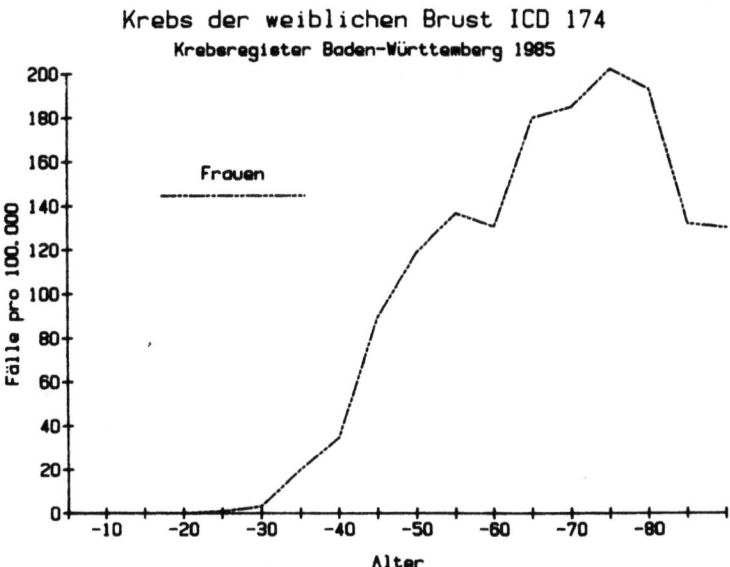

Abb. 4. Inzidenz und Altersverteilung beim Krebs der weiblichen Brust (Krebsregister Baden-Württemberg 1985). [Aus 7]

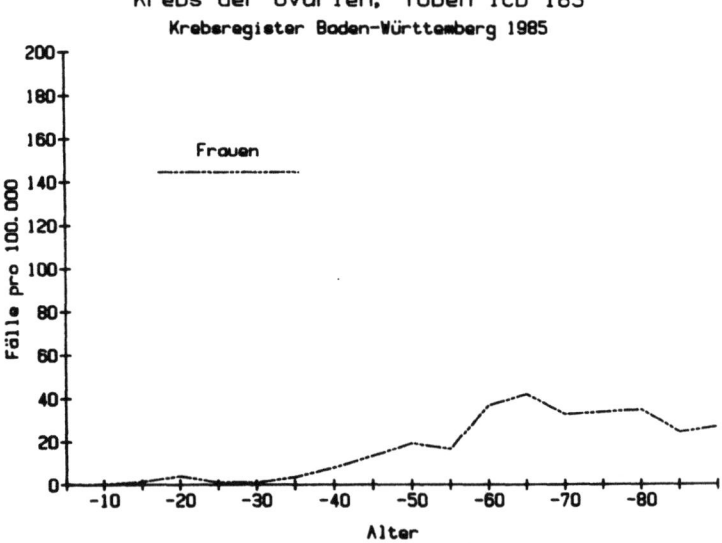

Abb. 5. Inzidenz und Altersverteilung beim Krebs der Ovarien und Tuben (Krebsregister Baden-Württemberg 1985). [Aus 7]

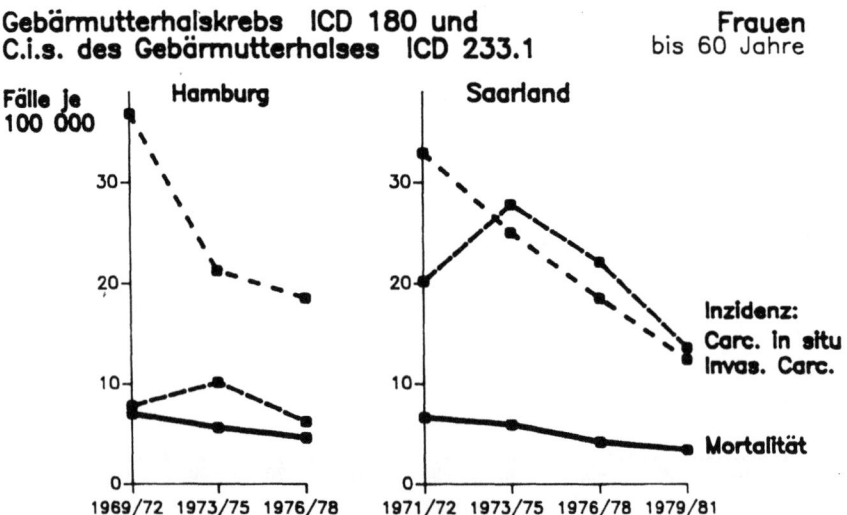

Abb. 6. Zeitliche Entwicklung von Inzidenz und Mortalität in Hamburg und im Saarland. [Aus 2]

renzierung von den früheren verschiedenen Dysplasiebildern ein größeres Problem. Bemerkenswert erscheint, daß sowohl die Registerdaten für die In-situwie auch für die invasiven Neoplasieformen deutlich abfallen. Eine schon seit längerer Zeit in den USA beobachtete Veränderung läßt sich auch am Material des Krebsregisters Baden-Württemberg feststellen: die Umkehr im Zahlenverhältnis zwischen Zervix- und Korpuskarzinom. Während etwa vor 20 Jahren die Relation von Zervix- zu Korpuskarzinom bei 15:1 lag, überwiegt heute das Korpuskarzinom, das mit einer Häufigkeit von 25,7 Neuerkrankungen pro Jahr und 100000 Frauen zum häufigsten Genitaltumor der Frau geworden ist [7].

Es wurde bereits erwähnt, daß die Bewertung der Zahlen mit Vorsicht erfolgen sollte, da die spezifischen Erfassungsbedingungen zu Abweichungen von den tatsächlichen Werten führen können. So fällt auf, daß die Erkrankungshäufigkeit für den Gebärmutterhalskrebs im Hamburger Register mit deutlich höheren Zahlen ausgewiesen wird als in dem des Saarlandes und insbesondere Baden-Württembergs. Möglicherweise steht dies mit regional unterschiedlichen Risikofaktoren in Zusammenhang. Es könnte aber auch durch Unterschiede in der Erhebungsintensität oder durch andere Faktoren zu erklären sein. So können Schwierigkeiten in der Zuordnung auftreten. Teilweise wurden Datenzusammenstellungen unter „Gebärmutterkrebs" oder „Krebs nicht näher bezeichneter Teile der Gebärmutter" entsprechend der International Classification of Diseases verschlüsselt. Dadurch kann es zu Verschiebungen in den Zahlenverhältnissen kommen. Im Vergleich mit anderen bösartigen Krankheitsbildern ist allerdings die Erfassungsqualität bei den Uteruskarzinomen relativ gut [1, 2, 6]. So liegt die Rate der nur nach dem Leichenschein klassifizierten Patienten an der Gesamtinzidenz relativ niedrig, nämlich bei zuletzt 4−5 %, bei anderen schwer zugänglichen Primärlokalisationen mit bis zu 35 % aber viel höher. Dagegen liegt die Angabe zur mikroskopischen Absicherung der Inzidenz mit 95−98 % relativ hoch. Für die Register in Hamburg und im Saarland werden die Inzidenzangaben durch Vergleich mit der Todesursachenstatistik überprüft. An den Daten des Saarlandes kann man feststellen, daß eine Diskrepanz zwischen den histologisch gesicherten Diagnosen und den amtlich festgestellten Todesursachen besteht, die allerdings für das Zervixkarzinom noch als relativ gering anzusehen ist. Eine Ursache kann in andersartiger oder fehlerhafter Verschlüsselung der Diagnose liegen [1] (Tabelle 2). So spricht einiges dafür, daß die im Krebsregister Baden-Württemberg festgestellten Erkrankungszahlen − wie oben bereits angedeutet − für die Jahre 1976 bis 1978 eher zu hoch ermittelt wurden und die niedrigeren Zahlen für den Zeitraum 1979 bis 1982 eher den realen niedrigeren Daten entsprechen. Demgegenüber zeichnen sich die Register in Hamburg und im Saarland, die einen Mortalitätsabgleich vornehmen, durch eine größere Datenkonstanz aus.

Natürlich ergibt sich immer die Frage, inwieweit die zuvor beschriebene Inzidenzabnahme auf die Früherkennungsuntersuchungen zurückzuführen ist. Daß ein Effekt dieser Untersuchungen vorhanden ist, ist inzwischen − nicht zuletzt auch durch die Erfahrungen aus anderen Ländern − unbestritten. Ins-

Tabelle 2. Vergleich amtlicher Todesursachen und histologisch gesicherter Registerdiagnosen im Saarland (1971–1982). (Aus [1])

Altersklassen (Jahre)			<50	50–59	60–69	≥70
Alle Verstorbenen mit amtlicher Todesursache			(75)	(88)	(97)	(89)
		In %	100	100	100	100
Zervixkrebs						
Anderslautende Register-diagnosen bei Todesursache Zervixkrebs	andere Tumoren der weibl. Geschlechtsorgane		–	5	7	20
	andere ungenau bezeichnete Tumoren		1	–	–	–
	andere genau bezeichnete Tumoren		–	–	1	2
Übereinstimmung von amtlicher Todesursache und Registerdiagnose			99	95	92	78
Anderslautende Krebstodes-ursachen bei Registerdiagnose Zervixkrebs	andere Tumoren der weibl. Geschlechtsorgane		35	43	64	65
	andere ungenau bezeichnete Tumoren		1	7	6	6
	andere genau bezeichnete Tumoren		4	7	12	17
Alle Verstorbenen mit Krebstodesursachen bei Registerdiagnose Zervixkrebs			139	152	174	165
Übrige anderslautende Todesursachen bei Registerdiagnose Zervixkrebs			20	8	20	36

Tabelle 3. Wahrscheinlichkeit eines auffälligen Zytologiebefundes in Abhängigkeit von der Teilnahmehäufigkeit an Früherkennungsuntersuchungen. (Aus [4])

Anzahl der Unter- suchungen	Ein positiver Befund [%]	Zwei positive Befunde [%]
10	3,4	0,05
20	6,8	0,22
30	10,0	0,50

Tabelle 4. Prozentualer Anteil der Adenokarzinome an allen Uteruskarzinomen nach Geburtskohorten und Altersgruppen. (Aus [3])

Geburtsjahr	Alter							
	25-29	30-34	35-39	40-44	45-49	50-54	55-59	60-64
1900-1904								7,0
1905-1909							6,1	5,1
1910-1914						6,8	4,8	4,0
1915-1919					5,4	6,7	7,1	
1920-1924				5,4	5,1	9,3		
1925-1929			6,0	6,4	10,3			
1930-1934		4,6	7,5	11,5				
1935-1939	10,6	7,7	11,3					
1940-1944	4,0	10,8						
1945-1949	9,2							

gesamt hat die altersspezifische Mortalitätsrate ganz deutlich, fast um den Faktor 100, abgenommen [4] (Abb. 9). Dieser Effekt ist jedoch mehreren Einflußgrößen zuzuschreiben. In Baden-Württemberg wurden die invasiven Zervixkarzinome zuletzt in 26,3 % der Fälle durch die Früherkennungsuntersuchung festgestellt, was einen Spitzenwert im Vergleich mit allen anderen Primärlokalisationen darstellt [7]. Von den Carcinomata in situ wurden 71,7 % durch die Früherkennung und 15,9 % aufgrund unspezifischer Symptome entdeckt. Es muß jedoch berücksichtigt werden, daß auch unerwünschte Nebeneffekte der Früherkennungsuntersuchung zu bedenken sind – so etwa die falschpositiven zytologischen Abstrichbefunde und die wahrscheinlich sehr hohe Konisationsráte in der Bundesrepublik Deutschland. Robra [4] hat kürzlich darauf hingewiesen, daß für eine symptomfreie Frau, die 30mal an den Untersuchungen teilnimmt, ein Risiko von 10 % besteht, einmal einen positiven Abstrichbefund zu erhalten, während das Risiko für zwei positive Befunde 0,5 % beträgt (Tabelle 3).

Die Datenerfassung der deutschen Krebsregister differenziert nicht nach dem histologischen Typ des Zervixkarzinoms. Dies ist deshalb von Bedeutung, da besonders von Pettersson [3] in letzter Zeit auf eine Inzidenzzunahme der Adenokarzinome der Zervix hingewiesen wurde. Bei den schwedischen Screeninguntersuchungen wiesen die 1930–1934 geborenen Frauen in 4,6 % aller

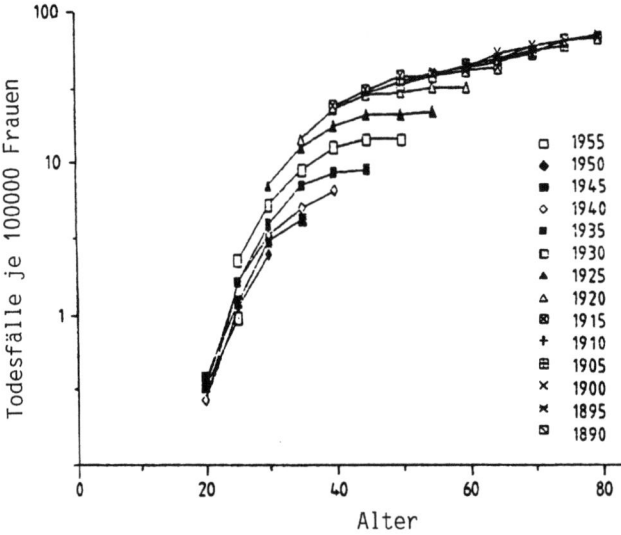

Abb. 7. Altersbezogene Mortalitätsraten für die Geburtskohorten für das Uteruskarzinom.
[Aus 4]

Zervixkarzinome ein Adenokarzinom auf, die 1935–1939 geborenen in 7,7 %, und die 1940–1944 geborenen in 10,8 % der Fälle (Abb. 7). Es wurde diskutiert, ob andere Erfassungsziffern in den einzelnen Altersgruppen zu der starken Abnahme der Plattenepithelkarzinome der Zervix oder aber eine tatsächliche Zunahme an Adenokarzinomen zu diesen Zahlenveränderungen geführt haben. Pettersson [3] hat überprüft, ob andere Gewohnheiten in der Ovulationshemmereinnahme für die Adenokarzinompatientinnen festgestellt werden können, worin nach seiner Ansicht eine mögliche Ursachequelle hätte liegen können. Für die Art und zeitlichen Bedingungen der Einnahme von Ovulationshemmern ließ sich im Vergleich von 23 Patientinnen mit einem Adenokarzinom und 46 Frauen mit einem Plattenepithelkarzinom der Zervix jedoch kein Unterschied feststellen.

Zusammenfassend läßt sich festhalten, daß bei allen methodischen Schwierigkeiten in der Erfassung der Daten eine deutliche Abnahme der Inzidenz und Mortalität des Zervixkarzinoms festzustellen ist. Es sollte weiter überprüft werden, ob die Adenokarzinome tatsächlich eine Häufigkeitszunahme erfahren. Die Erfassungsbedingungen der präinvasiven und invasiven Zervixneoplasien deuten an, daß noch eine wesentliche Verbesserung möglich ist.

Literatur

1. Bertz J, Schön D (1987) Inzidenz, Mortalität und Vollständigkeit der Meldungen in den bevölkerungsbezogenen Krebsregistern. In: Hoffmeister H (Hrsg) Bevölkerungsbezogene Krebsregister in der Bundesrepublik Deutschland. Medizin Verlag, München, S 40–99

2. Bertz J, Schön D (1987) Regionale Unterschiede und zeitliche Trends von Inzidenz und Mortalität für ausgewählte Krebskrankheiten. In: Hoffmeister H (Hrsg) Bevölkerungsbezogene Krebsregister in der Bundesrepublik Deutschland. Medizin Verlag, München, S 99–169

3. Pettersson F (1988) Adenocarcinoma of the uterine cervix. Changes Incidence? A Cancer Registry Study. (Vortrag, Meeting Society of Pelvic Surgeons, October 1988, Toronto)

4. Robra B-P, Berghof B (1988) Experiences with a nation-wide cancer screening programme for cervical cancer in the Federal Republic of Germany. In: Goerttler K, Feichter G, Witte S (eds) New frontiers in cytology: Modern aspects of research and practice. Springer, Berlin Heidelberg New York Tokyo, pp 386–391

5. Robra B-P (1988) Grundlagen und Methoden einer Evaluation von Krebsfrüherkennungs-Programmen. Bd 40 „Wissenschaftliche Reihe" Zentralinstitut für die kassenärztliche Versorgung in der Bundesrepublik Deutschland. Deutscher Ärzteverlag, Köln

6. Schön D, Bertz J, Hoffmeister H (1987) Schlußfolgerungen und Ausblick. In: Hoffmeister H (Hrsg) Bevölkerungsbezogene Krebsregister in der Bundesrepublik Deutschland. Medizin Verlag, München, S 170–177

7. Schrage R (1988) Krebsinzidenz und Anteil der Krebsfrüherkennung an der Diagnose der Krebserkrankungen. Mitteilungsdienst, Gesellschaft zur Bekämpfung der Krebskrankheiten 53, S 10–14

Prognose

Prognostische Faktoren beim Zervixkarzinom

H. Pickel, J. Haas, M. Lahousen

Einleitung

Wie bei den anderen Malignomen haben sich als wesentliche *prognostische Faktoren* beim Zervixkarzinom sein Ausbreitungsgrad und sein Wachstumsverhalten erwiesen. Diese beiden Merkmale sind eng miteinander gekoppelt; sie können teils makroskopisch-klinisch, teils mit mikroskopischen Methoden erfaßt werden.

Der Grad der lokalen Tumorausbreitung wird am häufigsten mit der Stadieneinteilung der FIGO erfaßt. Diese Methode ist bekanntlich mit einem hohen Maß an Subjektivität belastet, da sie maßgeblich von der *Palpation* abhängt, mit der sowohl die Gesamtgröße des Tumors als auch seine praktisch wichtige Ausdehnung in Richtung auf die Beckenwand bloß *geschätzt* werden können. Das Wachstumsverhalten des Karzinoms sowie seine Metastasierungstendenz können mit rein klinischen Methoden nur unvollkommen bzw. nicht festgestellt werden (Burghardt et al. 1987).

Wegen der Unzulänglichkeit der klinischen Methoden wird immer mehr versucht, objektivierbare, meßbare und reproduzierbare Parameter für die Ausbreitung und das Wachstumsverhalten des Zervixkarzinoms zu erarbeiten. Hierfür haben sich vor allem morphologische Methoden angeboten, die allerdings erst am Operationspräparat angewandt werden können, aber der *Biometrie* zugänglich sind.

Material und Methode

Grundlage der vorliegenden Untersuchungen ist ein Kollektiv von 381 Operationspräparaten mit Zervixkarzinomen unterschiedlicher Größe. Alle Präparate wurden durch die radikale abdominale Hysterektomie gewonnen. In jedem Fall wurde die Cervix uteri mit der Scheidenmanschette und den beidseitigen Parametrien in frontalen Großschnitten histologisch aufgearbeitet (Abb. 1).

Alle radikal operierten Patientinnen wurden durch regelmäßige Nachsorgeuntersuchungen mittels Palpation, zytologischem Abstrich, Biopsie sowie durch die Computertomographie und durch die Bestimmung von Tumormarkern überwacht (CEA, TPA, Ferritin, SCC). Im 1. Jahr wurden die Nachsorgeuntersuchungen alle 3 Monate, im 2. Jahr jeden 4. Monat, im 3. und

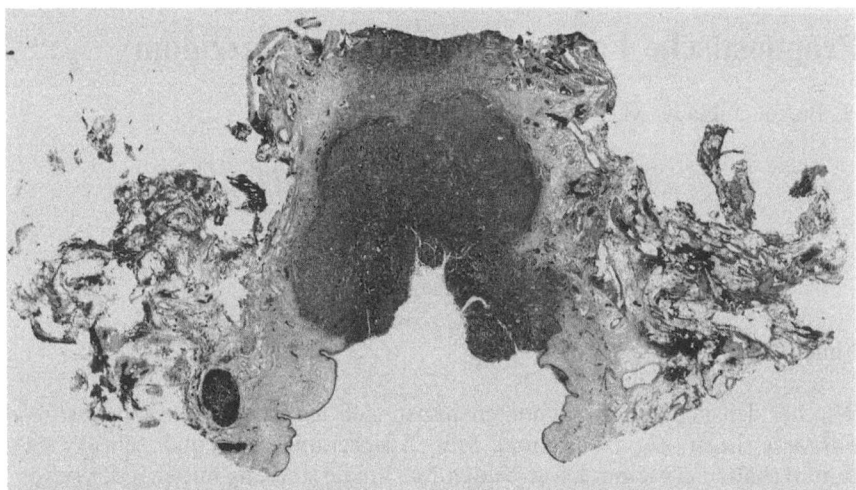

Abb. 1. Histologisches Großschnittpräparat nach Wertheim-Radikaloperation. Das große Zervixkarzinom in Bildmitte ist noch auf die Cervix uteri beschränkt. Das Corpus uteri ist abgeschnitten. Im rechten Parakolpium ein großer Lymphknoten

4. Jahr alle 6 Monate und ab dem 5. Beobachtungsjahr jährlich durchgeführt. 5 Patientinnen starben primär; 376 Frauen konnten nachuntersucht werden.

Die kürzeste Beobachtungszeit war 1 Jahr, die längste 17 Jahre. Zwischen den derartig erhobenen Nachsorgedaten und den biometrisch ausgewerteten morphologischen Kriterien konnten biomathematische Korrelationen hinsichtlich der Überlebensraten hergestellt werden. Die Überlebenskurven wurden mit dem Produkt-Limit-Schätzer nach Kaplan u. Meier (1958) erstellt.

Die morphometrische Analyse wurde mit einem *halbautomatischen Image-Analyzer* durchgeführt (Haas 1987). Nach Fixierung wurden die Operationspräparate, wie schon erwähnt, in frontalen Großschnitten aufgearbeitet, um vergleichbare zweidimensionale Strukturen zu erhalten. An jedem Schnittpräparat wurden die Tumor- und Zervixparameter markiert. Die Umrisse der histologischen Strukturen wurden digitalisiert und zur Flächenbestimmung herangezogen. Üblicherweise wurde nur ein repräsentatives Schnittpräparat vermessen. Zur Bestimmung der Tumorausdehnung in der Zervix errechneten wir den *Tumor-Zervix-Quotienten (TZQ)* (Burghardt et al. 1987; Haas 1987). Mit Hilfe mehrerer geometrischer Modelle wurde dann das *Tumorvolumen* berechnet (Weibel 1979; Collan und Romppanen 1982).

Im Rahmen der gegebenen Fragestellungen wurden folgende morphologische Kriterien ausgewertet und auf ihre prognostische Signifikanz im Zusammenhang mit den Überlebenskurven hin untersucht:

– absolute Tumorfläche,
– absolute Zervixfläche (jeweils am größten Schnitt),
– Tumor-Zervix-Quotient (TZQ),
– Ausbreitung des Tumors im unveränderten fibromuskulären Zervixstroma,

- Ausbreitung des Tumors in der Grenzschicht,
- Ausmaß des metastatischen Befalls in den pelvinen Lymphknoten,
- Zuordnung der befallenen Knoten zu anatomischen Lymphknotenregionen,
- Anzahl der befallenen Knoten und Größe der Metastasen,
- Anzahl der Mitosen im Tumor,
- Tumordifferenzierung und Wachstumsformen des Tumors.

Ergebnisse

Der Einfluß der Tumorgröße allein äußert sich bereits bei einer Korrelation mit anderen prognostischen Faktoren: Je größer der Primärtumor ist, um so mehr nimmt die Gefahr der *Lymphknotenmetastasierung* zu. Allerdings ist diese Gefahr bei den kleinen Karzinomen, ablesbar am flacheren Anstieg der Metastasierungsfrequenz, nicht im selben Maße gegeben wie bei den größeren Tumoren ab einem TZQ von etwa 40%. Bei den größeren Karzinomen zeigt sich hingegen ein viel steilerer Frequenzanstieg der Lymphknotenmetastasierung (Abb. 2).

Prinzipiell nimmt das Ereignis der Lymphgefäßinvasion mit dem Anwachsen der Tumorgröße fast linear zu (Abb. 3). Bei der Gegenüberstellung von Patientinnen mit gleich großen Tumoren sind diejenigen Karzinome mit einer höheren Frequenz an *Lymphknotenmetastasen* vergesellschaftet, in deren Umgebung ein *Gefäßbefall* nachgewiesen werden konnte (Abb. 4). In diesem Zusammenhang sei hervorgehoben, daß bei kleineren Tumoren trotz Gefäßinvasion die Metastasierung in die regionären Lymphknoten seltener war als bei den voluminösen Karzinomen. Der Frequenzanstieg der Lymphknotenmetastasen war bei Patientinnen mit peritumoralem Lymphgefäßbefall stärker aus-

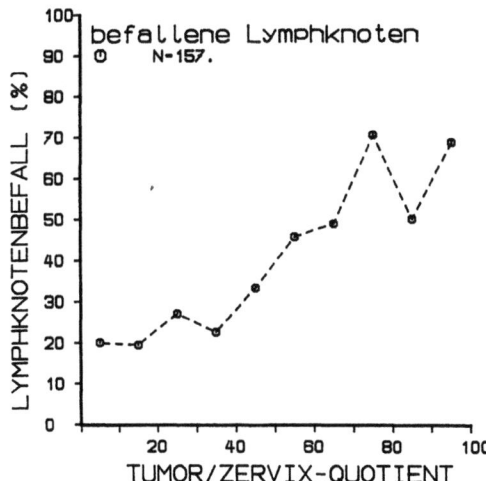

Abb. 2. Beziehung zwischen Tumorgröße (ausgedrückt durch den Tumor-Zervix-Quotient, TZQ) und der Frequenz des metastatischen Lymphknotenbefalls

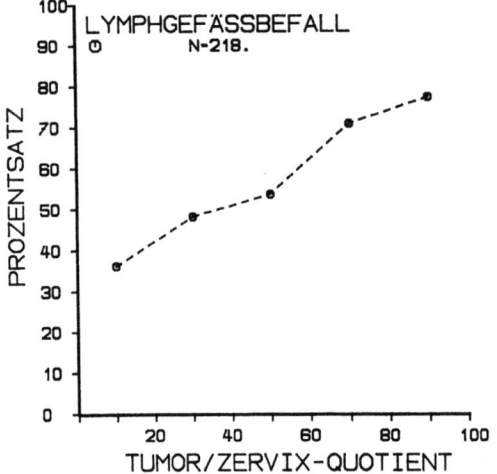

Abb. 3. Beziehung zwischen der Tumorgröße (TZQ) und der Frequenz des peritumoralen Lymphgefäßbefalls

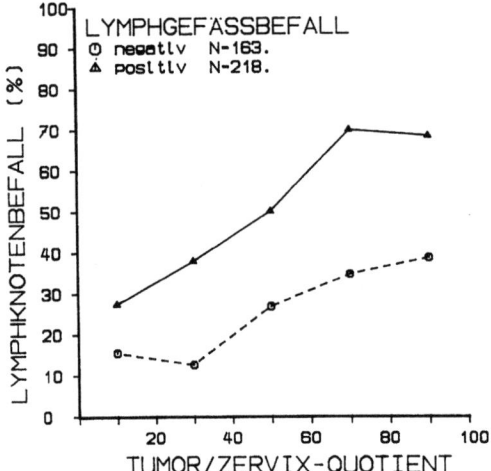

Abb. 4. Beziehung zwischen der Tumorgröße (TZQ) und der Frequenz des Lymphknotenbefalls, je nach peritumoraler Lymphgefäßinvasion

geprägt als im Falle der fehlenden bzw. nichtnachweisbaren Lymphgefäßinvasion. Aus Abb. 4 geht auch hervor, daß ein Anstieg des Lymphknotenbefalls bei Tumoren *ohne* nachweisbaren Lymph- bzw. Gefäßbefall erst dann gegeben ist, wenn sie einen TZQ von wenigstens 30 % erreicht haben. Das bedeutet, daß bei so kleinen Karzinomen sowie bei den *kleinsten Tumoren,* den *Mikrokarzinomen ohne Gefäßinvasion,* nur in einem sehr geringen Prozentsatz Lymphknotenmetastasen erwartet werden können.

Als weiterer bedeutsamer Prognosefaktor hat sich das Verhalten des Tumors gegenüber seiner Umgebung herausgestellt. Das Eindringen des Karzinoms in die bindegewebige *Grenzschicht* zwischen Cervix uteri und den Para-

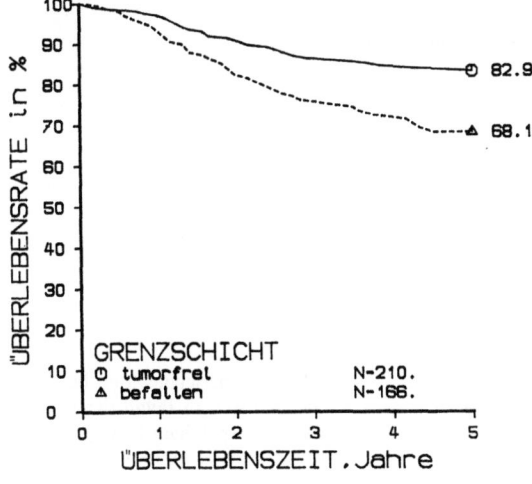

Abb. 5. Überlebensraten bei Tumorbefall der gefäßführenden Grenzschicht zwischen Cervix uteri und den Parametrien

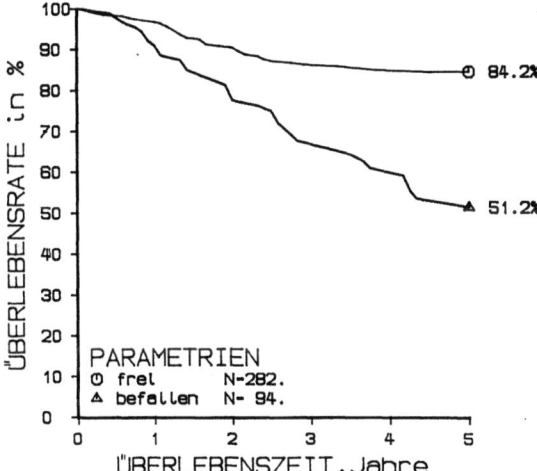

Abb. 6. Überlebensraten bei Tumorbefall der Parametrien

metrien, in der die Arteria und Vena uterina mit ihren Ästen verlaufen (Ober u. Huhn 1962), hat eine Verschlechterung der Prognose zur Folge (Abb. 5): Die 5-Jahres-Überlebensrate von 82,9 % bei Frauen mit Beschränkung des Tumors auf die Cervix uteri sank auf 68,1 % für Patientinnen, bei denen das Karzinom diese Grenzschicht erfaßt hatte.

Die schlechteste Prognose wies das Patientinnenkollektiv auf, bei dem das Tumorwachstum über die Grenzzone auf die *Parametrien* übergegriffen hatte (Abb. 6): Der parametrane Tumorbefall senkt die 5-Jahres-Überlebensrate auf 51,2 %. Wenn die Parametrien nicht karzinomatös befallen sind, ist eine 5-Jahres-Überlebensrate von 84,2 % registriert worden.

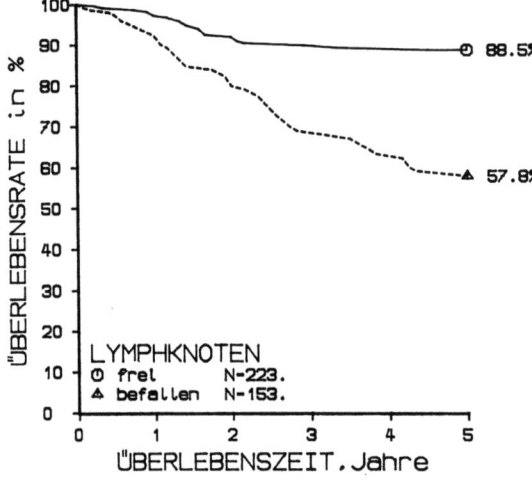

Abb. 7. Überlebensraten bei
metastatischem Befall der regionären (pelvinen bzw. paraaortalen) Lymphknoten

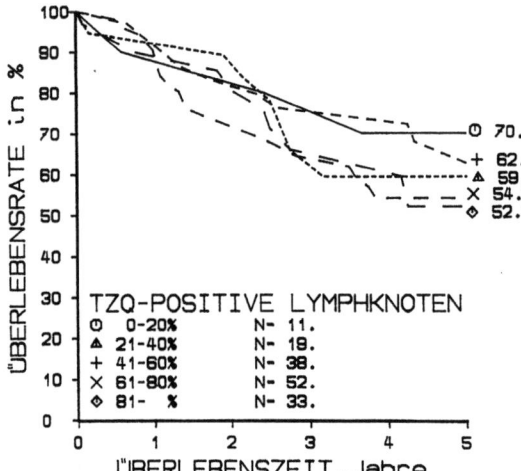

Abb. 8. Beziehung zwischen
den Überlebensraten und der
Anzahl der metastatisch befallenen einzelnen Lymph-
knoten

Der metastatische Befall der *regionären Lymphknoten* ist für sich gesehen
schon prognostisch bedeutsam, da die Frauen mit Lymphknotenmetastasen
eine deutliche Verschlechterung ihrer 5-Jahres-Überlebensrate aufweisen
(Abb. 7): Patientinnen ohne metastatischen Lymphknotenbefall hatten eine
5-Jahres-Überlebensrate von 88,5%, wogegen sie bei Frauen mit positiven
Lymphknoten auf 57,8% abfiel.

Der metastatische Lymphknotenbefall wirkt sich weniger fatal auf den
Abfall der Überlebensraten aus, wenn die Primärtumoren klein sind (TZQ bis
20%) (Abb. 8): Das Patientinnenkollektiv mit den kleinen Karzinomen zeigt
trotz des Nachweises von Lymphknotenmetastasen eine höhere 5-Jahres-

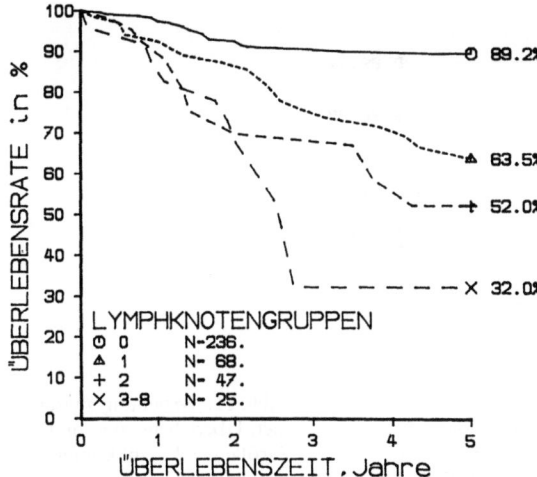

Abb. 9. Beziehung zwischen den Überlebensraten und der Anzahl der metastatisch befallenen Lymphknotengruppen

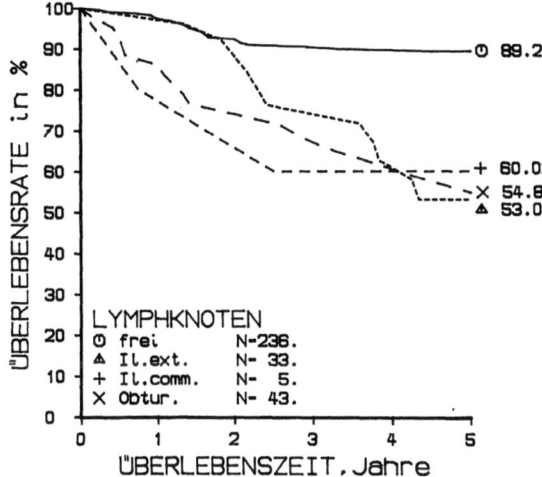

Abb. 10. Beziehung zwischen den Überlebensraten und der Lokalisation der metastatisch befallenen Lymphknoten

Überlebensrate als Frauen mit den großen Tumoren (TZQ größer als 80 %), nämlich 70 % gegenüber 52,0 %.

Die *Zahl* der metastatisch befallenen Lymphknotengruppen ist deshalb prognostisch wichtig, weil die 5-Jahres-Überlebensrate bei den betroffenen Patientinnen um so schlechter wird, je mehr Lymphknotenstationen Karzi-. nommetastasen aufweisen (Abb. 9): die Raten hierfür sinken von 63,5 %, wenn nur eine Lymphknotengruppe befallen ist, auf 32,0 % wenn bei mindestens 3 Lymphknotenstationen Metastasen nachgewiesen wurden.

Bezüglich der *Größe* der Karzinommetastasen in den Lymphknoten haben sich auch bestimmte prognostische Unterschiede in den 5-Jahres-Überlebens-

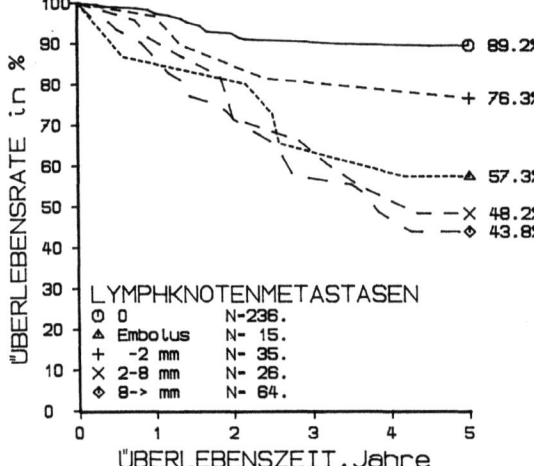

Abb. 11. Beziehung zwischen den Überlebensraten und der Größe der Lymphknotenmetastasen

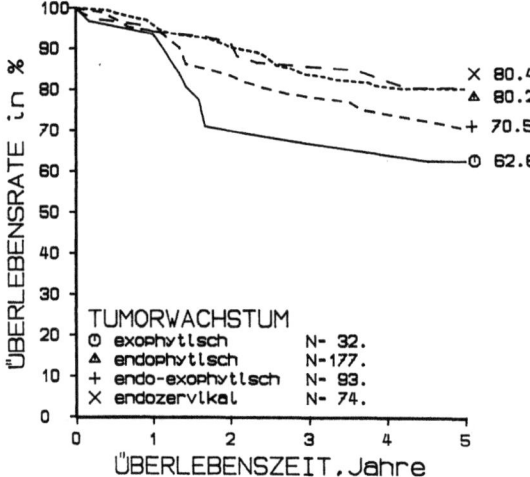

Abb. 12. Beziehung zwischen den Überlebensraten und der Art des Tumorwachstums

raten ergeben (Abb. 10): Patientinnen mit Metastasengrößen bis 2 mm haben eine viel höhere 5-Jahres-Überlebensrate als Frauen mit Tumorabsiedelungen, deren Durchmesser 8 mm oder mehr beträgt.

Die *Lokalisation* der metastatisch befallenen Lymphknoten spielt jedoch keine prognostisch bedeutsame Rolle (Abb. 11): Es wurde nämlich kein Unterschied in den 5-Jahres-Überlebensraten zwischen den Patientinnen mit Metastasen in den iliakalen externen bzw. obturatorischen Lymphknoten mit 53,0 % bzw. 54,8 % festgestellt. Lediglich das sehr kleine Kollektiv mit Metastasen in den iliakalen kommunen Lymphknoten hat eine statistisch nicht gesicherte höhere 5-Jahres-Überlebensrate von 60 %.

Hinsichtlich der *Tumordifferenzierung* und der *Mitoserate* in den einzelnen Karzinomen konnten aus dem bisher vorliegenden Datengut keine gesicherten prognostischen Einflüsse herausgelesen werden. Soweit scheint aber festzustehen, daß die *Adenokarzinome* eine ähnliche Prognose wie die Plattenepithelkarzinome haben.

Bezüglich der Wachstumsformen haben sich die *exophytischen* Karzinome ohne Bezug auf ihr Verhalten zur normalen geweblichen Umgebung und auf ihre Metastasierungsneigung als prognoseverschlechternd herausgestellt. Die diesbezüglichen 5-Jahres-Überlebensraten betragen bei diesen Zervixkarzinomen 62,6 %, wogegen Patientinnen mit rein endophytisch bzw. endo-exophytisch wachsenden Karzinomen die besten 5-Jahres-Überlebensraten mit rund 80 % aufweisen (Abb. 12).

Diskussion

Eine *statistische Gewichtung* der wesentlichen Prognosefaktoren hat folgende Reihung ergeben:

1. Tumor-Zervix-Quotient, also die Tumorgröße,
2. Anzahl der befallenen Lymphknotenstationen,
3. Befall der Schicht der großen Gefäße,
4. exophytisches Tumorwachstum,
5. Befall der Parametrien,
6. Lymphknotenbefall,
7. Mitoserate.

Dazu muß aber bemerkt werden, daß die Faktoren Tumorgröße, aggressives Verhalten des Primärtumors gegenüber seiner Umgebung sowie die Tatsache bzw. das Ausmaß der Metastasierung in die regionalen Lymphknoten prognostisch ineinander verschränkt sind, statistisch-biomathematisch voneinander abhängen und somit eigentlich nicht getrennt betrachtet werden sollten.

Auf biochemischem Gebiet haben die *Tumormarker* als prognostische Faktoren die in sie gesetzten Erwartungen bislang enttäuscht. In *molekularbiologischer* Hinsicht haben sich jedoch Ansätze zu einer neuartigen prognostischen Bewertung der Tumorkrankheiten ergeben (Riou et al. 1987). Es konnte nämlich nachgewiesen werden, daß Patientinnen mit Überexpression von *c-myc Proto-Onkogenen* in operierten Zervixkarzinomen eine frühzeitige Rezidivneigung und damit eine um das Vielfache schlechtere Heilungsaussicht aufweisen. Das bedeutet, daß auch mit biochemischen Methoden besonders gefährdete Patientinnengruppen definiert werden könnten, welche sich einer Zusatzbehandlung, wie z. B. einer Chemotherapie, unterziehen müßten.

Zusammenfassung

Wie bei allen anderen Tumoren, so sind auch beim Zervixkarzinom sein Wachstumsverhalten und seine Ausdehnung von entscheidender prognostischer Bedeutung. Nur mittels histologischer Aufarbeitung von ganzen Operationspräparaten nach radikaler Hysterektomie in Großschnitten ist eine biometrische Erfassung von morphologischen Faktoren möglich. Erst auf der Grundlage so gewonnener biometrischer Daten ist eine statistische Analyse hinsichtlich einer Prognoseerstellung möglich. Beim Zervixkarzinom haben sich demnach folgende prognostische Faktoren, nach ihrer Bedeutung geordnet, als wichtig erwiesen: die Größe des Primärtumors, der metastatische Lymphknotenbefall, das Eindringen des Karzinoms in die gefäßführende Gewebsschicht zwischen Cervix uteri und Parametrien, das exophytische Wachstum, die Tumorinvasion ins Parametrium und die Mitoserate.

Literatur

Burghardt E, Pickel H, Haas J, Lahousen M (1987) Prognostic factors und operative treatment of Stages I b to II b cervical cancer. Am J Obstet Gynecol 156:988–996

Collan YI, Romppanen T (1982) Morphometry in morphological diagnosis. Kuopio University Press, Kuopio

Haas J (1987) Tumormetrische Untersuchungen beim Zervixkarzinom. (Akademische Tagung deutschsprachiger Hochschullehrer in der Geburtshilfe und Gynäkologie – Abstracts – Innsbruck, S 121)

Kaplan EL, Meier P (1958) Non-parametric estimation from incomplete observations. J Am Stat Assoc 53:457–481

Ober KG, Huhn FO (1962) Die Ausbreitung des Cervixkrebses auf die Parametrien und die Lymphknoten der Beckenwand. Arch Gynekol 197:262–290

Riou G, Le MG, Le Doussal V et al. (1987): C-myc-protooncogene expression and prognosis in early carcinoma of the uterine cervix. Lancet i:761–763

Weibel ER (1979) Stereological Methods, vols 1 and 2. Academic Press, London

Die Bedeutung der Prognosefaktoren für die Therapie des Zervixkarzinoms

J. Baltzer

Die Definition von Prognosefaktoren stellt den Versuch dar, die zukünftige Entwicklung einer Erkrankung aufgrund kritischer Bewertung vorliegender Befunde zu ermitteln. Die Beschreibung von Prognosefaktoren kann sowohl in qualitativer als auch in quantitativer Weise erfolgen. Bei der quantitativen Beurteilung wird das Kriterium der Heilung bzw. Symptomfreiheit berücksichtigt. Die qualitative Beschreibung geht auf den Aspekt ein, daß der Verlauf der Erkrankung geändert, d. h. günstig oder ungünstig beeinflußt wird. Jede Bewertung von Prognosefaktoren muß berücksichtigen, daß aussagekräftige Faktoren im Frühstadium der Erkrankung ihre prognostische Bedeutung im Spätstadium verlieren können. Unterschiede von prognostisch günstigen bzw. ungünstigen Karzinomen werden im späten Stadium der Erkrankung zunehmend verwischt.

Zur prognostischen Beurteilung von Patientinnen mit operiertem Zervixkarzinom werden sowohl klinische als auch histopathologische Prognosekriterien genannt:

- Alter der Patientin,
- Stadium,
- histologischer Typ,
- Lokalisation,
- Wachstum,
- Ausbreitung,
- Grading,
- Gefäßeinbruch,
- Lymphknotenmetastasen,
- Invasionstiefe,
- Volumen,
- Stromareaktion.

Die prognostische Bewertung des Lebensalters bleibt problematisch. Untersuchungen im Rahmen einer kooperativen Studie an 4 Universitätsfrauenkliniken bei 1092 Patientinnen aller Altersgruppen mit operiertem Zervixkarzinom kaben keinen Unterschied in den Behandlungsergebnissen bei alten und jungen Frauen erkennen lassen (Baltzer et al. 1982).

Die neuerliche Analyse der Behandlungsdaten von 10022 Patientinnen mit Zervixkarzinom (Meanwell et al. 1988) hat keinen prognostischen Einfluß des Alters erkennen lassen.

Auch die prognostische Bewertung des klinischen Stadiums ist problematisch, da sich gezeigt hat, daß das klinische Stadium nur in 61 % mit der histologisch erwiesenen Tumorausdehnung übereinstimmt (Baltzer 1981).

Die folgenden Daten wurden bei 1092 operierten Patientinnen mit Zervixkarzinom erarbeitet. Die histologische Untersuchung erfolgte nach dem bekannten einheitlichen Schema (Abb. 1). Diese histologische Aufarbeitung ermöglicht neben der Ermittlung von qualitativen Tumorparametern wie Wachstum, Ausbreitung, Grading, Einbruch in Lymph- und Blutgefäße auch die Messung quantitativer Parameter wie Tumorlänge, -höhe, -breite, -volumen sowie größte Invasionstiefe.

Berücksichtigt man Tumorwachstum und Alter der Patientinnen, so wird deutlich, daß bei jungen Frauen ein exophytäres Tumorwachstum überwiegt, während mit zunehmendem Lebensalter die Frequenz endophytär wachsender Tumoren bis auf 72,8 % ansteigt (Abb. 2). Auch die Tumorausbreitung ist mit dem Alter der Patientin korreliert. Bei Patientinnen im Alter von 16–30 Jahren lag in 25,5 % ein Tumorbefall der Grenzzone und in 11,3 % ein Tumorbefall des parametranen Gewebes vor. Bei Frauen im Alter von 51–70 Jahren stieg der Prozentsatz eines Tumorbefalls der Grenzzone auf 56,1 % und eines Parametriumbefalls auf 22,1 % an.

Tumorwachstum und -ausbreitung sind ebenfalls eng miteinander korreliert. Bei den exophytären Tumoren lag im Vergleich zu den exo-/endophytären Karzinomen selten nur ein kontinuierlicher Befall von Grenzzone bzw. parametranem Gewebe vor (Abb. 3).

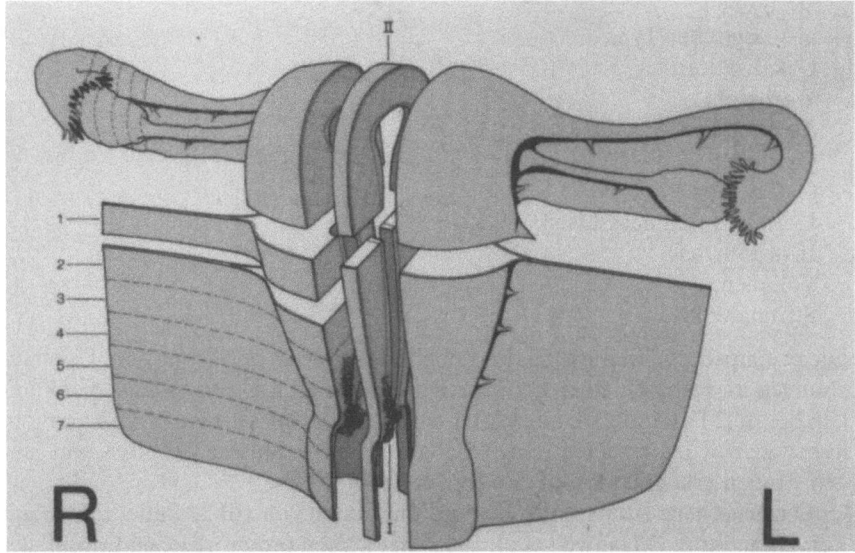

Abb. 1. Zuschneidetechnik beim Zervixkarzinom

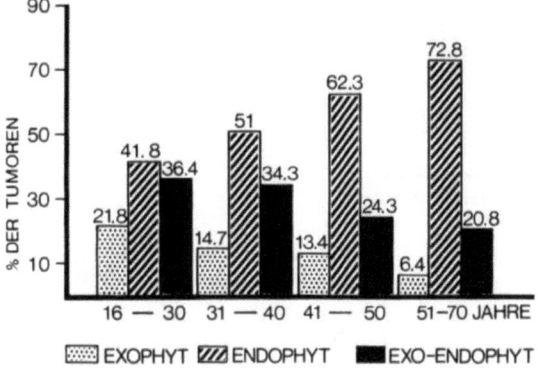

Abb. 2. Tumorwachstum und Lebensalter der Patientin ($n = 718$)

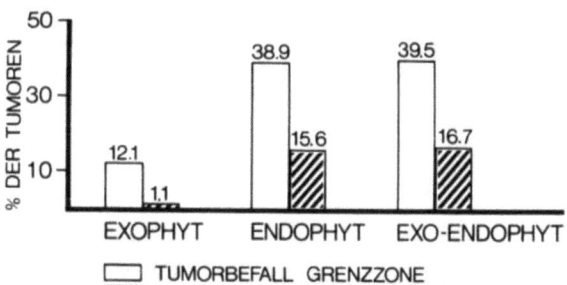

Abb. 3. Tumorwachstum und Tumorausbreitung ($n = 718$)

Auch zwischen Menopausestatus und Tumorlokalisation besteht eine statistisch belegbare Abhängigkeit. In der Geschlechtsreife waren 25,3 % der Tumoren an der Portio und 74,7 % im Zervikalkanal lokalisiert. Bei Frauen in der Postmenopause sank der Prozentsatz der an der Portio lokalisierten Karzinome auf 12,5 % ab, die endozervikal lokalisierten Karzinome stiegen auf 87,5 % an.

Entsprechend dem Menopausestatus und dem typischen endozervikal gelegenen Wachstum der Karzinome lag bei Frauen in der Postmenopause gehäuft ein kontinuierlicher bzw. diskontinuierlicher Tumorbefall des Corpus uteri vor. Bei diesen Patientinnen ist zu berücksichtigen, daß bei einem Karzinombefall des Corpus uteri – vergleichbar der metastatischen Absiedlung beim Endometriumkarzinom – eher mit einer Absiedlung in die Ovarien gerechnet werden muß. Im genannten Krankengut war bei 4 Patientinnen eine metastatische Absiedlung in die Ovarien festgestellt worden, 3mal lag gleichzeitig ein Tumorbefall des Corpus uteri vor (Abb. 4). Die Prognose von Patientinnen mit nachgewiesenem Befall des Corpus uteri ist deutlich schlechter als von Frauen ohne Tumorbefall des Corpus uteri (Abb. 5). Wurde anläßlich der präoperativen Gewebeentnahme und fraktionierten Kürettage ein Karzinombefall des Corpus uteri nachgewiesen, so ist bei jungen Patientinnen die Belassung der

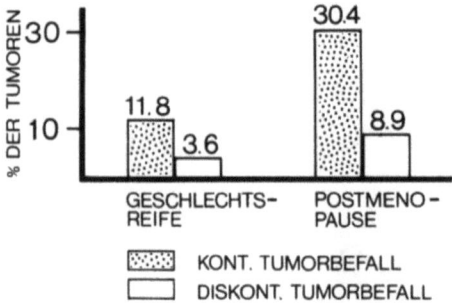

Abb. 4. Tumorbefall des Corpus uteri und Postmenopause ($n = 718$)

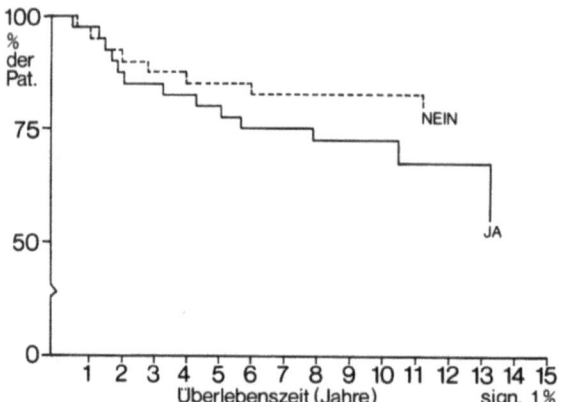

Abb. 5. Überlebensraten von Patientinnen mit Tumorbefall des Corpus uteri

Ovarien im Hinblick auf die mögliche metastatische Absiedlung nicht gerechtfertigt.

Auch Noguchi et al. (1988) weisen auf die prognostische Bedeutung eines Karzinombefalls des Corpus uteri hin. Bei nachgewiesenem Corpusbefall sanken die Überlebensraten von 92,4 % auf 53,8 % ab.

Von besonderer prognostischer Bedeutung ist die Bestimmung des Reifegrades der Karzinome. Hierbei ist zu bedenken, daß im Bereich der Invasionsfront bzw. im Tumorzentrum der Reifegrad unterschiedlich ausgeprägt sein kann. Besonders günstige Prognosen hatten Frauen mit reifem Karzinom im Bereich der Invasionsfront mit einer Überlebensrate von 96 %. Ungünstig war die Prognose von Frauen mit unreifem Karzinom im Tumorzentrum. Hier betrug der Prozentsatz verstorbener Frauen 28,4 % (Abb. 6).

Bei der Analyse der vorliegenden Daten fällt auf, daß zwischen Tumorreife und Alter der Patientin keine statistisch belegbaren Unterschiede bestehen. Statistisch signifikante Unterschiede bestehen jedoch zwischen der Art des Tumorwachstums und dem Menopausestatus. Während bei Frauen in der Geschlechtsreife Tumoren mit einem stark dissoziierenden, aufsplitternden Wachstum in 21,7 % vorlagen, betrug dieser Prozentsatz bei Frauen in der Postmenopause 32,7 %.

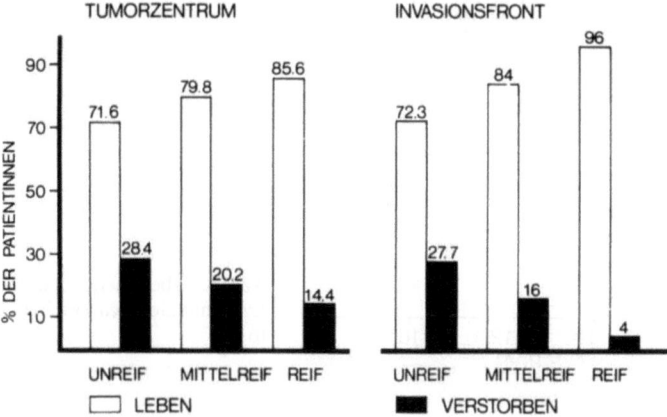

Abb. 6. Überlebensraten und Tumorreife ($n = 566$ Plattenepithelkarzinome)

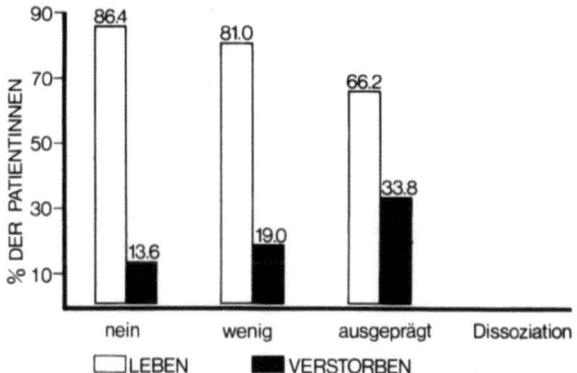

Abb. 7. Überlebensraten und Ausprägung eines dissoziierenden Tumorwachstums ($n = 566$ Plattenepithelkarzinome)

Das unterschiedliche Wachstumsverhalten der Karzinome ist ebenfalls von prognostischer Bedeutung. Bei Frauen ohne ein aufsplitterndes Karzinomwachstum betrug die Überlebensrate 86,4%, bei Frauen mit ausgeprägtem dissoziierendém Tumorwachstum sank die Überlebensrate auf 66,2% ab (Abb. 7).

Von prognostischer Bedeutung ist auch der Nachweis einer Lymphangiosis carcinomatosa (Abb. 8). Besonders ungünstig ist die Prognose bei Patientinnen mit nachgewiesenem Tumoreinbruch in Blutgefäße (Abb. 9). Interessant ist, daß anhand der vorliegenden Analyse sowohl für die Lymphangiosis carcinomatosa als auch für den Blutgefäßeinbruch des Karzinoms keine statistisch belegbare Relation zum Alter festgestellt werden konnte. Das gleiche gilt auch für eine reaktive lymphoplasmazelluläre entzündliche Stromareaktion in der Tumorumgebung. Dem letztgenannten Kriterium kommt jedoch zusätzliche

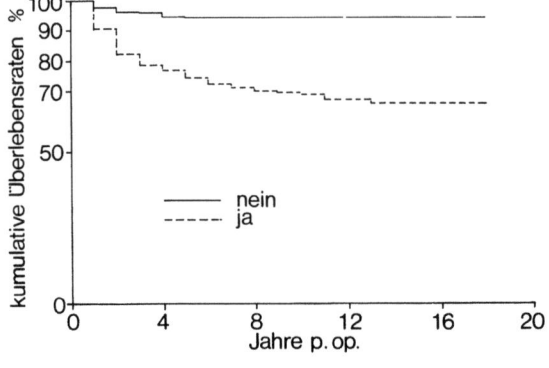

Abb. 8. Überlebensraten und Lymphangiosis carcinomatosa

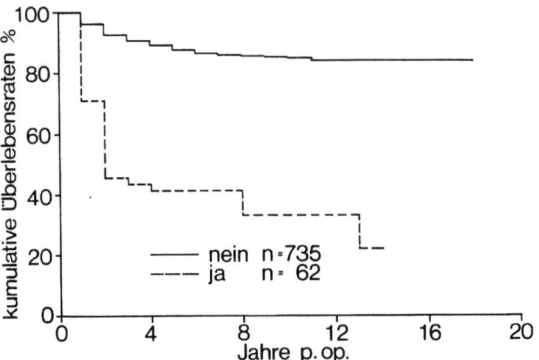

Abb. 9. Überlebensraten und Tumoreinbruch in Blutgefäße

prognostische Bedeutung zu. Frauen mit ausgeprägter entzündlicher Reaktion im Bereich der Invasionsfront hatten günstige Überlebensraten von 87,8 %. Bei Fehlen einer derartigen Stromareaktion sanken die Überlebensraten auf 55,6 % ab (Abb. 10).

Die genannte histologische Aufarbeitung ermöglicht zusätzlich exakte tumormetrische Bestimmungen. Es konnten Tumorlänge, -höhe und -breite sowie Invasionstiefe gemessen werden. Anhand der vorliegenden Daten war es auch möglich, das Tumorvolumen zu berechnen (Baltzer u. Köpcke 1979). Für alle Tumoreinzelmaße konnte gezeigt werden, daß mit Zunahme ihrer Größe die Häufigkeit der Lymphknotenmetastasen anstieg. Besonders steil war dieser Anstieg bei der Messung der größten Invasionstiefe (Abb. 11), so daß der Bestimmung dieses Maßes besonderer prognostischer Wert zukommt. Burghardt et al. (1985) betonen, daß es gleichgültig ist, ob der Tumordurchmesser, das fiktive Tumorvolumen, die Tumoroberfläche oder der Quotient von Tumor- und Zervixfläche bestimmt worden ist, da sich signifikante Zusammenhänge zwischen diesen Maßen und der Häufigkeit eines karzinomatösen Befalls der Beckenlymphknoten fanden. Es konnte jedoch gezeigt werden, daß die Größe der Absiedlungen in die Lymphknoten prognostisch bedeutungsvoll

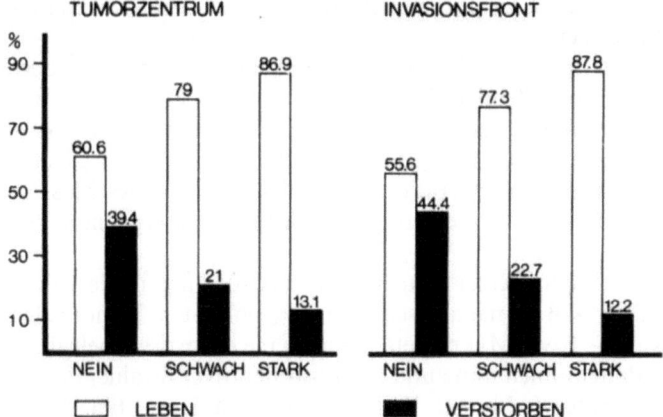

Abb. 10. Überlebensraten und lymphoplasmazelluläre Entzündungsreaktion im umgebenden Stroma ($n = 566$)

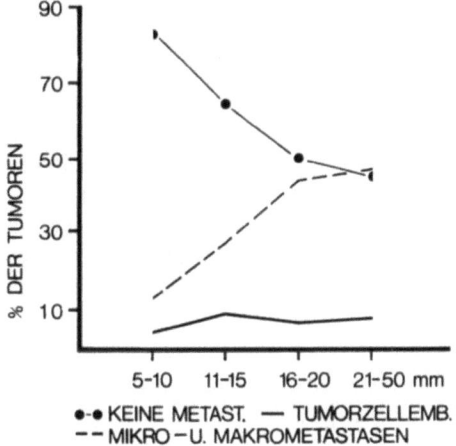

Abb. 11. Invasionstiefe und Häufigkeit einer metastatischen Absiedlung in die Lymphknoten ($n = 684$ Plattenepithelkarzinome)

ist. Frauen mit Tumorzellembolisation oder Mikrometastasen hatten deutlich bessere Überlebensraten als Frauen mit nachgewiesenen Makrometastasen. Auf die Bedeutung der Anzahl befallener pelviner Lymphknoten weisen Friedberg u. Herzog (1988) hin. Bei weniger als 3 befallenen pelvinen Lymphknoten betrugen die 5-Jahres-Überlebensraten 75 %, sie sanken bei mehr als 4 metastatisch befallenen Lymphknoten auf 35 % ab. In welchem Ausmaß paraaortale Lymphknotenmetastasen auch bei der Primärbehandlung eine prognostische Bedeutung haben, ist eine heftig diskutierte Frage (Kindermann u. Maaßen 1988). Nach Sevin (1986) liegen im Stadium I b in 5,5 %, im Stadium II a in 10,3 %, im Stadium II b in 17,3 % und im Stadium III in 34,5 % paraaortale Lymphknotenmetastasen vor. Über den therapeutischen Gewinn einer paraaortalen, systematischen Lymphonodektomie können derzeit noch keine Aussagen gemacht werden.

Bei allen genannten Prognosefaktoren konnten keine verbesserten Überlebensraten von Frauen mit alleiniger Operation gegenüber Frauen mit angeschlossener Nachbestrahlung registriert werden. Dieses gilt auch für das gemessene Tumorvolumen (Abb. 12). Zwischen Patientinnen mit gleichem Tumorvolumen und alleiniger Operation und solchen mit angeschlossener Strahlentherapie wurde keine Verbesserung der Behandlungsergebnisse registriert.

Auch bei Berücksichtigung einer metastatischen Absiedlung in die Lymphknoten wurde deutlich, daß bei metastasenfreien Lymphknoten, Tumorzellembolisation und Mikro- bzw. Makrometastasen keine statistisch belegbaren Unterschiede von Patientinnen ohne und mit postoperativer Strahlentherapie registriert werden konnten (Abb. 13). Käser (1984) weist darauf hin, daß bei metastatischem Befall der pelvinen Lymphknoten nach alleiniger Operation Überlebensraten von 60% und nach Operation und Bestrahlung Überlebensraten von 59% vorlagen.

Auch die abschließende Analyse der Behandlungsergebnisse mit Bildung von Zwillingspaaren gleicher morphologischer Tumorparameter sowie unter Berücksichtigung einer maximalen Altersdifferenz von ±2,5 Jahren hat gezeigt, daß bei Bewertung der genannten Matchvariablen die Überlebensraten keinen statistisch belegbaren Unterschied zwischen operierten bzw. operierten und bestrahlten Patientinnen aufwiesen (Baltzer et al. 1988). Basierend auf diesen Untersuchungsergebnissen verzichten wir deshalb auf die obligatorische Nachbestrahlung von operierten Patientinnen mit Zervixkarzinom.

Ein besonderes therapeutisches Problem stellt auch bei Frauen mit Zervixkarzinom der Tumoreinbruch in Blutgefäße dar. Die multivariate Analyse histologischer Befunde zeigt, daß ein Tumoreinbruch in Blutgefäße mit der

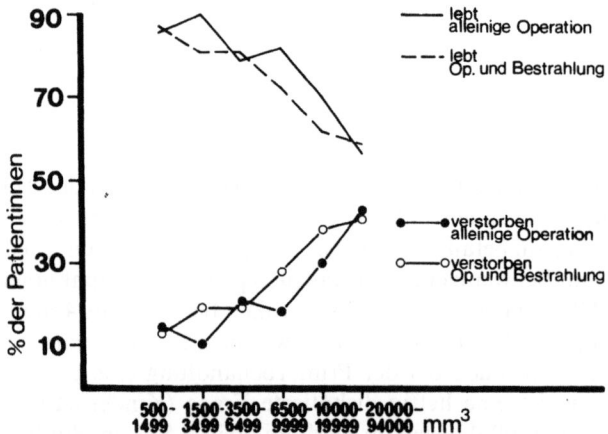

Abb. 12. Überlebensraten und Tumorvolumen. Unterschieden wird zwischen Patientinnen ohne und mit postoperativ angeschlossener Bestrahlung ($n = 467$ Plattenepithelkarzinome)

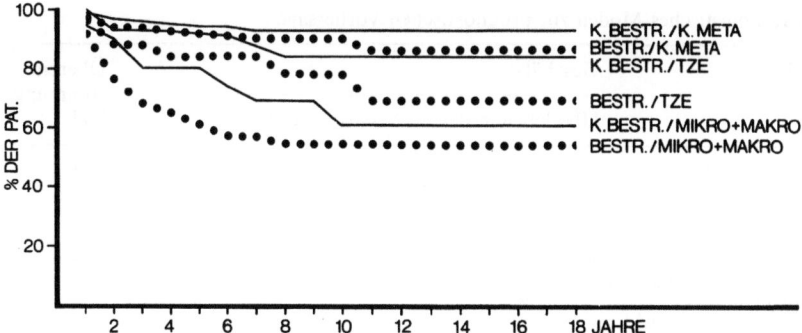

Abb. 13. Überlebensraten und Art der metastatischen Tumorabsiedlung in die Lymphknoten. Unterschieden wird zwischen Patientinnen mit alleiniger Operation und Patientinnen mit postoperativ angeschlossener Strahlentherapie ($n = 980$)

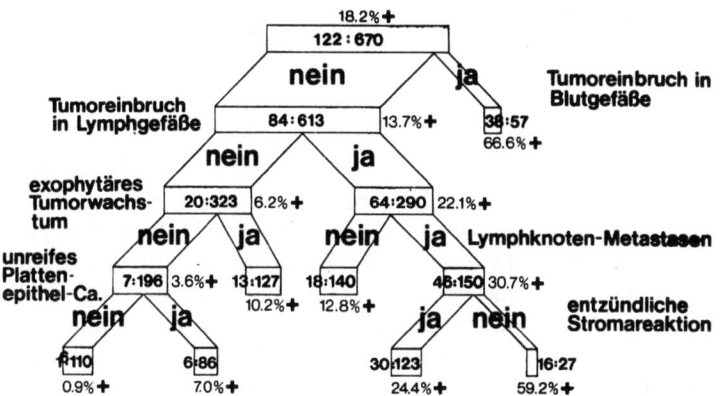

Abb. 14. Multivariate Analyse unterschiedlicher Prognosefaktoren (AID-Baum)

höchsten Sterberate der Patientinnen von 66,6 % korreliert war (Abb. 14). Zur Verbesserung der Behandlungsergebnisse bei diesen Patientinnen haben wir unter Studienbedingungen entsprechend den Beobachtungen anderer Autoren (Lahousen et al. 1987; Ueki et al. 1987) mit einer postoperativen adjuvanten Chemotherapie (Carboplatin/5-FU) begonnen. Eine endgültige Aussage zum Wert dieser adjuvanten Therapieform ist derzeit noch nicht möglich.

Die genannten Prognosefaktoren von Patientinnen mit Zervixkarzinom ermöglichen eine Individualisierung der Behandlung. Dennoch ist eine exakte Vorhersagemöglichkeit nicht gegeben. Zur Abschätzung einer prognostischen Bedeutung der genannten Einflußvariablen wurde zusätzlich das logistische Modell zur Anwendung gebracht (Tabelle 1). Es zeigt sich, daß die Vorhersagemöglichkeit durch dieses prognostische Modell noch nicht ausreichend gewährleistet ist, was vor allem durch die etwa 40 % falsch zugeteilten Patientinnen aus der Gruppe der Verstorbenen verursacht wird. Als Erklärung für diese

Tabelle 1. Logistisches Modell zur prognostischen Vorhersage

Beobachtet	Geschätzt			Überein- stimmung [%]
	Überlebende Pat.	Verstorbene Pat.		
Überlebende Pat.	*400*	129	529	75,6
Verstorbene Pat.	35	*49*	84	58,3
			613	

$$\text{Predictive value} = \frac{400+49}{613} \cong 73,2\%$$

noch ungenügende Vorhersagemöglichkeit bietet sich die gezeigte Abhängigkeit der verschiedenen Tumorkriterien an, die damit die Gewichtung von prognostischen Einzelfaktoren erschwert.

Zusammenfassung

Zur Beurteilung von operierten Patientinnen mit Zervixkarzinom liegen zahlreiche qualitative und quantitative Tumorparameter vor. Es wird deutlich, daß es Tumoren mit unterschiedlichem prognostischen Risiko gibt. Besonders günstig sind reife, exophytär wachsende, an der Portio lokalisierte Karzinome ohne Lymphangiosis carcinomatosa und metastatische Absiedlung in die Lymphknoten. Prognostisch günstig ist zusätzlich eine kräftige lymphoplasmazelluläre Stromareaktion in der Tumorumgebung. Als prognostisch ungünstig sind unreife, endophytär wachsende und endozervikal lokalisierte Tumoren mit Lymphangiosis carcinomatosa und metastatischem Befall der Lymphknoten sowie fehlender reaktiver lymphoplasmazellulärer Infiltration des umgebenden Stromas anzusehen.

Als prognostisch besonders ungünstig ist unabhängig von allen anderen Faktoren der Karzinomeinbruch in Blutgefäße zu nennen.

Sowohl die eigenen Untersuchungen als auch die Mitteilungen im Schrifttum machen deutlich, daß bei der Mehrzahl der Patientinnen mit operablem Zervixkarzinom die erweiterte abdominale Hysterektomie mit obligatorischer Lymphonodektomie unter Vermeidung der Kastration bei jungen Frauen die optimale Behandlungsmethode darstellt. Die Prognose von Patientinnen mit prognostisch ungünstigen Tumorkriterien konnte durch eine zusätzliche postoperative Bestrahlung nicht verbessert werden.

Literatur

Baltzer J (1981) Die Bewertung prognostischer Kriterien bei Karzinomen des Uterus. Geburtshilfe Frauenheilkd 41:663–667

Baltzer J, Köpcke W (1979) Tumor size and lymph node metastases in squamous cell carcinoma of the uterine cervix. Arch Gynecol 227:271–278

Baltzer J, Köpcke W, Lohe KJ, Ober KG, Zander J (1982) Age and 5-year survival rates in patients with operated carcinoma of the cervix. Gynecol Oncol 14:220–224

Baltzer J, Lohe KJ, Zander J (1988) Postoperative Strahlentherapie beim primär operierten Zervixkarzinom – ja oder nein? In: Hepp H, Scheidel P, Monaghan JM (Hrsg) Lymphonodektomie in der gynäkologischen Onkologie. Urban & Schwarzenberg, München Wien Baltimore

Burghardt E, Pickl H, Haas J (1985) Prognostische Faktoren und operative Behandlung des Zervixkarzinoms. In: Burghardt E (Hrsg) Spezielle Gynäkologie und Geburtshilfe mit Andrologie und Neonatologie. Springer, Wien New York

Friedberg V, Herzog RE (1988) Die Therapie der Zervixkarzinome. In: Käser O, Friedberg V, Ober KG, Thomsen K, Zander J (Hrsg) Gynäkologie und Geburtshilfe Bd 3: Spezielle Gynäkologie, 2. Aufl. Thieme, Stuttgart New York

Käser O (1984) Kontroversen in der operativen gynäkologischen Onkologie. In: Stark G (Hrsg) Nürnberger Symposion 1984. Umstrittene Probleme in der Geburtshilfe und Gynäkologie. Demeter, Gräfelfing

Kindermann G, Maaßen V (1988) Die Ausbreitung des Zervixkrebses. In: Käser O, Friedberg V, Ober KG, Thomsen K, Zander J (Hrsg) Gynäkologie und Geburtshilfe Bd 3 Spezielle Gynäkologie, 2. Aufl. Thieme, Stuttgart New York

Lahousen M, Pickl H, Tamussino K (1987) Chemotherapy for advanced and/or recurrent cervical cancer. Arch Gynecol 240:247–252

Meanwell CA, Kelly KA, Roginski C, Woodman C, Griffiths R, Blackledge G (1988) Young age as a prognostic factor in cervical cancer. Analysis of population based data from 10022 cases. Br Med J [Clin Res] 296:386–391

Noguchi H, Shiozawa I, Kitahara T, Yamazaki T, Fukuta T (1988) Uterine body invasion of carcinoma of the uterine cervix as seen from surgical specimens. Gynecol Oncol 30:173–182

Sevin BU (1986) Prätherapeutische Staging-Laparotomie beim Zervixkarzinom. Gynäkologe 19:62–66

Ueki M, Okamura S, Maeda T (1987) Individualization for patients for adjuvant chemotherapy after surgical treatment of cervical cancer. Med J Obstet Gynecol 94:985–990

Prognosefaktoren für die Strahlentherapie

H.-A. Ladner

Aus der Rückschau brauchbare Vorhersagen für die heutige Behandlung abzuleiten, d. h. aus den Fehlern der Vergangenheit für die Gegenwart zu lernen, war noch nie einfach, zumal Begriffe wie Risiko oder Prognose mit der modernen Magie von Zahlen nicht umfassend zu definieren sind. Das Strahlen- oder das Operationsrisiko mit Zahlen oder Prozentangaben zu erfassen, ist besonders schwierig, da Können und Leistung, d. h. Kenntnisse, Geschicklichkeit und Erfahrungen einzelner Operateure oder Strahlentherapeuten nicht zu vergleichen sind. In erster Linie interessiert die gemeinsame Leistung einer Klinik oder eines Behandlungszentrums mit möglichst großen Patientengruppen. Prognosefaktoren gelten jedoch nur für die jeweilige Behandlungsmethode, so daß einige Prognosefaktoren nach Operation nicht ohne weiteres auf die Strahlentherapie zu übertragen sind. Viele Veröffentlichungen gehen zwar bisher davon aus, daß Prognosefaktoren für alle Behandlungsmethoden Gültigkeit haben [5]. Prognosefaktoren sollten jedoch in Zukunft getrennt nach Operation oder Bestrahlung aufgelistet werden, um daraus den für die Einzelpatientin optimalen Therapieweg (Individualisierung der Strahlentherapie) [33] zu finden.

Diese Zielvorstellung ist schwer zu realisieren, weil die Operateure zwar von einem „Wandel der Indikation zur Radikaloperation" [36] sprechen, auf diese Weise jedoch nur Begründungen suchen, den Indikationskatalog bei den Patientinnen im operablen Zustand (also jüngere ohne Begleiterkrankungen und ohne größeren Primärtumor) auszuweiten. Selbstverständlich ist nichts gegen Bestrebungen einzuwenden, bei den Indikationen zu operieren, die eine ungünstige Prognose nach der Strahlentherapie erwarten lassen. Einige Indikationen, bei denen schlechtere Heilungsergebnisse durch Bestrahlung zu erwarten sind, entsprechen jedoch genau den histopathologischen Besonderheiten, die erst nach einer Operation bekannt werden.

Im heutigen Schrifttum ermitteln vorwiegend Operateure die Prognosefaktoren in retrospektiv entstandenen Statistiken; damit wird für die Einzelpatientin nichts gewonnen, zumal Auswirkungen einer postoperativen Strahlentherapie in den Frühstadien auf die Gesamtresultate von den Operateuren bezweifelt werden. Ferner wird es für den Radiologen immer schwieriger, auf strahlenspezifisch ungünstige Prognosefaktoren hinzuweisen, da diese nur noch selten vom Gynäkologen bei der Entscheidung über den Therapiemodus berücksichtigt werden. Daher ist anzustreben, den in zunehmendem Maße emotionsgeladenen Umgang von Operateuren und Strahlentherapeuten zu versachlichen und gleichzeitig bei Anerkennung der jeweiligen Standpunkte diese Diskussion kritisch fortzusetzen und zu pflegen. Argumente dieser allgemeinen Diskussion hat Rutledge [32] bereits vor Jahrzehnten zusammengestellt; er folgert, daß dieses Miteinander trotz aller Schwierigkeiten und Meinungsverschiedenheiten gelingen kann. Allerdings bleibt es unerläßlich, daß hierbei auch Argumente anerkannt, ausgetauscht und bei der Erstellung von Behandlungsplänen berücksichtigt werden.

Trotz jahrzehntelangem Streit über die Wertigkeit einzelner Methoden sind Strahlentherapie und Operation in den Frühstadien des Zervixkarzinoms weiterhin gleich effektive Behandlungsmethoden ([37, 42], Annual Report). Beide stellen Lokalbehandlungen dar, die hinsichtlich ihrer Effektivität nur dann verbessert werden können, wenn sie „radikal" eingesetzt oder sinnvoll kombiniert werden. Die bisher mittels Strahlentherapie erzielten guten Heilungsraten an größeren Frauenkliniken [5, 19, 37, 42] sollten der Ausgangspunkt für alle zukünftigen Überlegungen zur Prognoseverbesserung sein.

In diesem Beitrag werde ich bevorzugt die für die Strahlentherapie relevanten Prognosefaktoren besprechen, da diese heute in der klinischen Routine vor Behandlungsbeginn zu selten beachtet werden. Um die Indikationen zur Operation und Strahlentherapie exakter als bisher herauszuarbeiten, wird vorgeschlagen, aus didaktischen Gründen 3 Einflußbereiche auf die Prognose beim Zervixkarzinom zu unterscheiden:

1. Tumor,
2. Tumorträger,
3. Therapeut.

Selbstverständlich überschneiden sich diese 3 Einflußbereiche; die Unterteilung in den folgenden Ausführungen hat jedoch einige Vorteile, wobei sich allerdings die einzelnen Prognosefaktoren unterschiedlich stark auf die verschiedenen Bezugsparameter auswirken: neben der 5-Jahres-Überlebens- oder Heilungsrate können auch Angaben über Häufigkeit und Zeitpunkt von Komplikationen und Rezidiven (unterschieden in Lokalrezidiv und Fernmetastasierung) die Prognose erfassen. Bisher beschränken sich die meisten retrospektiv ermittelten Prognosestatistiken auf die Erfassung von 5-Jahres-Überlebensraten. Ein wichtiges Anliegen für die Strahlentherapeuten scheint mir zu sein, im Interesse einer besseren Darstellung der radiologischen Möglichkeiten zusätzlich auch häufiger Daten der Rezidiv- und Komplikationsfrequenz mit Ursachenanalysen zu ermitteln.

Zum Einfluß diagnostischer Fehlschlüsse auf die Prognose

Bevor die einzelnen Prognosefaktoren aus der Sicht der gynäkologischen Radiologie besprochen werden, möchte ich zunächst auf einige diagnostische Aspekte hinweisen: Will man das gemeinsame therapeutische Vorgehen beim Zervixkarzinom optimieren, so ist besonders auf die Irrtumsmöglichkeiten und Unsicherheiten in der Diagnose der Stadienzuordnung und der Histologie hinzuweisen. Durch das Primat der Operation entstanden beim Vergleich der klinischen FIGO-Stadieneinteilung mit den später ermittelten operativ-histologischen Befunden inzwischen prozentuale Unterschiede zwischen 40 und 52% (Tabelle 1), d. h. bei jeder 2. Patientin mit Zervixkarzinom weicht die spätere histologische Diagnose der Tumorausbreitung von der klinischen FIGO-Diagnose vor Therapiebeginn ab [3, 21, 34]. Nach Tabelle 1 ist offensichtlich, daß sich diese Fehlerquote durch die Ausweitung der Operationsindikation auf das FIGO-Stadium II b deutlich verschlechtert. Diese diagnostischen Irrtumsmöglichkeiten werden auch offensichtlich nicht geringer, wenn die FIGO-Stadienzuordnung nur durch einen erfahrenen Gynäkologen erfolgt. Für den Radiotherapeuten bedeutet dies, daß eine dem FIGO-Stadium entsprechende Therapie nur bei weniger als 50% der Patientinnen zum gewünschten Erfolg führen kann und daß diese diagnostische Unsicherheit bereits bei der Bestrahlungsplanung (Strahlendosis, Bestrahlungsvolumen) zu berücksichtigen ist. So werden radiologische Bemühungen verständlicher, die Stadienzuordnung durch eine Diagnostik mit bildgebenden Verfahren zu optimieren (z. B. Computertomographie, Kernspintomographie, Ultraschall oder Lymphographie), auch wenn die Wertigkeit dieser bildgebenden Diagnostik von gynäkologischen Operateuren angezweifelt oder nicht sehr hoch eingeschätzt wird. Besonders verunsichern aber auch die Daten über die Häufigkeit des paraaortalen Lymphknotenbefalls. Durch den operativ-histologischen Nachweis, daß im FIGO-Stadium I b etwa 6%, im Stadium II a 18,2% und im Stadium III b 31,1% Lymphknoten karzinomatös befallen sind, entsteht für den Strahlentherapeuten eine zusätzliche Unsicherheit, zumal die paraaortalen

Tabelle 1. Übereinstimmung von FIGO-Stadium und histologischer Tumorausbreitung bei radikal operierten Zervixkarzinomen (prozentuale Häufigkeitsangaben)

FIGO-Stadium und Autoren	n	Histologische Tumorausbreitung [%]			
		I b	II a	II b	III
I b Freiburg 1989	237	69	7 ⟍	9 ⟋ 31 ⟍	15
Lagasse et al. (*mehrere* Frauenkliniken) [22]	143	75,6		24,4	
Baltzer et al. (*mehrere* Frauenkliniken) [3]	757	17,6 67,9		14,5	
II a Freiburg 1989	15	13	27	20 ⟍ 60 ⟋	40
Lagasse et al. 1980 [22]	20	0	45,6	54,4	
Baltzer et al. 1982 [3]	139	13,2	47,3	39,5	
II b Freiburg 1989	92	24 ⟍ 38 ⟋	14	31	28
Lagasse et al. 1980 [22]	58	0,7		50,1	49,2
Baltzer et al. 1982 [3]	82	8,5		24,4	67,1

Lymphknoten bisher nicht im Bestrahlungsgebiet liegen und daher später häufig Fernmetastasen und Rezidive auslösen. Allein aus diesen Gründen ist mir die Skepsis von Gynäkologen gegenüber der zusätzlichen paraaortalen Bestrahlung völlig unverständlich, zumal nach einer Strahlendosis von 45 Gy keine zusätzlichen Komplikationen zu befürchten sind.

Ein weiterer beachtlicher Unsicherheitsfaktor kann die histologische Diagnose sein, wenn sie nicht vom gynäkologisch versierten Pathologen gestellt wurde: dies gilt für die fehlende subtile Aufarbeitung von Stufen- und Serienschnitten bei größeren Operationspräparaten, aber auch für die prozentualen Häufigkeitsangaben bei der Diagnose histologischer Besonderheiten. So nimmt z. B. die Häufigkeit undifferenzierter und adenosquamöser Karzinome zu [1, 19, 22]. Diese Aussage bezieht sich auch auf „Unstimmigkeiten" bei der histologischen Klassifizierung und beim Grading. Um das therapeutische Vorgehen von heute besser zu planen, werden dringend neuere histopathologische Daten der letzten Jahre benötigt; Daten aus früheren Behandlungszeiträumen vor 1970 (z. B. [3]) können heute zur Therapieplanung nur bedingt herangezogen werden, da der höhere prozentuale Anteil von adenosquamösen, undifferenzierten oder klarzelligen Karzinomen eine deutliche Verschlechterung der Prognose bedeutet [1, 9]. Daher sollten auch die Operateure berücksichtigen, daß sich die Aggressivität des Tumors in den letzten 5–7 Jahren verändert hat. Ferner sollten histologische Detailangaben *vor* Bestrahlungsbeginn vorliegen oder nachträglich vom Pathohistologen angefordert werden.

Nur bei 85 % der Patientinnen, die uns von anderen Krankenhäusern in den letzten 5 Jahren zur Strahlentherapie zugewiesen wurden, lagen exakte Detailangaben über Karzinomtyp, Tumorlokalisation, Grading, Gefäßeinbrüche u. ä. vor bzw. waren aus der Beschreibung des Pathologen herauszulesen. Auch bei Patientinnen unseres Hauses wurden detaillierte Angaben häufig erst bei der 2. oder 3. intrakavitären Curieeinlage auf Drängen des Radiologen ermittelt. Dieser Mangel an histologischer Diagnostik bringt den Strahlentherapeuten wegen der anzustrebenden Vergleichbarkeit seiner Ergebnisse mit den operativen Resultaten in eine schwierige Situation. Offensichtlich unterliegt die histologische Diagnostik individuellen Erkennungsschwankungen von Pathohistologen, wodurch eine zusätzliche Unsicherheit bei der Tumordiagnostik entsteht.

Einflüsse des Tumors auf die Prognose

Diese Einflüsse sind von gynäkologischen Operateuren relativ gut untersucht (siehe auch die vorhergehenden Beiträge in diesem Buch); fast alle Resultate beziehen sich auf das operative Vorgehen, meist um dieses zu rechtfertigen. Daher können Schlußfolgerungen aus diesen Daten nur mit großen Einschränkungen auf das strahlentherapeutische Vorgehen übertragen werden. Die große Schwierigkeit besteht darin, daß nicht immer gemeinsam von den Prognosefaktoren her entschieden werden kann, welcher Behandlungsmethode im Einzelfall der Vorzug zu geben ist. So gibt es schon jetzt Frauenkliniken in der

BRD, die die Möglichkeiten und Grenzen *beider* Behandlungsmethoden nicht mehr kennen oder abzuschätzen wissen. Dieses therapeutische Dilemma wird in den nächsten Jahren deutlich zunehmen, da nur noch wenige Frauenkliniken über spezielle Abteilungen für gynäkologische Radiologie mit Röntgendiagnostik und Strahlentherapie verfügen. In meinem Beitrag kann ich nur einige für die Klinik relevante Fragen skizzieren, die sich bei der Planung und Durchführung einer Strahlentherapie im Zusammenhang mit dem Tumor und seiner Prognose stellen.

Erfahrungsgemäß sprechen *große Tumoren* schlecht auf die Bestrahlung an und werden daher als „barrel-shaped" von amerikanischen Gynäkologen zunächst operativ verkleinert, um anschließend die Strahlentherapie effektiver einzusetzen. Umfragen bei gynäkologischen Radiologen der BRD ergaben jedoch, daß dies an deutschen Frauenkliniken nur selten erfolgt: wenn die Indikation zur Operation gestellt wird, erfolgt meist eine „Radikaloperation" nach Wertheim-Meigs. Liegen beim großen Primärtumor zusätzlich weitere, z. B. histologisch ungünstige Prognosefaktoren vor, sollte daher nur die operative Tumorverkleinerung angestrebt werden.

Andere Faktoren, die neben der Tumorgröße die Prognose ungünstig beeinflussen, wurden zwar vom Operateur nach Vorliegen der Operationshistologie subtil erarbeitet; für den Strahlentherapeuten sind einige dieser Faktoren nicht relevant, da sie zum Zeitpunkt seiner Behandlung unbekannt bleiben bzw. durch eine gynäkologische Untersuchung nicht sicher zu ermitteln sind: So haben *Korpusbeteiligung, parametraner* oder *pelviner Lymphknotenbefall, Gefäßeinbrüche, Invasionstiefe, Vaginalbefall* (Tabelle 2) oder weitere ungünstige histologische Besonderheiten, wie sie postoperativ z. B. in der Imai's- oder CPL-Klassifikation [23] eingestuft werden, für den Strahlentherapeuten keine Bedeutung, da derartige Befunde – häufig nur nach einer Probeexzision aus der Cervix uteri zur Diagnosesicherung bekannt – selten mit Sorgfalt und Akribie erarbeitet werden.

Tabelle 2. Negative Beeinflussung der 5-Jahres-Überlebensrate durch einige Prognosefaktoren nach Literaturangaben (Siehe auch [20])

Reduzierung [%]	Prognosefaktoren	Literatur
25–30	Größe des Primärtumors ≥ 5 mm/≥ 3 cm	[5]
35	Tumorlokalisation (Portio/Zervix)	[3, 6]
30–35	Uterusinfiltration	[26]
40–45	Parametrane Infiltration	[3, 34]
40–45	Gefäßinvasion	[3, 22]
5–30	Histologische Klassifikation	[3, 6, 9, 39]
30–40	Pelvine LK (positiv)	[3, 6, 22]
40–50	Paraaortale LK (positiv)	[23]
10–15	Hämatokrit	[7, 8]
10–15	Zahl der neutrophilen Leukozyten	[14]
5–10	Diabetes mellitus	[23]

Nun zu den speziellen Strahlenaspekten im Zusammenhang mit dem Tumor: Besonders wichtig erscheint mir, die *Strahlenansprechbarkeit des Tumors* oder die Tumorregression während der Strahlentherapie exakter zu erfassen. Bei der subjektiven Verlaufsbeobachtung sind inzwischen Kriterien bekannt, die diesen „radiation response" im Einzelfall objektivieren [12]. So kann bereits während der Strahlenbehandlung oder spätestens bei Bestrahlungsabschluß eine Abschätzung der Prognose erfolgen [12, 28]. Allerdings wird dieser „radiation response" bisher nur an wenigen Frauenkliniken beobachtet und registriert. Noch seltener wird aus dem fehlenden „radiation response" die Notwendigkeit eines Behandlungsabbruchs oder einer „sekundären" Wertheim-Operation gefolgert.

Neben dem *Ploidiestatus* wird auch der *DNS-Index* als Bewertungsparameter von Strahleneffekten auf unterschiedlich ansprechbare Tumorformen (z. B. Adenokarzinom) vorgeschlagen. Schon vor über 15 Jahren haben Kaltenbach et al. [13] an der Freiburger Frauenklinik eine Relation des DNS-Index zur Prognose der Strahleneffekte beim Zervixkarzinom nachgewiesen, die inzwischen von mehreren Autoren bestätigt werden konnte. Diese Methoden sind technisch einfach auszuführen. Allerdings muß man einige Jahre warten, um die Brauchbarkeit dieser Methoden zur Prognoseaussage zu bestätigen. Sicher fehlen manchem Strahlentherapeuten zeitliche Kapazitäten, um derartige Methoden häufiger in der Klinik einzusetzen (s. auch [21]).

Einflüsse von seiten der Tumorträgerin auf die Prognose

Die auf den Organismus der Tumorträgerin zu beziehenden Prognosefaktoren konnten in der klinischen Routine von Frauen- und Strahlenkliniken bisher nicht immer so sorgfältig erfaßt werden, wie es wünschenswert wäre. Dies liegt auch daran, daß die Wertigkeit der folgenden Faktoren nicht allen Strahlentherapeuten bekannt ist oder daß bei ambulanter Strahlentherapie Blutbild oder Fiebermessung unberücksichtigt bleiben. Obwohl Anämie oder Infektionen die Prognose auch bei anderen Tumorlokalisationen nachweisbar negativ beeinflussen, sind diese Einflüsse beim Zervixkarzinom besonders gut untersucht. Diese Faktoren (wie auch Diabetes mellitus oder Hypertonie) sind einer Therapie zugänglich, die stets vor Bestrahlungsbeginn erfolgen sollte. Allerdings waren bei multifaktoriellen Analysen zur Beeinflussung von Heilungsraten Wertigkeit und Stellenwert dieser Einzelfaktoren bisher nicht immer exakt zu ermitteln. Daher sollten Resultate von Laboratoriumsuntersuchungen, wie Hämoglobin, BSG und die Zahl der Lymphozyten oder der neutrophilen Leukozyten, vor und während der Strahlentherapie bezüglich ihrer Veränderungen häufiger beachtet werden, auch wenn dies in der klinischen Routine aus Zeitgründen gelegentlich schwierig ist.

Strahlentherapie und Hämoglobin. Obwohl bereits seit Jahrzehnten die häufige Entstehung lokaler Rezidive oder distaler Metastasen bei niedrigen Hämoglobinwerten vor und während der Strahlentherapie bekannt sind [7, 8, 40], werden entsprechende Konsequenzen in der klinischen Routine bisher selten gezogen. Inzwischen konnten durch eine Reihe neuerer Arbeiten [8, 15, 40] der Stelltenwert und die Bedeutung der Anämie und ihre Beseitigung durch Bluttransfusionen für die Heilungsrate strahlenbehandelter Patientinnen im Stadium IIb und III exakter als bisher ermittelt werden. Auch vorübergehend auftretende Anämien während der Strahlentherapie scheinen beachtenswert zu sein, wenn auch der Wert von Transfusionen für die Heilungsrate bisher nicht einheitlich beurteilt wird.

Strahlentherapie und Temperaturerhöhung. Trat Fieber während der Brachytherapie auf, wurden schlechtere Heilungsergebnisse sowohl hinsichtlich des Überlebens als auch der Häufigkeit distaler Metastasen beobachtet [15]. Ähnlich ungünstige Prognosefaktoren werden auch im Zusammenhang mit Tumormarkern oder mit der Höhe der Blutsenkungsgeschwindigkeit diskutiert. Nur weitere multifaktorielle Analysen können bei der Vielzahl von Einzeldaten weiterhelfen, zumal die Wertigkeit des Fiebers als Prognosefaktor bezogen auf Alter, Tumorstadium und Histologie in den letzten Jahren klarer als früher herausgearbeitet wurde [15].

Strahlentherapie und Lebensalter. Eine kontroverse Diskussion wird seit mehreren Jahren um den Prognosefaktor Lebensalter geführt. Bisher allerdings ohne Bezug zum Therapiemodus konnte Petterson 1989 [29] mittels Multivarianzanalyse der Annual-report-Ergebnisse 1979–1981 mehrerer Kliniken zeigen, daß sowohl die Altersgruppe zwischen 20 und 39 Jahren als auch die über 79 Jahre etwa um 10 % schlechtere 5-Jahres-Überlebensraten aufweisen als die Patientinnen zwischen 40 und 60 Jahren. Auch von einigen anderen Autoren wurde das Lebensalter unter 28, bzw. unter 35 Jahren für die Prognose besonders bei Strahlentherapie als ungünstig angesehen [1, 34, 35], während dies von anderen Autoren [3, 11] bestritten wurde. Es fällt auch schwer, einleuchtende Gründe für die relativ hohe Rezidivrate bei jüngeren Patientinnen zu finden [11, 34, 35]; dies wird meist über eine beschleunigte Wachstumsgeschwindigkeit, über eine veränderte Tumorausbreitung oder über einen höheren Anteil von schlecht differenzierten oder adenosquamösen Karzinomen [1] bei jüngeren Frauen erklärt. Auch das höhere Lebensalter allein wurde von einigen Autoren als ungünstiger Prognosefaktor angesehen [33, 36], während dies von anderen Autoren als selbständiger Faktor angezweifelt wird. Es ist daher als dringend anzusehen, bei beiden Altersgruppen die Prognose für Operation oder Strahlentherapie getrennt herauszuarbeiten.

Strahlentherapie und Begleiterkrankungen. Arteriosklerose mit Hypertonie, Diabetes mellitus, Herz-Kreislauf-Erkrankungen, Kollagenosen (z. B. Morbus Ormond) und entzündliche Darmerkrankungen sind jedem Strahlentherapeuten als Risikofaktoren bekannt, zumal die Entstehung von Komplikationen meist bei älteren Patientinnen begünstigt wird [17]. Allerdings gilt dies auch für jede Strahlentherapie bei anderen Krebslokalisationen. So konnten in einer vorläufigen Auswertung der Behandlungsresultate unserer Klinik bei Vorliegen von 2 (oder 3) dieser Faktoren schlechtere Überlebensraten nach Strahlentherapie registriert werden. Während sich allein das Vorliegen eines Diabetes mellitus ungünstig auf die 5- bis 10-Jahres-Überlebensrate an unserer Klinik auswirkte, haben Wiener Gynäkologen bisher keine sicheren Diabeteseinflüsse auf die Überlebensrate finden können [18]. Da fast alle Begleiterkrankungen häufig eine Gegenindikation zur Operation darstellen, werden sie in den Behandlungsberichten der Operateure nicht erwähnt und in denen der Strahlentherapeuten selten getrennt erwähnt oder ausgewertet.

Strahlentherapie und Hormone. Hierzu fehlen bisher systematische Untersuchungen [41]. In diesem Zusammenhang ist jedoch daran zu erinnern, daß exogen zugeführte Gaben von Östrogenen, meist vor oder während der Strahlentherapie verabreicht, zu besseren Heilungsergebnissen führen können [13, 41]. Zu diskutieren ist, ob hierbei ursächlich eine strahleninduzierte Blockade von Östrogenrezeptoren über den Mangel an den Vitaminen B_1 und B_6 im Blutplasma eine Rolle spielt, da während der Lokalbestrahlung bei 70 % der Tumorkranken ein Defizit an Pyridoxal-5-phosphat (PLP), der aktiven Wirkform von Vitamin B_6, in Erythrozyten nachgewiesen wurde [21]. Derartige Befunde blieben zwar bisher ohne therapeutische Konsequenzen; inzwischen haben jedoch mehrere Untersuchungen eine Abhängigkeit der Östrogeneffekte vom PLP-Gehalt im Rezeptor nachgewiesen. Daher sind neuerdings auch Überlegungen zur Rezeptorforschung und zur Zusatzmedikation im Zusammenhang mit der Prognose zu diskutieren.

Strahlentherapie und andere Faktoren. Eine Reihe weiterer Faktoren soll nur kurz erwähnt werden: Naben dem Gewichtsverlust während der Strahlentherapie wird auch dem Nikotin ein negativer Einfluß auf die 5-Jahres-Überlebensrate nach Strahlentherapie zugeschrieben [18]. Bei Durchsicht der Literatur fällt auf, daß der Einfluß von Prognosefaktoren, die mit dem Tumor oder mit dem Organismus der Tumorträgerin zusammenhängen, auf Resultate der Strahlentherapie oder Operation erst in den vergangenen Jahren getrennt untersucht wird. Danach ist wahrscheinlich, daß auch einige histologische Besonderheiten, z. B. Zervixkarzinome mit glandulären Elementen [1, 9, 39], eine unterschiedliche Wertigkeit in strahlentherapeutischen und operativen Behandlungsberichten haben und daß dadurch Faktoren wie „radiation response", Begleiterkrankungen oder Anämie zusätzlich negativ beeinflußt werden. Je exakter diese Zusammenhänge in Zukunft analysiert werden, um so schneller werden auch weitere für die Strahlentherapie relevante Faktoren ermittelt werden können.

Einflüsse von seiten des Therapeuten auf die Prognose

Vorweg ist nochmals kritisch zu fragen, ob das operative Staging zur Diagnose der Tumorausbreitung als Erstmaßnahme wirklich positive Effekte auf die Prognose hat, da eine postoperative Strahlentherapie meist zu schlechteren

Heilungsresultaten führt als eine Primärbestrahlung. Die von Pettersson 1989 publizierten Analysen von 5-Jahres-Heilungsresultaten an 2230 Patientinnen mit Zervixkarzinom [29] zeigten, daß nach Strahlentherapie und nachfolgender Operation in den Stadien I a–II b bei gleichem Durchschnittsalter die Ergebnisse zwischen 5 und 8 % beim Adenokarzinom (bis zu 12 % Stadium I b und II a) besser waren als nach Operation mit nachfolgender Strahlentherapie. Daher ist vor Therapiebeginn noch kritischer als bisher zu fragen, ob und in welchem Umfang die Prognose durch die Reihenfolge der Therapiemethoden, vor allem bei älteren Patientinnen, negativ beeinflußt wird. Diese Frage nach der Beeinflussung der Prognose durch die Reihenfolge von Therapiemethoden wird in den letzten Jahren zu selten diskutiert. Ferner wird zu selten berücksichtigt, daß auch Therapiemodalitäten die Prognose der einzelnen Patientin beeinflussen. So kann z. B. bei Radikaloperationen, die von 18 unterschiedlich ausgebildeten Oberärzten oder älteren Assistenten an der Freiburger Frauenklinik ausgeführt wurden, auch bei sorgfältiger Aufsicht und Kontrolle nicht immer der gleiche Standard wie bei erfahrenen Chef-Routiniers erreicht werden.

Die Qualitätssicherung hat zwar sowohl für das operative als auch für das strahlentherapeutische Vorgehen inzwischen einen gewissen Standard erreicht, so daß beide Methoden einheitlicher als früher ausgeführt werden; trotzdem bleibt die Unsicherheit, daß sich das Können einzelner Therapeuten unterscheidet. So werden leider in der allgemeinen Strahlentherapie meist aus Furcht vor Nebenwirkungen und Komplikationen häufiger als früher Strahlendosen und Fraktionierungsschemata in Form genormter Standardverfahren eingesetzt und damit einzelne Bestrahlungsparameter nicht mehr der jeweiligen Tumorsituation angepaßt. Damit erfolgt in großen Strahlenkliniken immer häufiger ein Verzicht auf eine Individualisierung der Strahlentherapie. Derartige für die Therapie des Zervixkarzinoms gefährliche Entwicklungen in Form von Einheitsbehandlungen sind auch gelegentlich bei Operateuren zu beobachten, meist dann, wenn langjährige Erfahrungen fehlen oder wenn Komplikationen gehäuft auftraten. Auch wird beobachtet, daß Strahlentherapeuten von ihren gynäkologischen Kollegen zu einer Limitierung der Strahlendosishöhe (z. B. 40 Gy postoperativ) veranlaßt werden. So ist grundsätzlich nicht zu bestreiten, daß gerade die Erfahrungen der kombinierten Strahlentherapie (Afterloadingmethoden und Hochvoltbestrahlung) bei gynäkologischen Geschwulsterkrankungen in den allgemeinen Strahlenkliniken als unterschiedlich gut zu bezeichnen sind; gleiches gilt für Operationsverfahren, insbesondere für die Radikaloperation an kleinen gynäkologischen Abteilungen.

Selbstverständlich wird die Prognose der einzelnen Tumorpatientin von den in Tabelle 3 aufgeführten Therapiedetails und -modalitäten unterschiedlich stark beeinflußt. Einen wesentlichen Einfluß auf die Heilungs-, Rezidiv- und Komplikationsrate hat die Höhe der Strahlendosis: Entsprechende Analysen in der Literatur zeigen eindeutig, daß die Höhe der Strahlendosis in den verschiedenen Bezugspunkten (Punkt A, B, Beckenwand) den Erfolg einer Strahlentherapie wesentlich mitbestimmt [27, 35]. Es kann hier nicht auf Details eingegangen werden: denn auch die Höhe der Strahlendosis ist immer zusam-

Tabelle 3. Prognosefaktor/Strahlentherapie

- Höhe der Strahlendosis/Fraktionierung
- Bestrahlungsvolumina
- Bestrahlungsgeometrie der Kontaktbestrahlung
- Zuordnung (räumlich/Höhe der Strahlendosis) der externen Strahlentherapie
- Radikalität der operativen Maßnahmen (Komplikationsrate)
- Radikalität der Strahlentherapie (Komplikationsrate)
- Reihenfolge der Maßnahmen
- Körperlicher Zustand der Tumorpatientin
- „Manpower" der Strahlentherapeuten (Planung, Individualisierung)

men mit anderen Details der Strahlentherapeuten zu beurteilen [16, 35]. Das Wissen um derartige Zusammenhänge, die anatomische und tumorbiologische Kenntnisse einschließen müssen, ist nur durch langjährige Erfahrungen in der gynäkologischen Strahlentherapie zu erwerben. Diese Kenntnisse können heute nicht mehr bei allen allgemeinen Strahlentherapeuten vorausgesetzt werden.

Im Rahmen dieser Übersicht kann ich nur kurz auf die Wertigkeit einzelner Therapiemaßnahmen und ihre Bedeutung für die Prognose hinweisen: So muß eine individualisierte Strahlentherapie stets ein ausgewogenes Verhältnis zwischen der Höhe der Kontaktdosen und der Höhe der externen Hochvoltdosen an Parametrien, Lymphknoten oder Vagina bei der Einzelpatientin finden. Neben der langjährigen Erfahrung des Strahlentherapeuten ist hierfür zusätzlich eine regelmäßige, meist 14tägige gynäkologische Tastbefundkontrolle erforderlich, die während der Strahlenserie nach der Beurteilung des „radiation response" die Bestrahlungsparameter „individualisiert". Zusätzlich sind Analysen eigener Behandlungsergebnisse beim Zervixkarzinom für eine verbesserte Selbstkontrolle unerläßlich.

Ohne eine gute Portion Selbstkritik wird man die aufgezeigten Probleme in der Strahlentherapie des Zervixkarzinoms und damit auch in der gynäkologischen Strahlentherapie nicht lösen; dies gilt in besonderem Maße für die Kollegen, die die gynäkologische Strahlentherapie oder Operationen an kleinen Institutionen oder zentralen Einrichtungen nicht allzu häufig durchführen. Zu selten erfolgt an diesen Einrichtungen eine regelmäßige Ursachenanalyse von Rezidiven, „Therapieversagern" und Komplikationen, wie dies bei gynäkologischen Radiologen meist im Anschluß an die Annual-report-Ergebnisse üblich ist.

Kurz noch eine Anmerkung zur Diskussion über die *paraaortale Bestrahlung:* Bei der Analyse von Therapieversagern wird in den letzten Jahren häufiger über die Notwendigkeit dieser strahlentherapeutischen Maßnahme diskutiert. Diese Erweiterung des Bestrahlungsvolumens darf nicht durch Schreckensvisionen einzelner Operateure aus dem Repertoire des Strahlentherapeuten verbannt werden, da sie als eine vorzügliche radiologische Methode (bei einer Dosis von 45 Gy mit entsprechender Ausblockung des Rückenmarks ab 25–30 Gy) anzusehen ist [23], Mikrometastasen in den paraaortalen Lymphknoten zu zerstören. Bei stärkerer karzinomatöser Durchsetzung der

Lymphknoten sind jedoch keine Strahleneffekte zu erwarten. Keinesfalls sollte man die postoperative paraaortale Bestrahlung *nach* umfangreicher Lymphonodektomie mit 50–60 Gy noch durchführen, da eine hohe Komplikationsrate von über 20% bekannt wurde [21]. Dieses Beispiel zeigt, daß weiterhin über eine sinnvolle Erweiterung von radiologischen Möglichkeiten diskutiert werden muß: Unsere Schwierigkeit liegt z. Zt. darin, diese paraaortale Bestrahlung in den FIGO-Stadien II b/III bei Gynäkologen häufiger durchzusetzen, da die Zahl paraaortaler Bestrahlungen wegen der fehlenden Nachweisbarkeit bisher noch nicht ausreicht, konkrete Angaben über die Effektivität dieser Methode zu machen.

Fragestellungen, wie z. B. die der paraaortalen Bestrahlung, betreffen immer das Gesamtkonzept der Therapie einer Frauenklinik und sind daher in Zukunft offen und sachlich unter Einbeziehung von Fragen zu diskutieren, wie z. B. erhöhte Komplikations- und Rezidivrate bei weniger erfahrenen Strahlentherapeuten oder Operateuren. Aus der Sicht des gynäkologischen Radiologen kann über eine Beachtung von therapeutischen Einzelmaßnahmen gerade an größeren zentralen Strahlenkliniken, eine Zusammenarbeit von Radiologen und Gynäkologen noch verbessert werden, um auch Prognosefaktoren, die methodische Details einzelner Strahlentherapeuten betreffen, im Behandlungskonzept der Frauenkliniken stärker zu berücksichtigen. Dabei erscheint mir wichtig, die Behandlungsresultate der Strahlentherapie mit denen größerer Frauenkliniken zu vergleichen, die ähnliche Behandlungskonzepte über längere Zeiträume haben. Dies ist für die Universitäts-Frauenkliniken von Wien, Helsinki und Freiburg gegeben (Tabelle 4). Wenn trotz ungünstiger Prognosefaktoren mittels Strahlentherapie gleich gute Resultate wie nach Operation erzielt werden, relativiert sich manches Gerede über die Wertigkeit einiger

Tabelle 4. 5-Jahres-Überlebensraten (auch karzinombezogen – gesamt und auf die FIGO-Stadien bezogen) der Universitätsfrauenkliniken Wien, Freiburg und Helsinki

		I		II		III	IV
Wien	47,7%	76%		53%		43%	11%
(Kucera 1989)	n=1586	225		429		801	131
	57,8%	85%		65%		50%	

Freiburg 1975–1986		Ia	Ib	IIa	IIb	III	IV
	56%	81%	81%	78%	60%	22%	8%
	n= 993	18	306	47	334	230	60
	65%	100%	87%	84%	69%	32%	12%
davon 349/993 =34,7 % op.							

Helsinki							
(Ylinen et al. 1985) n= 709	59,6%	91,1%	76,2%	55%	47,4%	37%	8,3%
		45	282	100	97	173	12
	66%						
davon 383/709 =53,9% op.							

Tabelle 5. Annual-report-Ergebnisse (5-Jahres-Überlebensrate in %) bei Zervixkarzinompatientinnen einiger Universitätsfrauenkliniken in der BRD zwischen 1960 und 1981

Zeiträume	Freiburg	Gießen	Heidel-berg	Göttin-gen	Würz-burg	München I	München II
1960–1968	62,3 (882)	54 (790)	56,5 (754)	55,1 (754)	59,4 (792)	59,8 (2531)	58,8 (738)
1964–1968	66,7 (536)	57,3 (256)	59,1 (319)	55,5 (359)	59,2 (379)	61,0 (1203)	62,1 (389)
1969–1972	[63,7 (653)]	64,2 (422)		54,0 (452)			
1973–1975			58,0 (200)	55,7 (255)	55,4 (298)	52,5 (568)	58,0 (324)
1976–1978	60,4 (346)		60,0 (135)	54,3 (265)	55,8 (199)	54,8 (354)	47,2 (307)
1979–1981	49,8 (145)	46,2 (121)	38,8 (249)	53,0 (186)	54,8 (370)	51,6 (230)	55,2 (261)

Prognosefaktoren. Wesentlich dazu beitragen können sachliche Detaildiskussionen über Ursachenanalysen von Therapieversagern oder Komplikationen sowie eine faire Information der Einzelpatientin über die Möglichkeiten und Grenzen aller Therapiemaßnahmen, insbesondere der Strahlentherapie. An vielen Kliniken erfolgen derartige Diskussionen zu selten. Meine Erfahrungen aus der langjährigen und guten Zusammenarbeit mit den Kollegen der Freiburger Universitäts-Frauenklinik lassen mich hoffen, daß gerade die gemeinsamen Kenntnisse über Prognosefaktoren die Therapie von Zervixkarzinom-Patientinnen durch Individualisierung [30] weiterhin verbessern. Allerdings wird sich die therapeutische Ausgangssituation durch Zunahme der Tumoraggressivität in den kommenden Jahren ungünstig verändern [22]. Nur durch eine Optimierung des Gesamtkonzeptes der Frauenkliniken und durch eine bessere Analyse der Wertigkeit einzelner Prognosefaktoren werden Strahlentherapieergebnisse bei Zervixkarzinompatientinnen auf dem hohen Standard bleiben, den die gynäkologischen Radiologen in den vergangenen 15 Jahren an bundesdeutschen Frauenkliniken erzielt haben [19, 22, 29, 34, 42] (s. Tabelle 5).

Zusammenfassung

Das unterschiedliche Vorgehen bei der Therapie des Zervixkarzinoms in den einzelnen Frauen- und Strahlenkliniken hat eine Erarbeitung von Prognosefaktoren bisher nicht behindert; die retrospektive Auswertung trug bisher allerdings nur dazu bei, besonders ungünstige Prognosefaktoren und damit wenige „Risikogruppen" herauszuarbeiten, ohne daß hierfür in allen Fällen therapeutische Rückschlüsse für die Strahlentherapie erarbeitet wurden. Auf diese Weise konnten taktische Fortschritte meist durch Operation erzielt werden. Strategisch wichtig bleibt jedoch das Gesamtkonzept einer Frauenklinik bezogen auf die jeweilige Behandlungssituation. Nur dann wird man in Zukunft die Wertigkeit von Prognosefaktoren für Operation und Strahlentherapie getrennt exakter als bisher bestimmen können. Dabei sollten auch ungünstige Prognosefaktoren für die Kombinationsbehandlung ermittelt werden. Neben der Strahlenansprechbarkeit („radiation response"), neben histologischen und tumorbiologischen Besonderheiten und neben speziellen Kriterien vor und während der Strahlentherapie von seiten der Tumorpatientin (z. B. Hämoglobin, Fieber oder Alter) können auch Begleiterkrankungen, (Hypertonie, Infektionen) beim Zervixkarzinom die Strahleneffekte und die Entstehung von Komplikationen und damit die Prognose beeinflussen. Es ist anzustreben, daß einige dieser Prognosefaktoren bereits vor Therapiebeginn oder in den ersten 2 Wochen während der Strahlentherapie behandelt und vor allem bei zukünftigen Auswertungen häufiger berücksichtigt werden. Es zeigt sich, daß die Bedeutung einzelner Prognosefaktoren in diesem Beitrag aus der Sicht des Radiologen andere Aspekte hat als für den Operateur. Da auch der Faktor Strahlentherapie wesentlich zur Prognose beiträgt, hat der Strahlentherapeut stärker als bisher den optimalen Einsatz seiner Methoden mit allen Details (Kontakt- und Hochvolttherapie, Bestrahlungsplanung mittels CT und Lokalisationsaufnahmen, Isodosenpläne, Dosimetrie und Kontrolle mittels bildgebender Verfahren) zu überprüfen. Dabei stellt sich die kritische Frage, ob der Prognosefaktor Strahlentherapie aus Organisations- und Zeitgründen bisher bei allen Strahlentherapeuten in wünschenswertem Umfang bekannt ist und damit in der Strahlentherapie des Zervixkarzinoms Beachtung findet.

Die erfolgreiche Durchführung der gynäkologischen Strahlentherapie unter Beachtung der radiologisch relevanten Prognosefaktoren kann in Zukunft wegen der Notwendigkeit einer Individualisierung nur durch qualifizierte Fachleute gewährleistet werden. Daher sollten in der Bundesrepublik Deutschland auch weiterhin die gynäkologischen Radiologen an größeren Frauenkliniken tätig bleiben, um den Qualitätsstandard der Therapie zu garantieren. Darüber hinaus liegen in den kommenden Jahrzehnten einige bisher ungelöste Probleme der gynäkologischen Strahlentherapie vor uns, die hier nur mit Stichworten, wie Strahlenbiologie des Tumors, Fraktionierung der Kontakt- und Hochvoltbestrahlung sowie radiologische Prognosefaktoren angedeutet werden können. Das Auftreten von Rezidiven und Fernmetastasen nach der Therapie muß sowohl für den Operateur als auch für den Strahlentherapeuten immer wieder Anlaß sein, gemeinsam über die Qualitätssicherung ihrer Behandlung nachzudenken. Dies bleibt neben der zu verbessernden Analyse von Prognosefaktoren die Aufgabe einer Zusammenarbeit von Radiologen und Gynäkologen zum Wohl der einzelnen Tumorpatientin.

Literatur

1. Adcock LL, Pothish RA, Julian TM, Okagaki T, Prem KA, Twiggs LB, Savage JZ (1984) Carcinoma of the cervix, FIGO stage I b: Treatment failures. Gynecol Oncol 18:218–225
2. Ashby MA, Samales E (1987) Invasive carcinoma of the cervix in young women: Clinical data and prognostic features. Radiat Oncol 10:174–176

3. Baltzer J, Koepcke W, Lohe KJ, Ober KG, Zander J (1982) Age and 5-year survival rates in patients with operated carcinoma of the cervix. Gynecol Oncol 14:220–224
4. Benstead K, Cowie VJ, Blair V, Hunter RD (1986) Stage III carcinoma of cervix. The importance of increasing age and extent of parametrial infiltration. Radiat Oncol 5:271–276
5. Brady LW, Perez CA, Badwinek JM (1986) Failure patterns in gynecologic cancer. Int J Radiat Oncol Biol Phys 122:549
6. Dargent D, Frobert JL, Beau G (1988) V factor and T factor (FIGO classification) in the assessment of cervix cancer prognosis: The risk of lymph node spread. Gynecol Oncol 22:15–22
7. Evans JC, Bergsjo P (1965) The influence of anaemia on the results of radiotherapy in carcinoma of the cervix. Radiology 84:709–717
8. Girinski T, Pejovic-Leufant MH, Bourhis J et al. (1989) Prognostic value of hemoglobin concentrations and blood transfusions in advanced carcinoma of the cervix treated by radiation therapy: results of a retrospectic study of 386 patients. Int J Radiat Oncol Biol Phys 16:37–42
9. Gallup DG, Harper RH, Stock RJ (1985) Poor prognosis in patients with adenosquamous cell carcinoma of the cervix. Obstet Gynecol 65:416–422
10. Gonzales DG, Ketting BW, van Bunningen B, van Duk J (1989) Carcinoma of the uterine cervix stage Ib and IIa: Results of postoperative irradiation in patients with microscopic infiltration in the parametrium and/or lymph node metastasis. Int J Radiat Oncol Biol Phys 16:389–395
11. Gusberg SB, Hermann GG (1968) Radiosensitivity and virulence factors in cervical cancer. Am J Obstet Gynecol 100:627–639
12. Hardt N, van Nagell JR, Hanson M, Donaldson E, Yoneda J, Maruyama Y (1982) Radiation-induced tumor regression as a prognostic factor in patients with invasive cervical cancer. Cancer 49:35–39
13. Kaltenbach FJ (1977) Histoautoradiographische Untersuchungen benigner und maligner Zellen und Gewebe während therapeutischer Maßnahmen in der Gynäkologie. Fortschr Med 95:1450–1455
14. Kapp DS, Fischer D, Guttierrez E, Kohorn EI, Schwartz PE (1983) Pretreatment prognostic factors in carcinoma of the uterine cervix: A multivariable analysis of the effect of age, stage, histology and blood counts on survival. Int J Radiat Oncol Biol Phys 9:445–455
15. Kapp DS, Lawrence R (1984) Temperature elevation during brachytherapy for carcinoma of the uterine cervix: Adverse effect on survival and enhancement of distant metastasis. Int J Radiat Oncol Biol Phys 10:2281–2292
16. Kim RY, Salter MM, Weppelmann B, Brascho DJ (1988) Analysis of treatment modilities and their failures in stage Ib cancer of the cervix. Int J Radiat Oncol Biol Phys 15:831–835
17. Kjellgren O (1981) Clinical invasive carcinoma of cervix: place of radiotherapy as primary treatment. In: Coppleson M (ed) Gynecologic oncology. Churchill Livingston, Edinburgh New York, pp 482–503
18. Kucera H, Enzelsberger H, Eppel W, Weghaupt K (1987) The influence of nicotine abuse and diabetes mellitus on the results of primary irradiation in the treatment of carcinoma of the cervix. Cancer 60:1–4
19. Kucera H (1990) Das aktuelle Therapiekonzept der Universitäts-Frauenklinik Wien bei der Bestrahlung des Zervixkarzinoms. In: Teufel G (Hrsg) Therapie des Zervixkarzinoms. Springer, Berlin Heidelberg New York Tokyo, S 221
20. Ladner H-A (1981) Alte und neue Aspekte zur kombinierten Therapie bei gynäkologischen Tumoren. In: Wannenmacher M, Schreiber AW, Gauwerky F, Ladner H-A, Knüfermann H, Slanina J (Hrsg): Kombinierte chirurgische und radiologische Therapie maligner Tumoren. Urban & Schwarzenberg, München
21. Ladner H-A (1985) Vitamin B_6, cancer and irradiation. Studies over a period of 25 years. In: Ladner H-A, Reiners C, Börner W, Schütz J (Hrsg) 25 Jahre medizinischer Strahlenschutz. Thieme, Stuttgart New York, pp 63–69

22. Lagasse LD, Creasman WT, Shingleton HM, Fort JH, Blessing JA (1980) Results and complications of operative staging in cervical cancer: Experience of the gynecologic oncology group. Gynecol Oncol 9:90–98
23. Lovecchio JL, Averette HE, Donato D, Bell J (1989) 5-year survival of patients with periaortic nodal metastases in clinical stage I b and II a cervical carcinoma. Gynecol Oncol 34:43–45
24. Montana GS, Fowler WC (1989) Carcinoma of the cervix: Analysis of bladder and rectal radiation dose and complications. Int J Radiat Oncol Biol Phys 16:95–100
25. Noguchi H, Shiozawa K, Tsukamoto T, Tsukahara Y, Iwai S, Fukuta T (1983) The postoperative classification for uterine cervical cancer and its clinical evaluation. Gynecol Oncol 16:219–231
26. Noguchi H, Schiazawa I, Kitahara T, Yamazaki T, Fukuta T (1988) Uterine body invasion of carcinoma of the uterine cervix as seen from surgical specimens. Gynecol Oncol 30:173–182
27. Orton C, Wolf-Rosenbaum S (1986) Dose dependence of complication rate in cervix cancer radiotherapy. Int J Radiat Oncol Biol Phys 12:37–44
28. Peters LJ, Brock W, Johnson T (1985) Predicting radiocurability. Cancer 55:2118–2122
29. Pettersson F (1990) Behandlungsergebnisse des Zervixkarzinoms. Erkenntnisse aus dem FIGO-Jahresbericht. In: Teufel G (Hrsg) Therapie des Zervixkarzinoms. Springer, Berlin Heidelberg New York Tokyo, S 211
30. Podczaski ES, Palombo D, Manetta A, Andrews C, Larson J, DeGeest K, Mortel R (1989) Assessment of pretreatment laparotomy in patients with cervical carcinoma prior to radiotherapy. Gynecol Oncol 33:71–75
31. Randall ME, Constable WC, Hahn SS, Kim JA, Mills SE (1988) Results of the radiotherapeutic management of carcinoma of the cervix with emphasis on the influence of histologic classification. Cancer 62:48–53
32. Rutledge FN (1969) Combination irradiation and surgical therapy for carcinoma of the cervix. In: Cancer of the uterus and ovary. Year book, Chicago, pp 216–229
33. Sablinska B (1979) Carcinoma of the uterine cervix in women over 70 years of age. Gynecol Oncol 7:128–135
34. Scherer E (1986) Warum Suche nach Individualisierung bei der radiologischen Tumortherapie? Strahlenther Onkol 162:621–623
35. Stanhope CR, Smith JP, Wharton JT, Rutledge FN, Fletcher GH, Gallager S (1980) Carcinoma of the cervix: The effect of age on survival. Gynecol Oncol 10:188–193
36. Stuart GCE, Robertson DI, Fedorkow DM, Duggan MA, Nation JG (1988) Recurrent and persistent squamous cell cervical carcinoma in women under age 35. Gynecol Oncol 30:163–172
37. Teufel G, Nestle U, Senst A, Kleine W, Pfleiderer A (1990) Ist die Radikaloperation im Stadium II b zu rechtfertigen? In: Teufel G (Hrsg) Therapie des Zervixkarzinoms. Springer, Berlin Heidelberg New York Tokyo, S 153
38. Thomson JM, Spratt jr JS (1978) Treatment policies affecting survival in patients with carcinoma of the cervix. Radiology 127:771–774
39. Vesterinen E, Forss U, Nieminen U (1989) Increase of cervical adenocarcinoma: A report of 520 cases of cervical carcinoma including 112 tumors with glandular elements. Gynecol Oncol 33:49–53
40. Vigario G, Kurohara SS, Geroge III JW (1973) Association of hemoglobin levels before and during radiotherapy with prognosis in uterine cervix cancer. Radiology 106:649–652
41. Wimhöfer H (1968) Die hormonale und zytostatische Zusatztherapie beim Kollumkarzinom. Geburtshilfe Frauenheilkd 28:609–616
42. Ylinen K, Nieminen U, Fross M, Widholm O, Karjalainen O (1985) Changing pattern of cervical carcinoma: A report of 709 cases of invasive carcinoma treated in 1970–1974. Gynecol Oncol 20:386

Das Adenokarzinom der Cervix uteri

W. Kleine

Einleitung

Das Adenokarzinom der Cervix uteri entwickelt sich histogenetisch aus dem endozervikalen Drüsenepithel oder aus den sogenannten Reservezellen der Grenzzone zwischen Platten- und Drüsenepithel. Es stellt etwa 5 % aller Zervixkarzinome dar. Zahlreiche Autoren berichten in den letzten Jahren über eine Zunahme des Anteils der Adenokarzinome auf bis zu 10 % und mehr (Tasker u. Collins 1974; Tamimi u. Figge 1982). Bei 3043 Patientinnen, die wegen eines Zervixkarzinoms an der Universitätsfrauenklinik Freiburg in den Jahren 1964–1985 zur Behandlung kamen, wurden 192 Adenokarzinome (6,3 %) beobachtet. Ihr prozentualer Anteil stieg im Verlauf dieser Jahre von 5,3 % auf 8,3 %, die absolute Zahl der Adenokarzinome pro Jahr ist jedoch konstant geblieben bzw. eher rückläufig. Dieser Effekt läßt sich vor allem durch einen stärkeren Rückgang der Plattenepithelkarzinome der Cervix uteri erklären.

Zahlreiche Autoren halten die Prognose des Adenokarzinoms der Cervix uteri für ungünstiger als die des Plattenepithelkarzinoms (Swan u. Roddick 1973; Rutledge et al. 1975; Spinelli et al. 1978; Tamimi u. Figge 1982; Korhonen 1984; Ylinen et al. 1985; Moberg et al. 1986). Diese Ergebnisse beruhen auf der Auswertung heterogener Gruppen von Patientinnen, die zum überwiegenden Teil primär kombiniert bestrahlt worden waren. Daraus zog man den Schluß, das Adenokarzinom der Cervix uteri sei weniger strahlensensibel als das Plattenepithelkarzinom. Autoren, die ausschließlich über Ergebnisse der operativen Therapie des Zervixkarzinoms berichteten, fanden keine Unterschiede zwischen der Prognose von Adeno- und Plattenepithelkarzinomen (Baltzer et al. 1979; Gallup et al. 1985; Ireland et al. 1985; Prempree et al. 1985). Betrachtet man bei derart kontroversen Ergebnissen die Zahlen des Annual Reports No. 19 (1979–1981), so liegt die 5-Jahres-Überlebensrate der 20 683 Patientinnen mit einem Plattenepithelkarzinom bei 54,4 %, der 2103 Patientinnen mit einem Adenokarzinom bei 50,8 % (Pettersson 1988).

Um Unterschiede in der Prognose der beiden histologischen Typen des Zervixkarzinoms exakt herauszuarbeiten, müssen anstelle von Sammelstatistiken sogenannte Paaranalysen („matched pairs") herangezogen werden, wie dies im folgenden aufgrund eigener Daten dargestellt wird.

Material und Methoden

An der Universitätsfrauenklinik Freiburg wurden von 1964–1985 3043 Patientinnen mit einem Zervixkarzinom behandelt. Von diesen hatten 192 ein Adenokarzinom entsprechend einem prozentualen Anteil von 6,3 %. Für die retrospektive Analyse wurden die histologischen Präparate von zwei Gutachtern getrennt beurteilt, um eine genaue histologische Klassifikation zu treffen und die Verwechslung mit einem Endometriumkarzinom auszuschließen.

Mit Hilfe der Klinikdatei wurde versucht, für jede Patientin mit einem Adenokarzinom 2 Patientinnen mit einem Plattenepithelkarzinom zu finden, die in Hinsicht auf das klinische Stadium, das Alter (± 5 Jahre), das Behandlungsjahr und die Therapieart identisch waren. Für 126 Adenokarzinome konnten jeweils 2 entsprechende Plattenepithelkarzinome und für 18 jeweils nur ein entsprechendes Plattenepithelkarzinom zur weiteren Analyse gefunden werden. Bei 48 Patientinnen mit einem Adenokarzinom war keine Paarbildung möglich, da bei der Mehrzahl dieser Patientinnen aus unterschiedlichen Gründen eine Therapie nicht komplett durchgeführt worden war und sich in Einzelfällen aufgrund der geforderten Kriterien schließlich kein passender Partner fand. Somit standen für die weitere vergleichende Untersuchung 144 Adenokarzinome und 268 Plattenepithelkarzinome zur Verfügung (vgl. Tabelle 1).

Die Stadieneinteilung erfolgte nach den Kriterien der FIGO. Wich das histologische vom klinischen Stadium ab, so mußte das korrespondierende Plattenepithelkarzinom für die Paaranalyse die gleiche Abweichung aufweisen. Fand sich z. B. bei einem klinischen Stadium I b histologisch eine Lymphknotenmetastase iliakal, so mußte das zur Paarbildung herangezogene Plattenepithelkarzinom auch eine derartige Metastase aufweisen. Beide Fälle verblieben jedoch im Stadium I b.

Bei 44 Patientinnen mit einem Adenokarzinom und bei 76 mit einem Plattenepithelkarzinom wurde eine Radikaloperation nach Wertheim-Meigs durchgeführt und in Einzelfällen postoperativ eine perkutane Bestrahlung angeschlossen. Eine primäre Strahlentherapie in Form von 2 oder 3 Radiumkontaktbestrahlungen von jeweils 30 oder 24 h kombiniert mit einer perkutanen

Tabelle 1. Stadienverteilung und histologischer Typ der untersuchten Zervixkarzinome (Matched-pair-Analyse)

Stadium (FIGO)	Adenokarzinom ($n = 144$)		Plattenepithelkarzinom ($n = 268$)	
	n	[%]	n	[%]
I b	64	45	119	45
II a	3	2	3	1
II b	53	36	98	36
III	22	15	44	16
IV	2	2	4	2

Tabelle 2. Überlebensrate von Adenokarzinomen (*A*) und Plattenepithelkarzinomen (*P*) der Cervix uteri innerhalb der einzelnen Stadien

Überlebensrate		5 Jahre [%]	10 Jahre [%]	*p*
Gesamt	A (*n* = 144)	53	42	0,0006
	P (*n* = 268)	68	58	
Stadium I	A (*n* = 64)	76	63	0,0034
	P (*n* = 119)	88	83	
Stadium II	A (*n* = 56)	41	29	0,0096
	P (*n* = 101)	60	45	
Stadium III	A (*n* = 22)	27	21	0,1
	P (*n* = 44)	33	23	
Stadium IV	A (*n* = 2)	0	–	0,1
	P (*n* = 4)	0	–	

Telekobaltbestrahlung erhielten 100 Patientinnen mit einem Adenokarzinom und 192 Patientinnen mit einem Plattenepithelkarzinom. Da sich im Verlauf des Beobachtungszeitraums von 22 Jahren vor allem die Strahlentherapie geändert hat – perkutane Dosissteigerung von 30 auf 56 Gy, Wechsel der Radiumtherapie auf Iridium oder Caesium afterloading seit 1983 –, war es wichtig, bei der Paarbildung auch den Zeitraum der Therapie vergleichbar zu wählen (Abt. Gynäk. Radiologie, Leiter Prof. Dr. H. A. Ladner).

Die Patientinnen wurden bis zu 10 Jahre in der Nachsorgeambulanz der Klinik betreut und die Überlebensdaten durch Nachfragen bei den entsprechenden Hausärzten ergänzt. Die Überlebensraten wurden nach der Kaplan-Meier-Methode im Institut für medizinische Biometrie und medizinische Informatik der Universität Freiburg (Leiter Prof. Dr. M. Schumacher) berechnet.

Ergebnisse

Die anamnestischen Daten beider Patientengruppen in bezug auf Menarche, Menopause, Kinderzahl, Hypertonie, Diabetes und Adipositas ergaben bei den 144 Patientinnen mit einem Adenokarzinom und den 268 Patientinnen mit einem Plattenepithelkarzinom der Cervix uteri keine signifikanten Unterschiede.

Die 5- und 10-Jahres-Überlebensraten aller Patientinnen gegliedert nach klinischem Stadium und histologischem Typ sind in Tabelle 2 dargestellt. Beim Gesamtkollektiv findet sich eine signifikant günstigere Prognose der Patientinnen mit einem Plattenepithelkarzinom. Mit einer 5-Jahres-Überlebensrate von 53 % für das Adenokarzinom und 68 % für das Plattenepithelkarzinom sind die Unterschiede hier noch größer als im Annual Report aufgeführt. In den Stadien I und II finden sich diese signifikanten Unterschiede des Ge-

Tabelle 3. Überlebensrate von Adenokarzinomen (*A*) und Plattenepithelkarzinomen (*P*) der Cervix uteri in Abhängigkeit von der jeweiligen Therapie

Überlebensrate Stadien I u. II		5 Jahre [%]	10 Jahre [%]	*p*
Operation	A (*n* = 44)	83	72	n.s.
	P (*n* = 76)	85	82	
Strahlen-therapie	A (*n* = 100)	39	29	0,0001
	P (*n* = 192)	61	48	

samtkollektivs bestätigt. Demgegenüber lassen sich in den Stadien III und IV zwischen beiden Gruppen keine signifikanten Unterschiede nachweisen.

Bei Patientinnen mit den Stadien III und IV wurde ausschließlich die kombinierte Strahlentherapie angewandt, und es ergeben sich keine prognostischen Unterschiede in bezug auf den histologischen Typ. Die Patientinnen der Stadien I und II, deren Prognose in Abhängigkeit vom histologischen Typ erhebliche Unterschiede aufwies, wurden primär operiert oder bestrahlt. Deshalb sollen im folgenden die Ergebnisse der primär operativen Therapie und der primären Strahlentherapie getrennt dargestellt werden (vgl. Tabelle 3). 44 Patientinnen mit einem Adenokarzinom (Stadium I *n* = 37, Stadium II *n* = 7) und 76 Patientinnen mit einem Plattenepithelkarzinom (Stadium I *n* = 68, Stadium II *n* = 8) wurden primär operiert. Bei einigen wurde zusätzlich postoperativ eine perkutane Telekobaltnachbestrahlung durchgeführt. Zwischen beiden Gruppen ergeben sich hinsichtlich der 5- und 10-Jahres-Überlebensrate keine signifikanten Unterschiede. Demgegenüber ist die Prognose der in den Stadien I und II primär bestrahlten Patientinnen hochsignifikant unterschiedlich. Von den 100 Patientinnen mit einem Adenokarzinom überleben nur 39 % 5 Jahre, während von den 192 Patientinnen mit einem Plattenepithelkarzinom 61 % die 5-Jahres-Grenze erreichen. Ein ähnliches Bild ergibt sich auch in bezug auf die 10-Jahres-Überlebensrate. Zusätzlich ist zu bemerken, daß die Gruppe der primär bestrahlten Patientinnen insgesamt eine schlechtere Prognose hat als die primär operierten. Dieses Phänomen ist bekanntermaßen auf die Selektion der Patientinnen nach dem klinischen Allgemeinzustand und nach Gruppen mit operativ günstigen Karzinomen zurückzuführen.

Differenziert man bei dieser Paaranalyse die Therapieergebnisse im Stadium I und II nach der Therapieart, so zeigt sich, daß die primäre Strahlentherapie beim Adenokarzinom der Zervix zu signifikant schlechteren Resultaten geführt hat als beim Plattenepithelkarzinom. Dies gilt nicht für die operative Behandlung im Stadium I und II und nicht für die primäre Strahlentherapie im Stadium III und IV.

Diskussion

Die vermeintlich schlechtere Prognose des Adenokarzinoms der Cervix uteri wird in zahlreichen retrospektiven Analysen dargelegt. Diese Ergebnisse sind aufgrund der heterogenen Zusammensetzung der jeweiligen Gruppen von Patientinnen für eine schlüssige Aussage unzureichend. So schwankt in verschiedenen Studien der Anteil der Patientinnen im Stadium I zwischen 32 % (Spinelli et al. 1978) und 76 % (Tamimi und Figge 1982). In gleicher Weise sind auch in den einzelnen Studien die Therapiemodalitäten – Operation oder primäre Bestrahlung – in unterschiedlicher Häufigkeit vertreten. Vor allem in älteren Arbeiten spielt die primäre Strahlentherapie auch im Stadium I die entscheidende Rolle. Die in diesen Untersuchungen beschriebenen prognostischen Unterschiede zugunsten des Plattenepithelkarzinoms führten zu der Vermutung, daß die Strahlenresistenz von Plattenepithelkarzinomen und Adenokarzinomen der Cervix uteri unterschiedlich ist. Die in der vorliegenden Untersuchung ausschließlich primär bestrahlten Patientinnen der Stadien III und IV zeigten demgegenüber keine prognostischen Unterschiede, so daß wir die Theorie einer unterschiedlichen Strahlensensibilität dieser beiden histologischen Typen zumindest nicht bestätigen können.

Der entscheidende prognostische Unterschied zwischen den beiden histologischen Typen dieses Karzinoms ist in den Stadien I und II zu beobachten, die primär bestrahlt wurden. Hier stellt sich die Frage, inwieweit die klinische Stadieneinteilung nach FIGO die tatsächliche Tumorausbreitung repräsentiert. Ein Vergleich der durch Operation gesicherten histologischen Stadien mit dem klinischen Stadium führt zu teilweise erheblichen Abweichungen. So konnte durch die histologische Untersuchung der Operationspräparate gezeigt werden, daß in 30 % die nachgewiesene Ausbreitung des Karzinoms größer war als durch die klinische Untersuchung angenommen (Ylinen et al. 1985). Der iliakale Lymphknotenbefall kann allein durch die Operation adäquat beurteilt werden. So zeigte eine Untersuchung an 65 Patientinnen mit einem Adenokarzinom im Stadium I in 4 % Lymphknotenmetastasen und im Stadium II in 71 % (Korhonen et al. 1984). Die außerordentliche prognostische Bedeutung des Lymphknotenbefalls wird in einer Untersuchung deutlich, die zeigen konnte, daß im Stadium I b mit negativen Lymphknoten innerhalb von 5 Jahren nur 8,8 % der Patientinnen verstarben, während die Mortalität von Patientinnen mit Metastasen in den Lymphknoten trotz perkutaner Nachbestrahlung 50 % betrug (Ireland et al. 1985). Tamimi und Figge (1982) berichten über 26 Patientinnen ohne Lymphknotenmetastasen mit einer 5-Jahres-Überlebensrate von 92 %, während von 8 Patientinnen mit Lymphknotenmetastasen nur 2 diesen Zeitraum überlebten. Wegen der außerordentlichen prognostischen Bedeutung des Lymphknotenbefalls wurde in der vorliegenden Untersuchung bei der Paarbildung besonderer Wert auf die Übereinstimmung von klinischem und histologischem Stadium gelegt.

Die klinische Stadieneinteilung nach FIGO muß zumindest für die Stadien I und II als unzureichend angesehen werden, wenn man die Prognose des Adenokarzinoms der Cervix uteri beurteilen will. Man muß damit rechnen, daß es durch den endozervikalen Sitz des Karzinoms zu einer Verzögerung der Diagnose und häufiger zu Mikrometastasen im Parametrium und in den Lymphbahnen kommen kann. So scheint es naheliegend, daß die im Stadium I und II primär bestrahlten Patientinnen wahrscheinlich ein weiter fortgeschritteneres Karzinom hatten als klinisch vermutet. Die schlechtere Prognose ist dann letztlich nicht der Strahlentherapie oder einer größeren Strahlenresistenz des Adenokarzinoms, sondern dem fortgeschrittenen Tumorwachstum zuzuschreiben.

Die Prognose der primär operierten Patientinnen mit einem Plattenepithel- oder Adenokarzinom weist auch nach Untersuchungen anderer Autoren keine Unterschiede auf (Baltzer et al. 1979; Tasker u. Collins 1979; Shingleton et al. 1981; Milsom und Friberg 1983; Gallup et al. 1985; Ireland et al. 1985). Unter der Annahme, daß die ungünstigere Prognose des Adenokarzinoms der Cervix uteri auf der Unsicherheit der problematischen klinischen Stadieneinteilung nach FIGO beruht, ist zu fordern, das jeweilige Stadium durch eine Operation zu sichern, sei es unter der Vorstellung einer primären Radikaloperation oder einer sogenannten „staging" Laparotomie. Noch ist die Frage offen, ob es durch derartige Maßnahmen zu einer Verbesserung der Therapieergebnisse oder nur zu einer Umverteilung der Stadien kommen wird. Bei einer besseren Stadieneinteilung und einer stadiengerechten Therapie – sei es die Operation oder die Bestrahlung – werden sich dann wohl keine Unterschiede in der Prognose von Adenokarzinomen und Plattenepithelkarzinomen der Cervix uteri erkennen lassen.

Literatur

Baltzer J, Köpcke W, Zander J (1979) Das operierte Adenokarzinom der Cervix uteri. Geburtshilfe Frauenheilkd 39:1011–1016

Gallup DG, Harper RH, Stock RJ (1985) Poor prognosis in patients with adenosquamous cell carcinoma of the cervix. Obstet Gynecol 65:416–422

Ireland D, Hardiman P, Monaghan JM (1985) Adenocarcinoma of the uterine cervix: A study of 73 cases. Obstet Gynecol 65:82–85

Korhonen MO (1984) Adenocarcinoma of the uterine cervix. Cancer 53:1760–1763

Milsom I, Friberg G (1983) Primary adenocarcinoma of the uterine cervix. Cancer 52:942–947

Moberg PJ, Einhorn N, Siloerswärd C, Söderberg G (1986) Adenocarcinoma of the uterine cervix. Cancer 57:407–410

Pettersson F (1988) Annual Report on the results of treatment in gynecological cancer, Vol 20. Radiumhemmet, Panorama Press, Stockholm, pp 34–53

Prempree T, Amornmarn R, Wizenberg MJ (1985) A therapeutic approach to primary adenocarcinoma of the cervix. Cancer 56:1264–1268

Rutledge FN, Galakatos AE, Wharton JT, Smith JP (1975) Adenocarcinoma of the uterine cervix. Am J Obstet Gynecol 122:236–245

Shingleton HM, Gore H, Bradley DH, Soong SJ (1981) Adenocarcinoma of the cervix. Am J Obstet Gynecol 139:799–814

Spinelli A, Fleiner JR, Engeler V, Genton C (1978) Das Adenocarcinoma Cervicis uteri: eine Studie über 81 Fälle. Arch Gynecol 226:277–288

Swan DS, Roddick JW (1973) A clinical-pathological correlation of cell type classification for cervical cancer. Am J Obstet Gynecol 116:666–670

Tamimi HK, Figge DC (1982) Adenocarcinoma of the uterine cervix. Gynecol Oncol 13:335–344

Tasker JT, Collins JA (1974) Adenocarcinoma of the uterine cervix. Am J Obstet Gynecol 118:344–348

Ylinen K, Nieminen U, Forss M, Widholm O, Karjalainen O (1985) Changing pattern of cervical carcinoma: A report of 709 cases of invasive carcinoma treated in 1970–1974. Gynecol Oncol 20:378–386

Bedeutung transformierender Wachstumsfaktoren beim Zervixkarzinom *

D. Pfeiffer, P. Scheidel

Einleitung

Beim Zervixkarzinom sind die Verläufe trotz gleicher klinischer Ausgangskriterien wie Tumorstadium, Lymphknotenbefall, histologischem Differenzierungsgrad, Therapie und Höhe des Tumormarkers oft verschieden. Mit den bislang verfügbaren diagnostischen Kriterien läßt sich die Diskrepanz der Verläufe und des Therapieerfolgs nicht ausreichend erklären. Offenbar gibt es Unterschiede in der biologischen Aggressivität der Tumoren und in der Reaktion des befallenen Organismus, die zur Zeit Gegenstand der Forschung sind. Wir untersuchen die Bedeutung der Wachstumsfaktoren „epidermal growth factor" (EGF) und „transforming growth factor" α und β (TGF-α und TGF-β) beim Zervixkarzinom als mögliches zusätzliches Prognosekriterium.

EGF und TGF-α sind strukturähnliche, für die meisten Zellen mitosestimulierende Polypeptide. Wegen ihrer ähnlichen Struktur (22 % Übereinstimmung der Aminosäurensequenz) binden EGF und TGF-α an denselben membranständigen Rezeptor, den EGF-Rezeptor (EGF-R). TGF-β ist mit EGF oder TGF-α nicht strukturverwandt, wesentlich größer und bindet an andere Rezeptoren.

In vitro hemmt TGF-β das Wachstum vieler normaler und epithelialer Tumorzellen. Als mögliches onkogenes Prinzip wird ein Verlust an TGF-β diskutiert: Durch den Wegfall der normalen Wachstumshemmung durch TGF-β könnte es zur gesteigerten Zellproliferation kommen. Die östrogensensitive Mammakarzinomzellinie MCF-7 produziert TGF-β spontan und vermehrt unter Gabe von Antiöstrogenen; sowohl Antiöstrogene als auch TGF-β hemmen das Wachstum der MCF-7-Zellen. Antikörper gegen TGF-β können die Wachstumshemmung durch Antiöstrogene aufheben. Die antiproliferative Wirkung der Antiöstrogene in diesem Modell beruht demnach auf der Stimulation der TGF-β-Sekretion. Die gleichen Zellen produzieren auch TGF-α und können durch ein Antiserum gegen TGF-α im Wachstum gehemmt werden; d. h. TGF-α stimuliert normalerweise das Wachstum dieser Zellen.

An diesem Beispiel läßt sich ein möglicherweise allgemeingültiges Prinzip des Tumorzellwachstums demonstrieren: Das Wachstum scheint vom Gleichgewicht positiver und negativer Wachstumsfaktoren abhängig; die

* Die Untersuchungen wurden gefördert durch die Friedrich-Baur-Stiftung, Antrag Nr. 32/88.

Dignität eines Tumors vom Verhältnis der von ihm produzierten Wachstumsfaktoren und deren Rezeptoren. Bei einer Störung dieses Gleichgewichts, z. B. durch ein Überwiegen des stimulatorischen Einflusses, kann es zur gesteigerten Zellproliferation kommen.

Wir untersuchten daher zunächst die Wachstumseffekte von EGF und TGF-β an zwei humanen plattenepithelialen Zervixkarzinomzellinien in vitro. Wir wählten diese beiden Faktoren zur Prüfung eventueller antagonistischer Wachstumseffekte und ihrer möglichen Interaktion.

Viele Zellen können, wie im folgenden am Beispiel der ME-180-Zellen gezeigt wird, durch Produktion stimulierender Wachstumsfaktoren und Bindung an Rezeptoren auf derselben Zelle ihre eigene Zellteilung stimulieren. Dieses Prinzip wurde von Todaro als autokrine Stimulation bezeichnet (Todaro et al. 1980). Eine Vermehrung der Rezeptoren pro Zelle bzw. eine Veränderung der Bindungsqualität des Rezeptors oder die gesteigerte Produktion von Wachstumsfaktoren kann zur gesteigerten Zellproliferation und zum Tumorwachstum führen.

Klinisch untersuchen wir daher bei Zervixkarzinompatienten die prognostische Bedeutung des Gehalts an EGF Rezeptoren im Karzinomgewebe sowie die Bedeutung hochmolekularer Varianten EGF-artiger Aktivität im Urin.

Effekte von EGF und TGF beim Zervixkarzinom in vitro

Methoden

Zellkulturbedingungen

Die dosisabhängige Wirkung von EGF und TGF-β wurde an zwei menschlichen, plattenepithelialen, etablierten Zellinien untersucht: den ME-180- und den SIHA-Zellen. Die Entwicklung beider Zellinien sowie ihre Kulturbedingungen und Eigenschaften sind in der Literatur beschrieben (Sykes et al. 1970; Friedl et al. 1970). Die beschriebenen Kulturbedingungen wurden von uns übernommen. Zur Ermittlung der Wachstumseffekte von EGF und TGF-β wurde die Zellzahl nach Trypsinieren im Coulter Counter bestimmt.

Rezeptoranalyse und Plazentamembranassay

Der Gehalt an EGF-R sowie die Bindungsaffinität des Rezeptors wurde bei beiden Zellinien durch Verwendung verschiedener Konzentrationen radioaktiv markierten EGFs ermittelt. Die Rezeptoranalyse erfolgte in Kenntnis der Konzentration von gebundenem und freiem Liganden in Abhängigkeit von der jeweiligen Gesamtradioaktivität nach Subtraktion der unspezifischen Bindung und Darstellung der Daten in Form eines Scatchard-Plots (Scatchard 1949). Die Menge EGF-artiger Faktoren im Zellkulturüberstand wurde nach Ultrafiltration im Plazentamembranassay ermittelt (Carpenter 1985). Das Prinzip des Plazentamembranassays ist dem eines Radioimmunoassays (RIA) vergleichbar. Statt des spezifischen RIA-Antikörpers binden EGF-R der Plazentamembran radioaktiv markiertes EGF. Da der EGF-R sowohl EGF als auch TGF-α bindet, kann der Plazentamembranassay nicht zwischen beiden Faktoren unterscheiden. Der im Plazentamembranassay ermittelte Wert wird daher als EGF-artiger Faktor bezeichnet.

Ergebnisse

Wachstumseffekte

Bisher wurde bei menschlichen Zervixkarzinomzellen in Abhängigkeit von der Rezeptordichte an der Zelloberfläche sowohl eine Wachstumsstimulation als auch eine Wachstumshemmung durch EGF beschrieben (Kawamoto et al. 1983). Über die Wachstumswirkung von TGF-β bei menschlichen Zervixkarzinomzellen konnten wir bisher noch keine Literatur finden.

Ab einer Dosis von 1 ng/ml EGF werden die niedrig differenzierten SiHa-Zellen signifikant ($p < 0{,}05$) stimuliert. Die maximale Wachstumsstimulation beträgt 182 % der unbehandelten Kontrollen und wird ab einer Dosis von 5 ng/ml EGF erreicht. TGF-β hemmt das Wachstum der SiHa-Zellen signifikant ($p < 0{,}05$) ab 1 ng/ml. Die maximale Hemmung beträgt bei 5 ng/ml 46 %. Bei den gut differenzierten ME-180-Zellen können wir durch exogene Gabe von 0,1–10 ng/ml EGF, also durch Dosen, die bei den SiHa-Zellen signifikant stimulieren, das Zellwachstum nicht beeinflussen. Im Gegensatz zu der bei den SiHa-Zellen beobachteten Wachstumshemmung, bewirkt TGF-β bei den ME-180-Zellen eine leichte, aber signifikante Stimulation (125 %) des Zellwachstums. Die beiden von uns untersuchten Zellinien reagieren demnach unterschiedlich auf die Zugabe der beiden Wachstumsfaktoren EGF und TGF-β.

Rezeptoranalyse und Produktion EGF-artiger Faktoren

Da Zugabe von EGF das Wachstum der ME-180-Zellen nicht beeinflußt, erwarteten wir hier, anders als bei den SiHa-Zellen keinen EGF-R nachweisen zu können. Die Ergebnisse der Rezeptoranalyse sind in Tabelle 1 zusammenge-

Tabelle 1. EGF-Rezeptorstatus bei zwei Zervixkarzinomzelllinien

	Kapazität [fmol/10^6 Zellen]	Affinität (K_d, nM)
ME-180-Zellen	30,4	0,16
SiHa-Zellen	2,4	0,1

faßt. Überraschenderweise finden wir bei ähnlicher Rezeptoraffinität in beiden Zellinien bei den ME-180-Zellen über 10mal mehr Rezeptoren als bei den SiHa-Zellen. Eine mögliche Erklärung für dieses unerwartete Ergebnis ist die Absättigung der EGF-R und Stimulation der ME-180-Zellen durch endogen produziertes EGF bzw. TGF-α: die zusätzliche exogene Gabe von EGF hat dann keinen weiteren Einfluß auf das Zellwachstum.

Wir bestimmten daher in einem weiteren Experiment die Konzentration EGF-artiger Faktoren im Kulturüberstand beider Zellinien. Bei gleicher Inkubationsdauer produzieren und sezernieren die ME-180-Zellen 19 ng/10^6 Zellen, die SiHa-Zellen 4 ng/10^6 Zellen EGF-artige Faktoren. Die ME-180-Zellen sezernieren also etwa 5mal mehr EGF-artige Faktoren als die SiHa-Zellen. Diese vermehrte endogene Produktion kann die Wirkung von exogen hinzugegebenem EGF verhindern und erklärt die genannte scheinbare Diskrepanz zwischen Wachstumseffekten und Rezeptoranalyse.

In einem abschließenden Experiment untersuchten wir die Wirkung des endogen produzierten und sezernierten EGF bzw TGF-α auf die ME-180-Zellen durch Gabe eines die Rezeptorbindung blockierenden monoklonalen Antikörpers. Dieser Antikörper hat bei anderen Zellen nach Bindung an den Rezeptor keine eigene agonistische oder antagonistische Wirkung. Drei Tage nach Zugabe des Antikörpers (10 nmol/l) zum Kulturmedium wurde das Wachstum der ME-180-Zellen signifikant ($p < 0,05$) supprimiert; die Wachstumshemmung betrug 45% der nicht behandelten Kontrollen. Da die Verdrängung endogen produzierter EGF-artiger Faktoren vom Rezeptor in einer Hemmung des Zellwachstums resultiert, ist davon auszugehen, daß die Faktoren selbst autokrin das Zellwachstum stimulieren. Das Wachstum der ME-180-Zellen wird also durch von den Zellen selbst produzierte EGF-artige Faktoren stimuliert: Verdrängung dieser Faktoren vom Rezeptor führt zur Wachstumshemmung.

Zusammenfassung

EGF-artige Faktoren stimulieren das Wachstum der beiden von uns untersuchten Zervixkarzinomzellinien. Bei den SiHa-Zellen erfolgt die Wachstumsstimulation durch exogene EGF Gabe; bei den ME-180-Zellen erfolgt die autokrine Wachstumsstimulation durch selbst produzierte EGF-artige Faktoren. Der Nachweis des EGF-R sowie der Produktion EGF-artiger Faktoren gelang bei beiden Zellinien. Im Gegensatz zur einheitlichen Wirkung von EGF ist die Wachstumswirkung von TGF-β bei beiden Zellinien verschieden. Das Wachstum der SiHa-Zellen wird durch TGF-β gehemmt, das der ME-180-Zellen wird stimuliert. Die Aufklärung dieses Wirkungsunterschieds ist z. Z. Gegenstand unserer Forschung.

Klinische Untersuchungen

Rolle von Wachstumsfaktoren bei anderen Malignomen

Wir untersuchen die klinische Bedeutung der Wachstumsfaktoren EGF und TGF-α als mögliches zusätzliches Prognosekriterium beim Zervixkarzinom. Die klinische Bedeutung dieser Faktoren ist bei anderen Malignomen besser untersucht. Monoklonale Antikörper gegen den EGF-R wurden erfolgreich zur immunszintigraphischen Metastasensuche im HNO-Bereich eingesetzt (Soo et al. 1987). Beim Mammakarzinom verschlechtert sich die Prognose bei positivem EGF-R-Status. Hier findet sich eine negative Korrelation zwischen EGF-R und Östrogenrezeptorstatus; d. h. bei östrogenrezeptorpositiven Patientinnen läßt sich im Mammakarzinom selten ein EGF-R nachweisen und umgekehrt (Sainsbury et al. 1987). Beim Ovarialkarzinom sprechen EGF-R-positive Patientinnen häufiger auf eine Cisplatin-/Cyclophosphamid-haltige Chemotherapie an als EGF-R-negative Patientinnen (Bauknecht et al. 1988). Demzufolge ist die mittlere Überlebenszeit bei den EGF-R-positiven Patientinnen länger als bei den EGF-R-negativen.

Wie in der Einleitung erwähnt, binden sowohl EGF als auch TGF-α aufgrund ihrer ähnlichen Struktur an den EGF-R und beeinflussen dadurch die Zellproliferation. Eine Veränderung der Rezeptoren, sei es in der Bindungsqualität (Affinität) des Rezeptors oder in der Rezeptormenge (Kapazität), sowie eine vermehrte Produktion von Wachstumsfaktoren kann zu beschleunigtem Tumorwachstum führen. Wir untersuchten daher bei 52 Patientinnen mit Plattenepithelkarzinomen der Cervix uteri und bei 40 Hysterektomien mit normalen Zervixbefunden den EGF-R-Status (Kapazität und Affinität) im Tumor bzw. im normalen Gewebe. Bei 9 gesunden Probandinnen und bei 33 Zervixkarzinompatientinnen wurde der Gehalt EGF-artiger Faktoren im Urin bestimmt. Die Ergebnisse der Rezeptor- und Urinanalyse werden zum klinischen Verlauf korreliert. Die Methode der EGF-R-Analyse ist oben beschrieben; die Messung EGF-artiger Faktoren im Urin erfolgt nach Ultrafiltration mittels Plazentamembranassay.

Rezeptoranalyse

Der EGF-R-Gehalt ist im Karzinomgewebe signifikant höher als im normalen Zervixepithel (mittlere Kapazität ± SEM: 55,2 ± 7,4 fmol/mg Prot. vs. 7,2 ± 1,1 fmol/mg Prot.), die Affinität ist nicht signifikant verschieden (K_d ± SEM: 2,2 ± 0,4 nmol/l vs. 1,4 ± 0,1 nmol/l). Die Standardabweichung der Kapazität der Karzinome ist relativ groß, denn manche Karzinome weisen nur einen moderat erhöhten, andere hingegen einen exzessiv erhöhten Rezeptorspiegel auf. Klinisch scheinen die Verläufe bei den Patientinnen mit exzessiv erhöhtem Rezeptorspiegel (> 100 fmol/mg Protein) schlechter: Obwohl die Stadienverteilung in den Gruppen mit moderater und stark erhöhter Rezeptorkapazität nicht verschieden ist (Tabelle 2), finden sich bei den 7 Patientin-

Tabelle 2. Tumorstadium und Lymphknotenbefall beim Zervixkarzinom in Abhängigkeit von der EGF-R-Kapazität

EGF-R-Kapazität [fmol/mg Prot.]	Tumorstadium		Lymphknotenbefall	
	I u. II *n*	III u. IV *n*	Positiv *n*	Negativ *n*
> 100	5 (71%)	2 (29%)	2 (40%)	3 (60%)
< 100	36 (80%)	9 (20%)	8 (24%)	25 (76%)
Total	41	11	10	28

Tabelle 3. Klinischer Verlauf der Zervixkarzinome in Abhängigkeit von der EGF-R-Kapazität

EGF-R-Kapazität [fmol/mg Prot.]	*n*	Rezidiv/ Metastasen *n*	Tod *n*	NED[a] *n*
>100	7	3	2	2
<100	45	2	0	43

[a] No evidence of disease

Tabelle 4. Bestimmung EGF-artiger Faktoren im Urin

	Gesamte Aktivität (ng EGF-A/mg Krea.)	Patientinnen mit hochmolekularer EGF-A (>50% Molgewicht >30000)
Normale Probandinnen (*n*=9)	68 ± 22	0
Zervixkarzinom rezidivfrei (*n*=24)	54 ± 12	3
Rezidiv/Metastasen (*n*=9)	56 ± 10	8

nen mit hoher Kapazität 3 Rezidive und 2 zusätzliche Todesfälle infolge des Tumorgeschehens, bei den 45 Patientinnen mit niedrigem Rezeptorgehalt dagegen 2 Rezidive, davon bisher eines mit tödlichem Ausgang (Tabelle 3). Wir werden in Zukunft durch die Bestimmung der EGF-Rezeptoren ein zusätzliches Prognosekriterium beim Zervixkarzinom haben; die Bestimmung des EGF-R allein kann die Prognoseeinschätzung verbessern, Rezidive aber nicht in 100% der Fälle vorhersagen.

Urinanalyse

Eine zusätzliche Hilfe bietet die Bestimmung hochmolekularer EGF-artiger Faktoren im Urin: In der Literatur ist beschrieben, daß Tumoren vermehrt hochmolekulare Varianten (Molgewicht $\geq 30\,000$) von Wachstumsfaktoren produzieren (Sherwin et al. 1983). Bei den von uns untersuchten 33 Patientinnen mit Zervixkarzinom und 9 normalen Probandinnen ist die Gesamtmenge an EGF-artiger Aktivität im Urin nicht signifikant verschieden. Bei 9 Patientinnen mit Rezidiv ist der Anteil hochmolekularer Aktivität signifikant erhöht, teilweise bereits vor der klinischen Diagnose des Rezidivs (Tabelle 4).

Zusammenfassung

Die Untersuchung des EGF-R im Tumorgewebe sowie die Bestimmung EGF-artiger Faktoren und ihrer hochmolekularen Varianten im Urin kann die prognostische Sicherheit beim Zervizkarzinom verbessern und zum künftigen besseren Verständnis der Tumorbiologie beitragen.

Literatur

Bauknecht T, Runge M, Schwall M, Pfleiderer A (1988) Occurrence of Epidermal Growth Factor receptors in human adnexal tumours and their prognostic value in advanced ovarian carcinomas. Gynecol Oncol 29:147–157

Carpenter G (1985) Binding assay for EGF. Methods Enzymol 109:101–110

Friedl F, Kimura J, Osato T, Ito Y (1970) Studies on a new human cell line (SiHa) derived from carcinoma of the uterus. I. Its establishment and morphology. Proc Soc Exp Biol Med 135:543–545

Kawamoto T, Sato JD, Le A, Polikoff J, Sato GH, Mendelsohn J (1983) Growth stimulation of A431 cells by epidermal growth factor: identification of high-affinity receptors for epidermal growth factor by an anti-receptor monoclonal antibody. Proc Natl Acad Sci USA 80:1337–1341

Sainsbury JRC, Farndon JR, Sherbet GV, Harris AL (1987) Epidermal-growth-factor receptor status as predictor of early recurrence of and death from breast cancer. Lancet I:1398–1402

Scatchard G (1949) The attraction of proteins for small molecules and ions. Ann NY Acad Sci 51:660–673

Sherwin SA, Twarzik DR, Bohn WH (1983) High-molecular-weight transforming growth factor activity in the urine of patients with disseminated cancer. Cancer Res 43:403–407

Soo KC, Ward M, Bao BCh et al. (1987) Radioimmunoszintigraphy of squamous carcinomas of the head and neck. Head Neck Surg 9:349–352

Sykes JA, Sinkovics JG, Whitescarver J (1970) Electron microscopic studies on a new human cell line derived from squamous cell carcinoma of the uterus. J Nat Canc Inst 45:107–122

Todaro GJC, Fryling C, DeLarco JE (1980) Transforming growth factors produced by certain human tumour cells: polypeptides that interact with epidermal growth factor receptors. Proc Natl Acad Sci USA 77:5258–5262

Der Tumormarker SCC als zusätzlicher Parameter zur Therapieerfolgskontrolle beim Zervixkarzinom

W. Meier, W. Eiermann, P. Stieber, A. Fateh-Moghadam, H. Hepp

Einleitung

1977 wurde von Kato et al. erstmals über ein Tumorantigen TA-4 bei Patientinnen mit Zervixkarzinom berichtet [4–7]. Dieses Glukoprotein läßt sich in erhöhter Konzentration im Gewebe von Zervixkarzinomen nachweisen, ist jedoch in geringerer Konzentration auch im normalen Plattenepithel vorhanden [5]. Das spezifischere SCC-Antigen (SCC für „squamous cell carcinoma"), das einer Fraktion des TA-4 entspricht, wurde aus Lebermetastasen eines Plattenepithelkarzinoms der Zervix gewonnen. Durch die Einführung eines Radioimmunassays zur quantitativen Bestimmung im Serum wird die Anwendung von SCC als Tumormarker ermöglicht.

Patientinnen und Methodik

Die SCC-Antigen-Serumspiegel wurden von 35 gesunden Frauen, 50 Patientinnen mit gutartigen gynäkologischen Erkrankungen wie Uterus myomatosus, Endometriose und benignen Ovarialtumoren, 60 Frauen mit anderen gynäkologischen Malignomen und von 261 Patientinnen mit Zervixkarzinom bestimmt. Bei den Zervixkarzinom-Patientinnen handelte es sich um 102 Frauen zum Zeitpunkt der Primärtherapie, 63 Patientinnen mit Rezidiv und 96 in Remission. Die Blutentnahmen erfolgten prä- und postoperativ und anschließend in ein- bis dreimonatigen Abständen. Die Serumspiegel von SCC-Antigen wurden mit Hilfe eines Radioimmunassays der Firma Abbott bestimmt, als obere Grenze des Normbereichs wurden 2 ng/ml angenommen. Die CEA-Bestimmungen erfolgten mit Hilfe eines Enzymimmunassays der Firma Abbott, wobei der obere Normwert 3,0 ng/ml betrug.

Ergebnisse

Keine der 35 gesunden Frauen zeigte eine SCC-Erhöhung. Bei nur 2 von 50 Patientinnen mit benignen gynäkologischen Erkrankungen wie Uterus myomatosus, Endometriose und benignen Ovarialtumoren war das SCC über 2 ng/ml erhöht. Es handelte sich dabei um eine Patientin mit einer einseitigen benignen Ovarialzyste und um eine weitere Patientin mit Uterus myomatosus.

Die sorgfältige histologische Aufarbeitung des Gewebes ergab keinen Anhalt für ein Malignom. Die Werte waren bei der Kontrolluntersuchung 2 bzw. 3 Monate nach dem Eingriff im Normbereich. Bei 60 von 102 Frauen mit primärem Zervixkarzinom (59 %) konnten pathologische SCC-Werte nachgewiesen werden; CEA war bei 65 Frauen (36 %) erhöht. Von den 96 Frauen in Remission nach Durchführung der Primärtherapie lag lediglich in 2 Fällen der SCC-Wert über 2,0 ng/ml; bisher konnte bei diesen Patientinnen in einem Beobachtungszeitraum von 7 bzw. 11 Monaten kein Rezidiv nachgewiesen werden. 3 von 16 Frauen mit primärem Mammakarzinom, 5 von 19 Patientinnen mit einem Adenokarzinom des Corpus uteri und 5 von 25 Frauen mit primärem Ovarialkarzinom zeigten ebenfalls einen erhöhten SCC-Wert.

Aufgeschlüsselt nach dem primären Tumorstadium (Tabelle 1) fand sich bei 19 der 42 Frauen (45 %) im Stadium I eine SCC-Erhöhung, während CEA nur bei 4 Patientinnen erhöht war. Dabei waren im Stadium I a bei 3 von 9 und im Stadium I b bei 16 von 33 Frauen (48 %) die Serumwerte für SCC erhöht. Im Stadium II zeigten 53 %, im Stadium III 94 % und im Stadium IV 75 % pathologisch erhöhte SCC-Werte. CEA war in 37 %, 56 % bzw. 67 % erhöht. Insgesamt zeigten 59 % der Frauen prätherapeutisch erhöhte SCC-Werte, während CEA bei 32 % erhöht war. Betrachtet man ausschließlich die Plattenepithelkarzinome der Zervix, so findet sich bei insgesamt 64 % eine SCC-Erhöhung, CEA ist bei 30 % erhöht. Der Mittelwert für SCC stieg mit zunehmendem Stadium von 2,5 ng/ml im Stadium I auf 62,2 ng/ml im Stadium IV an.

Bei kompletter Tumorreduktion während der Primäroperation kam es zu einem relativ schnellen Abfall der SCC-Antigenwerte innerhalb von 2–5 Tagen (Abb. 1); bei verbleibendem Resttumor ließen sich weiterhin erhöhte Werte nachweisen. Im Gegensatz zu diesem schnellen Abfall in den Normbereich zeigte sich bei den Patientinnen mit primär kombinierter Radiatio ein deutlich langsameres Abfallen in den Normbereich. Bei Ansprechen der Therapie kam es z. T. erst mit Beendigung der Radiatio nach 4–6 Wochen zu einem Rückgang in den Normbereich (Abb. 2).

Von den 63 Patientinnen mit Rezidiv nach erfolgreicher Primärtherapie zeigten 44 einen über 2 ng/ml erhöhten SCC-Wert, CEA war bei 32 Frauen erhöht. Bei den 36 Patientinnen mit lokalem Rezidiv war SCC in 23, CEA in

Tabelle 1. SCC₋ und CEA-Werte in Abhängigkeit vom Tumorstadium

FIGO	n	SCC >2 ng/ml	SCC-Mittelwert		CEA >3 ng/ml
		n	[ng/ml]	(Streuung)	n
I	42	19	2,5	(0,2– 16,9)	4
I A	9	3	1,5	(0,6– 3,2)	–
I B	33	16	2,7	(0,2– 16,9)	4
II	32	17	4,1	(0,2– 29,4)	12
III	16	15	10,4	(1,6– 56,9)	9
IV	12	9	62,2	(0,7–396,0)	8

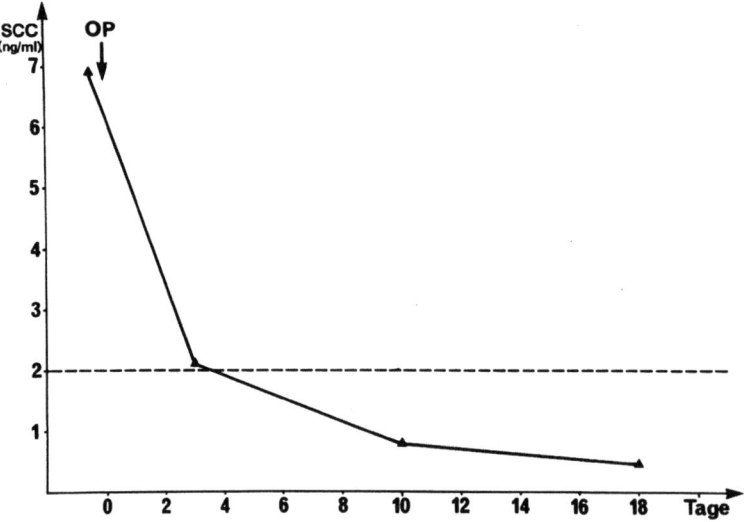

Abb. 1. SCC-Verlauf nach Wertheim-Meigs-Radikaloperation bei Zervixkarzinom Stadium I b

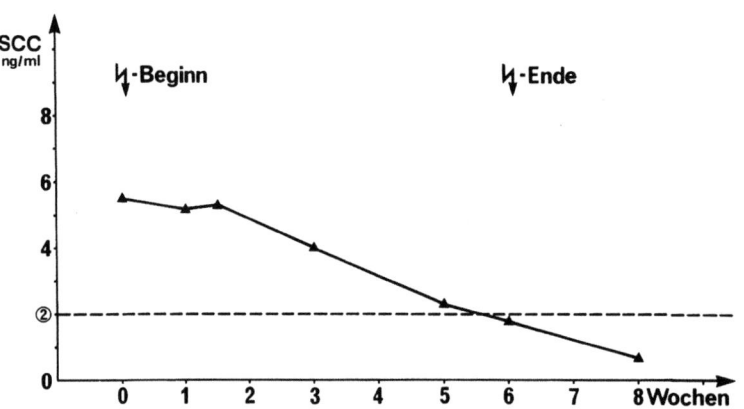

Abb. 2. SCC-Verlauf während primär kombinierter Radiatio bei Zervixkarzinom Stadium III b

14 Fällen erhöht; bei den Fernmetastasen (Lunge, Skelett bzw. supraklavikuläre Lymphknoten) zeigten sich bei 21 von 27 Frauen erhöhte SCC- bzw. bei 18 Frauen erhöhte CEA-Werte. Die SCC-Erhöhung ging der klinisch apparativen Diagnose des Rezidivs z.T. mehrere Monate voraus. Abbildung 3 zeigt einen Einzelverlauf bei einer Patientin, die 2 Jahre nach Wertheim-Meigs-Radikaloperation ein suburethrales Rezidiv entwickelte. Die zuvor im Normbereich liegenden SCC-Werte steigen langsam an, 4 Monate vor der klinischen Diagnose des Rezidivs liegt das SCC im pathologischen Bereich. Nach Exzi-

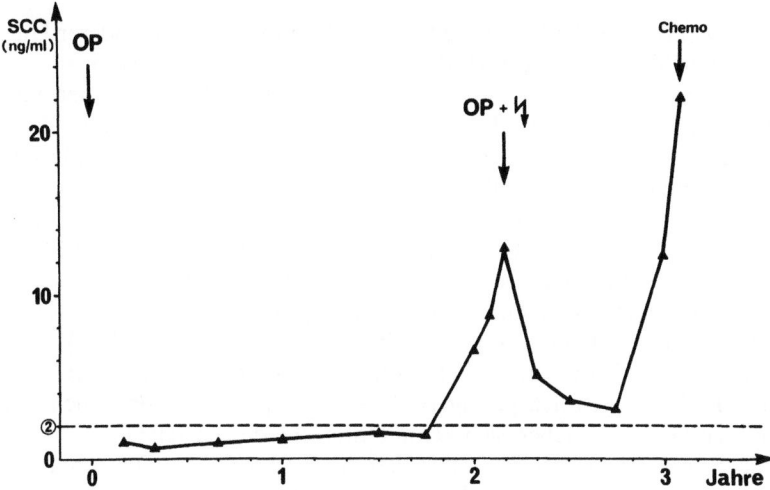

Abb. 3. SCC-Verlauf bei einer Patientin mit suburethralem Rezidiv und späterer pulmonaler Metastasierung

Tabelle 2. SCC- und CEA-Werte in Abhängigkeit von der Histologie

	n	SCC > 2 ng/ml		CEA > 3 ng/ml		SCC und/oder CEA erhöht	
		n	[%]	n	[%]	n	[%]
Plattenepithelkarzinom	142	97	68	51	36	105	74
– primär	90	58	64	27	30	61	68
– Rezidiv	52	39	75	24	46	44	85
Adenosquamöses Karzinom	9	5		6		7	
Adenokarzinom	14	3		8		8	

sion des Tumors und nachfolgender Radiatio sind die SCC-Werte wieder fallend, gehen jedoch nicht in den Normbereich zurück. Beim erneuten Anstieg lassen sich Lungenmetastasen nachweisen, eine Chemotherapie wird eingeleitet.

Die Häufigkeit erhöhter SCC-Serumspiegel beim Zervixkarzinom war vom histologischen Typ des Karzinoms abhängig (Tabelle 2). Beim Plattenepithelkarzinom zeigten sich bei 97 von 142 Patientinnen (68 %) erhöhte Werte, CEA war bei 51 Patientinnen (36 %) erhöht. Dabei zeigte sich in der Positivitätsrate ein Unterschied zwischen Rezidiv und Primärtherapie. Bei Frauen mit adenosquamösem Karzinom war SCC in 5 von 9, CEA in 6 Fällen erhöht. Bei den 14 Adenokarzinomen zeigte sich bei 3 Patientinnen eine SCC-Erhöhung, CEA lag 8mal im pathologischen Bereich. Bezüglich des histologischen Gradings ergaben sich keine Unterschiede.

Diskussion

Unsere Daten bestätigen frühere Ergebnisse und Beobachtungen anderer Untersucher, daß SCC ein sensitiver Marker für Zervixkarzinome ist [1, 6, 8–10]. Nimmt man 2 ng/ml als obere Normgrenze, so zeigen 59 % der Frauen mit primärem Zervixkarzinom erhöhte SCC-Serumwerte. CEA zeigt mit 32 % erhöhter Werte eine deutlich geringere Sensitivität. Bei den Rezidiven liegen die Zahlen ähnlich, SCC ist in 70 %, CEA in 51 % erhöht. Es zeigt sich eine deutliche Abhängigkeit vom histologischen Typ des Karzinoms [1, 9]: Bei Plattenepithelkarzinomen der Cervix uteri fanden sich in 68 % erhöhte SCC-Werte, wobei beim primären Karzinom 64 % und beim Rezidiv 75 % der Frauen erhöhte Werte aufwiesen. Bei adenosquamösen Karzinomen war SCC in über 50 % erhöht, auch bei Adenokarzinomen fanden sich erhöhte Werte. Insbesondere für das Plattenepithelkarzinom zeigen andere Tumormarker, wie TPA und CEA, eine deutlich geringere Sensitivität [2, 3, 11]. Bezüglich des histologischen Gradings ließen sich keine Unterschiede feststellen.

Für die Primärdiagnose eines Zervixkarzinoms spielt der Tumormarker SCC schon allein aufgrund der hohen Treffsicherheit des zytologischen Abstrichs keine Rolle. Die Bedeutung von SCC liegt, wie auch bei anderen Tumormarkern, in der frühzeitigen Rezidiverkennung und Kontrolle des Therapieerfolgs in der Primär- und Rezidivbehandlung [6–9].

Offensichtlich ist die Abhängigkeit erhöhter SCC-Werte vom Tumorstadium [1, 6, 9, 10]. Im Stadium I wiesen 45 % der Patientinnen erhöhte Werte auf, dabei zeigten 3 von 9 Frauen (33 %) im Stadium I a, aber bereits 16 von 33 Frauen (48 %) im Stadium I b pathologische Werte, wobei sich unsere Zahlen im Stadium I und II hauptsächlich auf die histologische Aufarbeitung nach Wertheim-Meigs-Operation beziehen. Im Stadium II fanden sich in 53 %, im Stadium III in 94 % erhöhte Werte. Der mit 75 % relativ geringe Prozentsatz erhöhter SCC-Werte im Stadium IV ist zum einen auf den höheren Anteil von Adenokarzinomen in diesem Kollektiv und zum anderen auf die geringere Fallzahl zurückzuführen. Der Absolutwert stieg mit höherem Stadium von 2,5 ng/ml im Stadium I auf 62,2 ng/ml im Stadium IV deutlich an. Auch für CEA ließ sich eine Stadienabhängigkeit erkennen. Jedoch zeigten lediglich 4 von 42 Patientinnen im Stadium I eine CEA-Erhöhung, im Stadium II, III und IV wiesen 37 %, 56 % bzw. 67 % der Patientinnen erhöhte Werte auf.

Die SCC-Werte in der Nachsorge korrelieren gut mit dem klinischen Verlauf der Erkrankung [1, 5, 8]. Lediglich bei zwei von 96 Patientinnen in Remission nach erfolgreicher Primärtherapie fand sich ein über 2,0 ng/ml erhöhter SCC-Wert. Im Gegensatz dazu war bei 9 dieser Frauen CEA falsch-positiv erhöht, ohne daß ein Rezidiv bzw. eine Erkrankung aus dem Gastrointestinaltrakt nachgewiesen werden konnte.

Bei den Patientinnen mit Rezidiv im Verlauf der Erkrankung waren die SCC-Serumspiegel in 70 % erhöht, z. T. schon mehrere Monate vor der klinisch apparativen Diagnose. Ein Ansteigen von SCC in den pathologischen Bereich sollte zur intensiven klinischen und apparativen Diagnostik Anlaß geben, die Patientin sollte weiter engmaschig kontrolliert werden.

Aus den bereits vorliegenden Berichten und unseren eigenen Ergebnissen [1, 4–6, 9, 10] läßt sich ableiten, daß der Tumormarker SCC-Antigen dem bisher am meisten angewandten CEA beim Zervixkarzinom überlegen ist. In der Primärdiagnose eines Zervixkarzinoms kann der Tumormarker schon aufgrund der hohen Treffsicherheit anderer Untersuchungsmethoden keine Rolle spielen. Der Einsatz des Markers zur Therapieerfolgskontrolle und in der Nachsorge vor allem beim Plattenepithelkarzinom der Cervix uteri ist jedoch gerechtfertigt. Die Bedeutung der früheren Diagnose eines Rezidivs ist noch nicht eindeutig geklärt. Denkbar ist aber, daß weitere chirurgische und/oder radiologische Maßnahmen palliativ oder sogar auch kurativ zum Einsatz kommen können und dadurch zwar nicht die Überlebenszeit, aber evtl. die Lebensqualität der Patientin verbessert werden kann.

Literatur

1. Crombach G, Würz H, Bolte A (1987) Bestimmung des SCC-Antigens im Serum von Patienten mit Zervixkarzinom. Geburtshilfe Frauenheilkd 47:439
2. Disaia PJ, Haverback BJ, Dyce BJ et al. (1975) Carcinoembryonic antigen in patients with gynecologic malignancies. Am J Obstet Gynecol 121:159
3. Disaia PJ, Morrow CP, Haverback BJ, Dyce BJ (1976) Carcinoembryonic antigen in cervical and vulvar cancer patients: Serum levels and disease progress. Obstet Gynecol 47:95
4. Kato H, Torigoe T (1977) Radioimmunoassay for tumor antigen of human cervical squamous cell carcinoma. Cancer 41:1621
5. Kato H, Miyauchi F, Morioka H, Fujino T, Torigoe T (1979) Tumor antigen for human cervical squamous cell carcinoma. Cancer 43:585
6. Kato H, Morioka H, Aramaki S, Tamai K, Torigoe T (1983) Prognostic significance of the tumor antigen TA-4 in squamous cell carcinoma of the uterine cervix. Am J Obstet Gynecol 145:350
7. Kato H, Tamai K, Nagaya T, Nagai M, Torigoe T (1984) Tumor antigen TA-4 in the detection of recurrence in cervical squamous carcinoma. Cancer 54:1544
8. Kato H, Tamai K, Nagaya T, Nagai M, Torigoe T (1985) The use of tumor antigen TA-4 for the management of squamous cell carcinoma. Cancer Detect Prev 8:155
9. Maruo T, Shibata K, Kimura A, Hoshina M, Mochizuki M (1985) Tumor-associated antigen, TA-4, in the monitoring of the effects of therapy for squamous cell carcinoma of the uterine cervix. Cancer 56:302
10. Meier W, Stieber P, Fateh-Moghadam A, Eiermann W, Hepp H (1987) Erfahrungen mit dem Tumormarker SCC, insbesondere zur Therapieerfolgskontrolle beim Zervixkarzinom (OP. und Radiatio). Gynakol Rundsch 27:50
11. Van Nagell JR, Donaldson ES, Hansen MB, et al. (1981) Biochemical markers in the plasma und tumors of patients with gynecological malignancies. Cancer 48:495

Prognosefaktoren beim operativ behandelten Zervixkarzinom *

E. J. Buxton, N. Saunders, G. R. P. Blackledge, K. Kelly, C. W. E. Redman,
M. E. L. Paterson, D. M. Luesley, K. K. Chan

Einleitung

Das Karzinom der Zervix uteri kann geheilt werden, wenn es in einem frühen
Stadium erkannt und behandelt wird. Obwohl die Überlebensraten von Patientinnen in einem frühen Stadium (I/IIa) hoch sind, haben die Behandlungsergebnisse während der vergangenen 20 Jahre stagniert. Trotz der scheinbar
günstigen Prognose in einer immer jüngeren Patientenpopulation treten bei ca.
20–25 % der Frauen, welche in einem frühen Stadium behandelt werden,
Rezidive innerhalb der ersten 5 Jahre nach der primären Therapie auf. Die
Prognose bei Frauen mit Rezidiv ist schlecht, weniger als 15 % überleben ein
Jahr nach Diagnose des Rezidivs [1]. Von daher können Operation und Strahlentherapie, die beiden traditionellen Ecksteine in der Behandlung der frühen
Stadien, nicht als optimales therapeutisches Konzept verstanden werden. Da
die einzige realistische Chance, Heilung zu erreichen, in der Primärbehandlung
liegt, müssen wir neue therapeutische Ansätze bei dieser Erkrankung erforschen.

Die konventionelle Therapie versagt entweder dann, wenn sich die Erkrankung bereits durch direkte Ausdehnung des Primärtumors oder durch metastatische Ausbreitung zu den regionären und fernen Lymphknoten außerhalb
des Behandlungsfeldes erstreckt, oder aber wenn die Krankheit therapiere-
fraktär ist; das unterschiedliche strahlenbiologische Verhalten einzelner Tumoren ist schlecht vorhersagbar. Diese begrenzenden Faktoren deuten eine
potentielle Rolle einer hochaktiven systemischen adjuvanten Therapie an. Obwohl Cisplatin enthaltende und bei dieser Erkrankung hochwirksame Schemata entwickelt wurden [2, 3], kann dieser Therapieansatz nur gerechtfertigt
werden, wenn es gelingt, die Mehrheit der Patientinnen mit einem hohen
Rezidivrisiko exakt vorherzusagen.

Das Vorhandensein von Metastasen in den pelvinen und paraaortalen
Lymphknoten stellt bei radikal operierten Patientinnen einen anerkannt ungünstigen Prognosefaktor dar. Einerseits leben 5 Jahre nach der konventionellen Behandlung noch ca. 50–60 % der Patientinnen mit positiven pelvinen
Lymphknoten, andererseits erleiden 10–15 % der Patientinnen mit scheinbar
negativen Lymphknoten ein Rezidiv [4]. Dies zeigt, daß eine präzisere

---

* Ins Deutsche übertragen von F. Kommoss, Freiburg.

Erkennung der Patientinnen mit einem hohen Rezidivrisiko wünschenswert wäre.

Es wurde verschiedentlich angenommen, daß Tumorvolumen, Tumorstadium, Invasionstiefe, Invasion von Lymph- und Blutgefäßen, histologischer Tumortyp und Differenzierung sowie das Patientenalter signifikante prognostische Faktoren beim Zervixkarzinom darstellen [4–6]. Wir haben eine retrospektive Analyse der chirurgisch behandelten Fälle in unseren Zentren durchgeführt. Ziel war es, Patientinnen mit niedrigem und solche mit hohem Rezidivrisiko zu charakterisieren und unabhängige prognostische Variablen, die die Vorhersage eines Rezidivs erlauben würden, zu etablieren. Zudem sollte ein Modell entwickelt werden, das mit Hilfe dieser Variablen Patientinnen mit einem hohen Risiko erkennt, die von einer adjuvanten systemischen Therapie profitieren könnten.

Methoden

Patientengut

Zwischen 1980 und 1986 wurden im Birmingham und Midland Hospital für Frauen, im Dudley Road Hospital Birmingham und im Northern General Hospital Sheffield 141 Patientinnen mit Zervixkarzinom im Stadium I/II a operativ behandelt. Daten aus den Krankenunterlagen dieser Patientinnen stellen die Basis dieser Studie dar. Bei sämtlichen Patientinnen wurde eine radikale Hysterektomie mit kurativer Intention durchgeführt. Die Operation bestand aus einer erweiterten Hysterektomie mit einer breitflächigen Exzision von Parametrium, Parakolpium und einer Scheidenmanschette sowie der bilateralen pelvinen Lymphadenektomie mit Entfernung von parametranen, obturatorischen, externen und internen iliakalen Lymphknoten. Die bilaterale Adnexexstirpation wurde dann durchgeführt, wenn die Erhaltung der Ovarialfunktion nicht erforderlich war. Die paraaortalen Lymphknoten wurden nur dann routinemäßig biopsiert, wenn klinisch Hinweise auf ihr Befallensein bestanden. Am Anfang des Untersuchungszeitraums war in 13 Fällen eine präoperative intrakavitäre Radiumtherapie, wie von Stallworthy [7] beschrieben, durchgeführt worden. Dieses Vorgehen wurde jedoch im Anschluß aufgegeben. 23 Patientinnen erhielten eine postoperative externe Strahlentherapie, da die Untersuchung des Operationspräparats schlechte prognostische Faktoren ergeben hatte. Sämtliche Krankenunterlagen wurden besonders im Hinblick auf Symptome bei der Erstmanifestation durchgesehen, die demographischen Daten wurden erhoben. Die Patientenmerkmale zeigt Tabelle 1.

Das Tumorstadium wurde gemäß den Empfehlungen der FIGO festgelegt [8]. Falls der Operateur kein Unterstadium angegeben hatte, wurde es retrospektiv gemäß der dokumentierten klinischen Untersuchung unter Narkose, der intravenösen Urographie sowie der Zystoskopie festgelegt. Diese retrospektive Analyse erlaubte es jedoch nicht, das Tumorvolumen zu bestimmen. Die Untergruppen des Tumorstadiums könnten jedoch dem Tumorvolumen entspre-

Tabelle 1. Prognosefaktoren beim operativ behandelten Zervixkarzinom

Patientenmerkmale		$n = 141$
Durchschnittsalter		35 (22–67)
Mediane Parität		2 (0–12)
Mediane Nachbeobachtung[a]		37 (37–103)
Prämenopausal		124
Rezidive		25
Stadium	I a	10
	I b okkult	66
	I b	59
	II a	6
Zervixinvasion	< 50%	95
	> 50%	26
	Gesamte Zervix	11
	Parametran	9
Histologie	Plattenepithelkarzinom	112
	Adenosquamöses Karzinom	16
	Adenokarzinom	13
Differenzierung	Gut	18
	Mäßig	37
	Gering	42
	Unbekannt	44
	Verdächtige Zytologie	90
Gefäßeinbruch		38
Lymphknotenbefall pelvin		25

[a] Monate nach der Operation

chen. Die Fälle wurden den Stadien I a und I b (okkult) dann zugeteilt, wenn der entsprechende ursprüngliche Pathologiebefund sowie ein Vermerk in den Unterlagen vorlag, daß bei der Diagnosestellung keine klinisch erkennbare Läsion vorlag. Sämtliche Histologiebefunde wurden erneut durchgesehen, wobei das besondere Interesse der zervikalen Tumorinvasionstiefe, der Invasion von Lymph- und Blutgefäßen, dem histologischen Tumortyp und der Tumordifferenzierung sowie eventuell befallenen Lymphknoten galt. Da es schwierig war, absolute Meßwerte zu erhalten, wurde die Invasionstiefe eingeteilt in: weniger als die Hälfte bzw. mehr als die Hälfte der Zervix, Befall der gesamten Zervix oder Ausdehnung über die Zervix hinaus ins Parametrium.

Detaillierte postoperative Nachsorgedaten wurden ebenfalls erhoben. Falls die Patientin ihren Wohnsitz geändert hatte und die Nachsorge an einem anderen Zentrum durchgeführt wurde, benachrichtigten wir den entsprechenden Kliniker und erhielten auf diese Weise gesicherte Informationen zur Nachsorge und zum Rezidivstatus. Nahm die Patientin an der Nachsorge nicht mehr teil, nahmen wir Kontakt mit dem Hausarzt auf, um die geeigneten Informationen zu erhalten.

Sammlung und Analyse der Daten

Die Daten wurden auf Fragebogen erhoben und auf einem VAX 730 Klein-
computer im West Midlands Cancer Research Campaign Clinical Trials Unit
gespeichert. Sämtliche statistischen Analysen wurden mit Hilfe der BMDP
Statistik Software durchgeführt [9]. Die rezidivfreien Intervalle wurden in
Monaten gemessen. Das rezidivfreie Intervall wurde als die Zeit definiert,
welche von der Wertheim-Meigs-Operation bis zum Tag der Diagnose eines
Zervixkarzinomrezidivs verstrichen war. Patientinnen wurden von der Analyse ausgeschlossen, falls sie zum Zeitpunkt ihrer letzten Untersuchung
rezidivfrei waren. Das unterschiedliche rezidivfreie Intervall der einzelnen
Gruppen wurde mit dem Logrank-Test berechnet [10]. Der unabhängige prognostische Effekt der Variablen wurde mit Hilfe der Cox-Regressionsanalyse
bestimmt [11].

Ergebnisse

Die Logrank-Einzelvariantenanalyse zeigte, daß das Tumorstadium mit Untergruppen, die zervikale Invasionstiefe, die Lymphknotenbeteiligung, die Invasion von Lymph- und Blutgefäßen, die Tumordifferenzierung sowie das
Vorhandensein oder Fehlen von Symptomen bei der Diagnosestellung signifikante prognostische Faktoren für das Rezidiv sind. Dagegen schienen der
Tumortyp, das Alter der Patientinnen, die Parität sowie der Menopausenstatus
ohne signifikante Bedeutung bei der Vorhersage eines Rezidivs zu sein (Tabelle 2).
    Die signifikanten Variablen bei der Einzelvariantenanalyse waren aller-
dings nicht voneinander unabhängig. So waren beispielsweise Frauen mit einer
tiefen zervikalen Tumorinvasion häufiger bereits in einem höheren Tumorstadium, außerdem hatten sie häufiger befallene pelvine Lymphknoten. Wir führten eine Cox-Regressionsanalyse unserer Daten durch, um den unabhängigen
prognostischen Effekt jedes einzelnen dieser Faktoren zu untersuchen und um
auszuschließen, daß die signifikantesten Variablen den Effekt anderer, potentiell signifikanter Faktoren überdecken könnten. Da in vielen Fällen nur unvollständige Informationen zur Tumordifferenzierung vorlagen, schlossen wir
diese Variable von der Analyse aus. Die dem Cox-Modell impliziten Vorbedingungen konnten nur nach Stratifizierung der Fälle nach der Tiefe der zervikalen Invasion, welche den Proportionalitätsanforderungen nicht entsprach, erfüllt werden. Nach einer solchen Aufteilung der Fälle gemäß dieser Variablen
wurde eine schrittweise Analyse durchgeführt.
    Nach einer Stratifizierung der Fälle gemäß der Invasionstiefe war der Befall
von Lymphknoten kein signifikanter Prognosefaktor für das Auftreten eines
Rezidivs mehr. Sukzessive wurden dann die vaskuläre Invasion sowie das
Tumorstadium mit Untergruppen in das Modell eingeführt. Nach der Kontrolle dieser Variablen wurde der histologische Tumortyp zu einer signifikanten Kovariablen, alle anderen Variablen blieben jedoch ohne Signifikanz.

Tabelle 2. Prognostische Faktoren für ein Zervixkarzinomrezidiv

Variable	Einteilung	Rezidive	χ^2	Freiheits-grad	p
Zervixinvasion	< 50%	7/95	27,4	2	0,00001
	> 50%	8/26			
	Gesamte Zervix/para-metran	10/20			
Stadium	I a	0/10	17,1	3	0,0007
	I b okkult	5/66			
	I b	18/59			
	II a	2/6			
Symptome	Nein	8/90	13,2	1	0,0003
	Ja	16/51			
Lymphknoten-beteiligung	Nein	16/116	7,6	1	0,0058
	Ja	9/25			
Gefäßeinbruch	Nein	14/103	6,7	1	0,0096
	Ja	11/38			
Differenzierungsgrad	Gut	0/18	7,2	2	0,0275
	Mäßig	8/37			
	Gering	14/42			
Histologie	Plattenepithelkarzinom	18/112	1,593	2	0,4509
	Adenosquamöses Karzinom	3/16			
	Adenokarzinom	3/12			
Alter	< 40 Jahre	16/96	0,058	1	0,8909
	> 40 Jahre	9/45			
Parität	Nullipara	8/36	2,04	3	0,5642
	≤ 2	10/48			
	> 2 − ≤ 4	5/42			
	> 4	2/15			
Menopausenstatus	Prämenopausal	23/124	0,332	1	0,5643
	Postmenopausal	2/17			

Die Konstanten, die sich aus der Analyse der signifikanten Variablen ergaben, wurden dazu verwendet, zwei Risikofunktionen zu erstellen (Tabelle 3). Mit Hilfe dieses Modelles wurden Schätzwerte für die Rezidivfunktionen berechnet und Rezidivfunktionskurven für alle Kombinationen der Kovariablen erstellt. Aufgrund dieser Kurven wurden die Patientinnen in Gruppen mit hohem und niedrigem Rezidivrisiko eingeteilt. Wir überprüften dieses Modell, indem wir es an allen Fällen mit einem über 18monatigen Nachsorgezeitraum anwendeten. 13 von 18 als Hochrisikofälle klassifizierte Frauen (72%), erlitten ein Rezidiv, wogegen lediglich 12 der 92 Fälle mit niedrigem Risiko (13%) ein Rezidiv erlitten hatten, was einer insgesamt in 85% korrekten Klassifikation entspricht. Die Einteilung dieser Patientengruppe mit Hilfe des Klassifikationsmodells und der individuellen Kovariablen zeigt Tabelle 4.

Tabelle 3. Risikofunktionen („hazard function")

$$H1 = H1_0 e^{1,5\,V + 1,3\,S + 1,6\,H}$$
$$H2 = H2_0 e^{1,5\,V + 1,3\,S + 1,6\,H}$$

H1 = „Hazard function" für Patientinnen mit < vollständiger Zervixinvasion
H2 = „Hazard function" für Patientinnen mit > vollständiger Zervixinvasion
$H1_0$ = „Baseline hazard function" für Patientinnen mit < vollständiger Zervixinvasion
$H2_0$ = „Baseline hazard function" für Patientinnen mit > vollständiger Zervixinvasion

Variable	Kategorie	Wert
S = Substadium	I a	1
	I b okkult	2
	I b	3
	II a	4
V = Gefäßeinbruch	Nein	1
	Ja	2
H = Histologie	Plattenepithelkarzinom	1
	Andere Karzinome	2

Tabelle 4. Klassifikation der Patientinnen

Variable	Einteilung	Rezidive	
		n	[%]
Klassifikation	„High Risk"	13/18	72
	„Low Risk"	12/80	13
Zervixinvasion	>50%	18/39	46
	<50%	7/71	10
Stadium	I b/II a	20/30	40
	I a/I b okkult	5/60	8
Symptome	Ja	17/26	40
	Nein	8/67	12
Lymphknotenbefall	Ja	9/20	45
	Nein	16/90	18
Gefäßeinbruch	Ja	11/28	39
	Nein	14/82	17
Histologie	Adenosquamöses/ Adenokarzinom	4/8	33
	Plattenepithelkarzinom	21/98	21

Diskussion

In letzter Zeit wurden einige Phase-II-Studien veröffentlicht, welche den Stellenwert einer adjuvanten Chemotherapie in frühen Stadien des Zervixkarzinoms mit befallen pelvinen Lymphknoten nach radikaler operativer Therapie untersuchten [12, 13]. Obwohl dies eine logische Konsequenz aus der Entwicklung von hochaktiven, Cisplatin enthaltenden systemischen Chemotherapieprotokollen beim Rezidiv und aus ersten Studien zur neoadjuvanten Chemotherapie bei fortgeschrittenen Krebsleiden ist, muß doch der Enthusiasmus für diesen Behandlungsweg durch das Wissen gedämpft werden, daß nicht alle Patientinnen mit positiven Lymphknoten nach der konventionellen Behandlung ein Rezidiv erleiden. Darüber hinaus bekommen zwischen 10 % und 15 % der nodal negativen Patientinnen ein Rezidiv [5]. Die Rolle der adjuvanten Chemotherapie bei nodal positiven Patientinnen wird derzeit in randomisierten Studien untersucht, es wäre jedoch von eindeutigem Vorteil, wenn eine präzisere Methode zur Vorhersage eines hohen oder niedrigen Risikos entwickelt werden könnte.

Die Einzelvariantenanalyse der Fälle in dieser Untersuchung bestätigte die bereits anerkannte, etablierte Verbindung zwischen Tumorstadium, Invasionstiefe, Lymphknotenbeteiligung, Tumordifferenzierung und Invasion von Lymph- und Blutgefäßen einerseits und dem Rezidivrisiko andererseits. Sie ergab außerdem, daß das Vorliegen von Symptomen bei der Diagnosestellung ein ungünstiger Prognosefaktor sei. Diese Analyse konnte die früher beschriebene Verbindung zwischen Rezidiv und histologischem Tumortyp sowie dem Alter der Patientinnen nicht bestätigen [14, 15]. Das Tumorvolumen ist einer der wichtigsten Prognosefaktoren bei vielen Malignomen inklusive des Zervixkarzinoms [4]. Diese Variable läßt sich beim Zervixkarzinom schwierig beurteilen und erfordert eine minutiöse histopathologische Untersuchung, die die Möglichkeiten der meisten klinisch-pathologisch tätigen Abteilungen überschreitet. Es war daher in dieser Untersuchung nicht möglich, das Tumorvolumen retrospektiv verläßlich zu beurteilen. Jedoch konnten die Tumorstadien mit Untergruppen sowie die zervikale Invasionstiefe aus den Krankenunterlagen entnommen werden, die aller Wahrscheinlichkeit nach das Tumorvolumen widerspiegeln. Es überrascht daher nicht, daß sich die beiden zuletzt genannten Parameter als die zwei wichtigsten prognostischen Variablen in der Einzelvariantenanalyse herausstellten.

Die ursprüngliche Analyse ergab, daß einige der Variablen voneinander abhängig waren, deshalb war es erforderlich, eine Cox-Regressionsanalyse durchzuführen, um die individuelle prognostische Bedeutung einer jeden Variablen zu bestimmen, die Verdeckung einer signifikanten Variablen zu verhindern, und um festzulegen, welche Kombination von Kovariablen ein optimales Modell zur Identifizierung von Patientinnen mit hohem oder niedrigem Risiko ergeben würde. Die Invasionstiefe war so hochsignifikant mit dem Rezidivrisiko vergesellschaftet, daß sie nicht mit den Erfordernissen für die Proportionalität, wie sie im Cox-Modell verlangt wird, übereinstimmte. In der folgenden Analyse war es daher erforderlich, bei dieser Variablen eine Einteilung in Untergruppen vorzunehmen. Die Invasion von Lymph- und Blutgefäßen sowie das Tumorstadium mit Untergruppen blieben selbst nach dieser Stratifikation hochsignifikant. Der histologische Tumortyp wurde nach Kontrolle der anderen Variablen signifikant. Diese Analyse ermöglichte es, mit Hilfe der Kovariablen ein Modell zu konstruieren, welches eine genauere Klassifikation der untersuchten Patientengruppe erlaubte, als es unter Verwendung von ausschließlich einer der Variablen möglich gewesen wäre.

Obwohl die vorliegende Studie klein und eine Überprüfung an weiteren Patientendaten erforderlich ist, zeigt sie doch deutlich, daß sie möglicherweise eine genauere Methode liefert, mit deren Hilfe Hochrisikopatientinnen identifiziert werden können, die von einer weiteren adjuvanten Therapie nach der Operation profitieren könnten. Dies könnte bei einer größeren Zahl von Patientinnen mit nur geringem Rezidivrisiko ein Zuviel an Therapie vermeiden und außerdem eine für die Erprobung des Stellenwerts einer adjuvanten Therapie geeignetere Patientenpopulation identifizieren. Letzteres könnte beim Entwurf randomisierter Studien von großer Bedeutung sein, da zum einen die Rekrutierung, zum anderen die Fähigkeit solcher Studien, kleine, aber wichtige Behandlungsfortschritte zu erkennen, verbessert werden könnte.

Literatur

1. Di Saia PJ, Rich WM (1975) Advanced and recurrent carcinoma of cervix. In: Coppleson M (ed) Gynecologic oncology. Churchill Livingstone, New York, pp 517–527
2. Friedlander ML, Kaye SB, Sullivan A, Green D, Houghton R, Solomon HJ, Russell P, Tattersall MHN (1983) Cervical carcinoma: a drug-responsive tumour-experience with combined cisplatin, vinblastine and bleomycin therapy. Gynecol Oncol 16:275–281
3. Buxton EJ, Meanwell CA, Hilton C et al. (1988) Combination bleomycin, ifosfamide and cisplatin chemotherapy in cervix cancer. J Nat Cancer Inst (in press)
4. Piver MS, Chung WS (1975) Prognostic significance of cervical lesion size and pelvic node metastases in cervical carcinoma. Obstet Gynecol 46:507–510
5. Zander J, Baltzer J, Lohe KJ, Ober KG, Kaufman C (1981) Carcinoma of the cervix: an attempt to individualize treatment. Results of a 20-year cooperative study. Am J Obstet Gynecol 139:752–759
6. Meanwell CA, Kelly KA, Wilson S, Roginski C, Woodman C, Griffiths R, Blackledge G (1988) Young age as a prognostic factor in cervical cancer: analysis of population based data from 10022 cases. Br Med J 296:386–391
7. Stallworthy J, Wiernik G (1976) Management of cervical malignant disease – combined radiotherapy and surgical techniques. In: Jorgan JA, Singer A (eds) The cervix. Saunders, London, pp 474–493
8. Kottmeir ML, Kolstad P (1976) Annual report on the results of treatment in carcinoma of the uterus, vagina and ovary. FIGO 16
9. Dixon WJ, Brown MB, Engelman L, Frane JW, Hill MA, Jennrich RI, Toporek JD (1985) BMDP Statistical Software Manual. University of California Press, Berkeley
10. Peto R, Pike MC, Armitage P et al. (1977) Design and analysis of randomized clinical trials requiring prolonged observation of each patient. II. Analysis and examples. Br J Cancer 35:1–39
11. Cox DR (1972) Regression models and life tables. J Royal Stat Soc [Series B] 34:187–220
12. Hakes T, Wertheim W, Daghestani A, Nori D, Clark D, Lewis Jr J (1984) Adjuvant chemotherapy for poor risk stage I b/II a cervix carcinoma patients – A pilot study with cisplatin/bleomycin. Proc Am Soc Clin Oncol 3:171
13. Shiromizu K, Matsuzawa M, Takahashi M, Ishihara O (1988) Is postoperative radiotherapy and maintenance chemotherapy necessary for carcinoma of the uterine cervix. Br J Obstet Gynaecol 95:503–506
14. Ireland D, Cole S, Kelly P, Monaghan JM (1987) Mucin production in cervical intraepithelial neoplasia and in stage I b carcinoma on cervix with pelvic lymph node metastases. Br J Obstet Gynaecol 94:467–472
15. Shepherd JH (1985) Surgical management of early invasive cervical cancer. Clin Obstet Gynecol 12:183–202

Diagnostik

Diagnostik des Kollumkarzinoms:
Welche Untersuchungen sind unverzichtbar?

P. Hirnle, W. E. Simon, K.-P. Mittmann

Nach der Feststellung eines invasiven Kollumkarzinoms wird üblicherweise eine umfangreiche Ausbreitungsdiagnostik (Staging) durchgeführt. Die endgültige histologische Bestätigung des Tumors läßt sich prätherapeutisch nur aus den von vaginal erreichbaren Strukturen gewinnen. Die weiteren Informationen wie Parametrien- und Lymphknotenbefall, Harnstau und Fernmetastasierung müssen mit indirekten bildgebenden Verfahren gewonnen werden. Zu den in der Literatur am häufigsten zitierten Staginguntersuchungen gehören:

- Rektoskopie,
- Kolonkontrasteinlauf,
- Zystoskopie,
- Infusionsurographie,
- Sonographie,
- Computertomographie,
- Ganzkörperszintigraphie,
- Röntgenaufnahme des Thorax.

Dieses Programm wurde in den Jahren 1980–1986 an 225 Patientinnen der Universitäts-Frauenklinik Tübingen in vollem oder fast vollem Umfang durchgeführt (s. Abb. 1). Die Untersuchungsergebnisse wurden unter dem Aspekt der Zuverlässigkeit und der therapeutischen Relevanz geprüft. Dabei wurde bewußt auf die erneute Beurteilung der archivierten Bilder verzichtet. Die Situation des Arztes zum Zeitpunkt der therapeutischen Entscheidung könnte sonst verfälscht werden. Nach der Auswertung mit Hilfe der elektronischen Datenverarbeitung hat sich ergeben, daß einige Untersuchungen verzichtbar oder gar irreführend sind. Im einzelnen fiel die Prüfung wie folgt aus:

Rektoskopie

Bei 179 durchgeführten Rektoskopien konnte in keinem Fall ein Rektumeinbruch festgestellt werden. Dieses Ergebnis läßt Zweifel aufkommen, ob diese Untersuchung ihren in der Tumordiagnostik angestammten Stellenwert verdient. Auch Abayomi et al. (1982) haben in keinem der 332 Fälle eine positive Rektoskopie gesehen und schlagen vor, zumindest bei asymptomatischen Patientinnen in früheren Stadien auf diese Untersuchung zu verzichten. Lindell

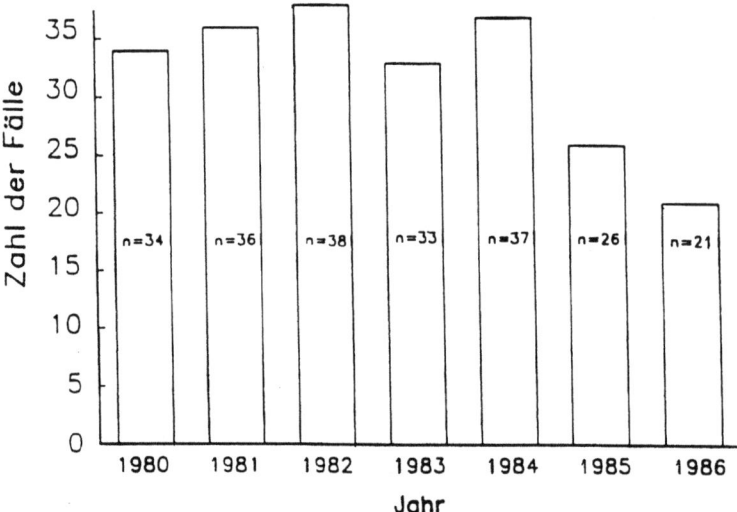

Abb. 1. Das invasive Kollumkarzinom. Zahl der neugestellten Diagnosen in den Jahren
1980–1986

et al. (1987) haben nach Auswertung von 231 Rektoskopien ebenfalls empfohlen, die Rektoskopie aus den Routineprogrammen zu streichen. DiSaia und
Creasman (1989) empfehlen die Rektoskopie nur bei Adenokarzinomen fortgeschrittener Stadien und bei Patientinnen mit klinischen Symptomen.

Kolonkontrasteinlauf

Bei 225 Untersuchungen wurde 2mal der Verdacht auf eine Tumorinfiltration
des Kolons geäußert. In beiden Fällen war das Stadium IV bereits durch
andere Untersuchungen nachgewiesen. Als Nebenbefund fand man in 44 Fällen eine Divertikulose. Dieser Befund wurde als Risikofaktor bei der Perkutanbestrahlung bewertet, obwohl Beweise dafür kaum vorliegen. Nur bei 2 Patientinnen (4,5%) mit Divertikulose war die Anlage des Anus praeter naturalis
erforderlich. Diese Anlage war auch bei 12 Patientinnen ohne nachgewiesene
Divertikulose (6,5%) notwendig. Das Aufwand-Nutzen-Verhältnis scheint so
gering, daß die Kolonkontrastuntersuchung asymptomatischen Patientinnen
mit Stadium I und II erspart werden kann. Diese Haltung wird von anderen
Untersuchern ebenfalls vertreten. Abayomi et al. (1982) fanden bei 332 und
Lindell et al. (1987) bei 231 Patientinnen keinen Tumor.

Zystoskopie

Bei insgesamt 183 durchgeführten Zystoskopien wurde in 15 Fällen der Verdacht auf Harnblaseneinbruch geäußert. Diese Verdachtsdiagnose war in 12

Fällen (6,5 % aller Untersuchungen) richtig und wurde nur 3mal histologisch nicht bestätigt. Abayomi et al. (1982) fanden bei 0,9 % und Lindell et al. (1987) bei 2 % der untersuchten Patientinnen Tumoreinbrüche in die Harnblase. Deale u. du Toit (1980) hielten Zystoskopien in Stadium I und II für verzichtbar.

Im Licht der eigenen Zahlen scheint die Zystoskopie vor allen Dingen bei größeren Tumoren einen gesicherten Platz im Stagingprogramm zu haben.

Infusionsurographie

Die Infusionsurographie hat ihren Wert beim Staging des Kollumkarzinoms voll bestätigt. In 26,5 % der Fälle konnten Abflußbehinderungen festgestellt werden (Tabelle 1), was in den meisten Fällen zu therapeutischen Konsequenzen geführt hatte.

Tabelle 1. Ergebnisse der Infusionsurographien bei 170 Patientinnen

Befund	*n*
Einseitiger Harnstau	29
Beidseitiger Harnstau	5
Stumme Niere	11
Harnblasenimpression	25

Die Literatur liefert zu diesem Thema unterschiedliche Angaben. Lindell et al. (1987) fanden bei 9 % der 231 Patientinnen Harnstau. Bei Tepmongkol et al. (1981) waren es 15,2 % der 1155 Patientinnen. Leodolter et al. (1979) fanden bei 420 in allen Stadien durchgeführten Untersuchungen in 50 Fällen (12 %) pathologische Befunde. Bei allen Patientinnen wurde auch eine Isotopennephrographie durchgeführt; diese war in 125 Fällen (39 %) pathologisch. Deshalb plädierten die Autoren für die Aufnahme der Isotopennephrographie in das Stagingprogramm. Goldman et al. (1984) hatten bei 110 Patientinnen in Infusionsurographie und CT nach einem Hydroureter gesucht. Diese Suche war in 21 Urographien und 35 CT-Untersuchungen erfolgreich. Aus diesem Grund wurde empfohlen, bei weiter fortgeschrittenen Stadien zusätzlich auch das CT zur Diagnostik der Harnwege einzusetzen.

Ob mit oder ohne diese zusätzlichen Untersuchungen bleibt die Infusionsurographie die wichtigste Untersuchung des harnableitenden Systems und ist für das Staging des Kollumkarzinoms unverzichtbar.

Sonographie

Diese Untersuchung wurde unregelmäßig eingesetzt. Die durch Sonographie erhobenen Befunde konnten auch in anderen Untersuchungen (CT, Infusionsurographie) geklärt werden. Mehrere Autoren (Deale u. du Toit, 1980;

Abayomi et al. 1982; Lindell et al. 1987) haben die Sonographie nicht ins Stagingprogramm aufgenommen. Andere Autoren (Bernaschek u. Janisch 1983; Di Candio et al. 1984; Dragsted et al. 1987) versprechen sich gute Möglichkeiten der Parametrienbeurteilung durch Einsatz der Rektalsonographie. Wertvoll ist die Oberbauchsonographie zum Ausschluß von Lebermetastasen bei fortgeschrittenen Tumoren.

Computertomographie

Diese aufwendigste und teuerste Staginguntersuchung konnte viele mit ihr verbundene Erwartungen nicht erfüllen. Dieses war im Falle der Lymphknotendiagnostik im Stadium I besonders deutlich. Bei 13 von 42 in diesem Stadium operierten Patientinnen konnte ein Lymphknotenbefall histologisch nachgewiesen werden. In allen 13 Fällen war der präoperative CT-Befund falsch-negativ. In dieser Patientengruppe gab es ferner 28 richtig-negative und einen falsch-positiven Befund (Tabelle 2).

Tabelle 2. Lymphknotenbefall im Stadium I. Gegenüberstellung von präoperativer Computertomographie und postoperativer Histologie

CT \ Histologie	Positiv	Negativ
Positiv	0	1
Negativ	13	28

Die Unbrauchbarkeit des CT zur Lymphknotendiagnostik in früheren Stadien des Kollumkarzinoms wurde von mehreren Autoren einstimmig bestätigt. Vercamer et al. (1987) beschrieben eine Gruppe von 55 Patientinnen, die nach CT-Diagnostik operiert wurden. Bei 17 dieser Patientinnen waren Lymphknoten befallen, nur bei 3 der Patientinnen war die CT-Untersuchung positiv. Bei Räber et al. (1985) stimmt das CT mit den histologischen Befunden in Stadium T1 bis T2a in nur 46,6 % überein. Dementsprechend empfehlen Page et al. (1988) das Abdomen-CT nur in Rezidivfällen und überlassen die Primärdiagnostik der Lymphographie. Camilien et al. (1988) sahen tatsächlich befallene Lymphknoten nur in jedem 4. Fall auf dem CT-Bild.

Der Wert der CT bleibt nur bei der Beurteilung der Größe des Primärtumors und bei der Feststellung stark vergrößerter Lymphknoten unbestreitbar.

Ganzkörperszintigraphie

Bei 160 durchgeführten Ganzkörperszintigrammen wurde in 8 Fällen der Verdacht auf Knochenmetastasen geäußert. Röntgenologisch wurde der Verdacht nur bei einer einzigen Patientin mit einem sehr ausgedehnten Karzinom bestätigt. Diese Patientin wurde schon vorher in Stadium IV eingestuft.

Ähnliche Ergebnisse fanden auch andere Autoren. Du Toit u. Grove (1987) stellten bei 210 Patientinnen mit Kollumkarzinom im Stadium I und II keinen Knochenbefall fest. Bei 330 Patientinnen mit größerem lokalen Tumorbefall wurde 11mal szintigraphisch der Verdacht auf Knochenmetastasen geäußert. Von diesen 11 Fällen führte die szintigraphische Untersuchung zur Einstufung der 6 Fälle, die bisher für Stadium III b gehalten wurden, in Stadium IV. Insgesamt hat sich die Szintigraphie in 1,1 % (6 von 540) der Fälle als Staginguntersuchung bestätigt. Bei Okamura et al. (1985) gab es bei 49 Patientinnen mit den Karzinomstadien I a–II a in keinem Fall Knochenmetastasen. Kamath et al. (1983) fanden bei 272 untersuchten Patientinnen in Stadium I in 4 Fällen Knochenmetastasen. Bei den 802 Fällen von Kim et al. (1987) gab es in allen Stadien nur 15 (1,9 %) positive Fälle.

Aus allen diesen Untersuchungen geht hervor, daß die Ganzkörperszintigraphie zumindest in den Stadien I und II a als Staginguntersuchung überflüssig ist.

Röntgenuntersuchung des Thorax

Bei 182 durchgeführten Untersuchungen wurde bei einer Patientin im Stadium IV eine Lungenmetastase gefunden. Diese geringe Inzidenz der Lungenmetastasen bestätigte die Angaben von Lindell et al. (1987), bei denen die 231 Untersuchungen nur in 0,7 % einen positiven Befund ergaben. Demgegenüber fanden Sostman u. Matthay (1980) in 254 Fällen viel mehr (4 %) Lungenmetastasen. Bei Adenokarzinomen der Zervix stieg der Prozentsatz der positiven Befunde bis auf 20 %. Unabhängig von diesen Zahlen ist eine Röntgenuntersuchung des Thorax unverzichtbar.

Diskussion

Nach Auswertung der Untersuchungsergebnisse können die Staginguntersuchungen in 2 Gruppen eingeteilt werden: Aus der ersten Gruppe werden falschpositive oder falsch-negative Befunde geliefert, die zu ebenfalls falschen therapeutischen Entscheidungen führen können. Dieses ist vor allem bei der Lymphknotenbeurteilung im CT der Fall. In der anderen Gruppe findet man in der Regel richtig-negative Befunde, die den Wert dieser Methode als Staginguntersuchung in Frage stellen. Diese Gruppe wird durch die Ganzkörperszintigraphie, Kolonkontrasteinlauf und Rektoskopie vertreten. In Zusammenschau mit den Ergebnissen aus der Literatur könnte eine Empfehlung formuliert werden, daß die Zahl der Staginguntersuchungen der Größe des Primärtumors angepaßt sein sollte:

Bei operablen Patientinnen kann auf den Kolonkontrasteinlauf, Ganzkörperszintigraphie, Sonographie und CT-Lymphknotenbeurteilung verzichtet werden. Eine Rekto- und Zystoskopie sowie Röntgenuntersuchung des Thorax werden durchgeführt, ohne daß der Tumor dort im Ernst vermutet wird. Was aus der Liste der apparativen Untersuchungen wirklich bleibt, sind die Infusionsurographie und das CT, beide mit den genannten Einschränkungen.

Was die Beurteilung des Lymphknotenbefalls bei nicht operablen Patientinnen betrifft, gewinnt die Lymphographie in der gynäkologischen Onkologie wieder den Boden, welchen sie zugunsten der Computertomographie einst verloren hat. Bei der Diagnostik der Harnwege bleibt die Isotopennephrographie immer noch die Methode der zweiten Wahl, wenn die Infusionsurographie keine Klarheit bringt. Die kernspintomographische Untersuchung ist ausgezeichnet für die optimale Beurteilung des Primärtumors im Verhältnis zu den Nachbarorganen (Butler et al. 1984; Powell et al. 1986; Rubens et al. 1988), versagt aber immer noch bei der Beurteilung des parametranen Befalls und der Lymphknoten. Ihr Einsatz für das Routinestaging ist zur Zeit wegen des hohen Aufwands noch nicht möglich. Tumormarker wie das SCC-Antigen (Crombach et al. 1987) sind erst zur posttherapeutischen Verlaufskontrolle wertvoll.

Nach wie vor liegt die Hauptlast der Stadieneinteilung bei der bimanuellen rektovaginalen Untersuchung. Diese Untersuchung dient vor allem der Feststellung der Operabilität, hat also grundlegende Bedeutung.

Von 53 als Stadium I b eingestuften Tumoren blieben 49 postoperativ noch in diesem Stadium. Von 4 präoperativ als Stadium II b eingestuften Tumoren wurde einer postoperativ als Stadium I b zurückgestuft. In Kenntnis dieser Ergebnisse lassen sich die Schwächen der apparativen Staginguntersuchungen viel leichter verkraften.

Die apparativen Verfahren sind jedoch als zusätzliche Methoden zur Staginguntersuchung unerläßlich, vor allem dann, wenn im Rahmen der Primärtherapie keine Laparotomie vorgesehen ist.

Literatur

Abayomi O, Dritschilo A, Emami B, Warting WG, Piro AJ (1982) The value of "routine tests" in the staging evaluation of gynecologic malignancies: A cost effectiveness analysis. Int J Radiat Oncol Biol Phys 8:241–244

Bernaschek G, Janisch H (1983) Eine Methode zur Objektivierung des Parametrienbefundes beim Zervixkarzinom. Geburtshilfe Frauenheilkd 43:498–500

Butler H, Bryan PJ, LiPuma JP, Cohen AM, El Yousef S, Androile JG, Lieberman J (1984) Magnetic resonance imaging of the abnormal female pelvis. AJR 143:1259–1266

Camilien L, Gordon D, Fruchter RG, Maiman M, Boyce JG (1988) Predictive value of computerized tomography in the presurgical evaluation of primary carcinoma of the cervix. Gynecol Oncol 30:209–215

Crombach G, Würz H, Bolte A (1987) Bestimmung des SCC-Antigens im Serum von Patientinnen mit Zervixkarzinom. Geburtshilfe Frauenheilkd 47:439–445

Deale CJ, du Toit JP (1980) Routine investigations in the clinical staging of invasive carcinoma of the cervix. A critical evaluation. S Afr Med J 58:895–898

Di Candio G, Campatelli A, Mosca F, Gadducci A, Nuzzi FM, Facchini V (1984) Transrectal ultrasonography and cervical neoplasia. A preliminary report. Eur J Gynaecol Oncol 5:194–202

DiSaia PJ, Creasman WT (1989) Clinical gynecologic oncology. Mosby, St. Louis

Dragsted J, Asmussen M, Gammelgaard J, Bock JE (1987) Endoluminal ultrasonic scanning in the staging of cervical carcinomas. Gynecol Oncol 28:1–7

Du Troit JP, Grove DV (1987) Radioisotope bone scanning for the detection of occult bony metastases in invasive cervical carcinoma. Gynecol Oncol 28:215–219

Goldman SM, Fishman EK, Rosenshein NB, Gatewood OM, Siegelman SS (1984) Excretory urography and computed tomography in the initial evaluation of patients with cervical cancer: are both examinations necessary? AJR 143:991–996

Kamath CRV, Maruyama Y, DeLand FH, Van Nagell JR (1983) Role of bone scanning for evaluation of carcinoma of the cervix. Gynecol Oncol 15:171–185

Kim RY, Weppelmann B, Salter MM, Brascho DJ (1987) Skeletal metastases from cancer of the uterine cervix: frequency, patterns, and radiotherapeutic significance. Int J Radiat Oncol Biol Phys 13:705–708

Leodolter S, Philipp K, Szalay S (1979) The results of isotope renography and intravenous pyelography in 420 patients with carcinoma of the uterine cervix. Arch Gynecol 227:337–340

Lindell LK, Anderson B (1987) Routine pretreatment evaluation of patients with gynecologic cancer. Obstet Gynecol 69:242–246

Okamura S, Okamoto Y, Maeda T, Sano T, Ueki M, Sugimoto O, Sakata T, Yamasaki K, Akagi H (1985) A study of bone metastasis of cervical carcinoma by bone scintigraphy. Nippon Sanka Fujinka Gakkai Zasshi 37:603–610

Page JE, Constant O, Parsons C (1988) The role of abdominal computed tomography in the assessment of patients with malignant tumours of the cervix and body of the uterus. Clin Radiol 39:273–277

Powell MC, Worthington BS, Sokal M, Wastie M, Buckley J, Symonds EM (1986) Magnetic resonance imaging – its application to cervical carcinoma. Br J Obstet Gynaecol 93:1276–1285

Räber G, Pötzschke B (1985) Wert der Computertomographie zur Parametrienbeurteilung bei Zervixkarzinomen. Fortschr Röntgenstr 143:544–549

Rubens D, Thornbury JR, Angel C, Stoler MH, Weiss SL, Lerner R, Beecham J (1988) Stage I B cervical carcinoma: comparison of clinical, MR, and pathologic staging. AJR 150:135–138

Sostman HD, Matthay RA (1980) Thoracic metastases from cervical carcinoma: Current status. Invest Radiol 15:113–119

Tepmongkol P, Chotikavanich C, Jarusinchai K (1981) Intravenous pyelographic study in patients with carcinoma of cervix uteri: A study of 1,155 cases at Sirirai hospital. J Med Assoc Thai 64:600–603

Vercamer R, Janssens J, Usewils R, Ide P, Baert A, Lauwerijns J, Bonte J (1987) Computed tomography and lymphography in the presurgical staging of early carcinoma of the uterine cervix. Cancer 60:1745–1750

Operative Therapie

Das Stadium I a-Mikrokarzinom der Cervix uteri gestern und heute

H.-G. Hillemanns

Historische Entwicklung

Bei der Suche nach frühen Formen des Kollumkarzinoms führte Mestwerdt (1947) den Begriff des Mikrokarzinoms ein. Gleichzeitig wies Walter Stöckel auf eine mögliche Einschränkung der bisher geübten radikalen Therapie hin. So lesen wir im Atlas der Kolposkopie von Mestwerdt (1949):

In den nächsten Abbildungen werden Befunde dargestellt, *die ich erstmalig (1946) als fertige Mikrocarcinome der Portio bezeichnete,* welche durch regelmäßige systematische Kolposkopie abgefaßt werden konnten. Diese Bezeichnung bezieht sich auf Carcinome, die am äußeren Muttermund, und zwar am Übergang zum Cervicalkanal, zu entstehen pflegen. Es handelt sich zumeist um Plattenepithelcarcinome, die noch örtlich begrenzt sind und eine Größe besitzen, die unter dem Mikroskop annähernd auszumessen ist. Für ihre Abfassung reicht im allgemeinen die gewöhnliche Palpation und Spekulumuntersuchung nicht aus, sondern sie werden weit sicherer mit Hilfe der Kolposkopie und der angeschlossenen Serienschnittuntersuchung unter dem Mikroskop erfaßt. Sie entsprechen den allgemein gültigen pathologisch-anatomischen Vorstellungen über das Wesen des Carcinoms. Sie besitzen die Eigenschaften, die man dem Carcinom zubilligt, sowohl in ihrem Zellverhalten wie auch in ihrer invasiven Wachstumstendenz. . . .

Zur Bezeichnung Mikrocarcinom führte die *Kolposkopie in Verbindung mit der histologischen Serienschnittuntersuchung,* während der Ausdruck präinvasives Carcinom im wesentlichen aus rein oberflächlichen Epithelabschabungen zur histologischen Untersuchung resultiert. . . .

Das Mikrocarcinom nimmt seinen Ausgang von der Oberfläche der Portio und den sichtbaren Abschnitten des Cervicalkanals. Es entsteht dort *multizentrisch* und entwickelt sich im Verein mit gleichzeitig bestehenden atypischen Epithelproliferationen. Bei den bisher beobachteten Fällen *schwankte seine Größe zwischen wenigen Millimetern* und 1½ cm Ausbreitung an der Oberfläche, bei einer Tiefe von 7,7 mm. Sein Vorkommen ist relativ selten. Es stellt gewissermaßen die Brücke dar zwischen den beiden großen Eckpfeilern, nämlich dem atypischen Epithel, aus dem es offenbar hervorgegangen ist, und dem Makrocarcinom, zu dem es führt. . . .

Die Mikrocarcinome wachsen vielfach symptomlos, d. h. sie weisen keine Ca-verdächtigen Erscheinungen in ihrer Vorgeschichte auf. Gelegentlich jedoch wurden bereits bei ihnen trotz ihrer Kleinheit Ca-verdächtige Symptome, wie Blutungsanomalien und blutiger Fluor, beobachtet. Sie wurden am häufigsten um das 35. Lebensjahr festgestellt (Abb. 1) . . .

Ihre Behandlung wurde bisher noch nicht einheitlich durchgeführt. Sie ging von dem Bestreben aus, bei diesen Kleinstkrebsen den *verstümmelnden Eingriff vermeidbar zu machen.* Die Erfahrung hat jedoch gezeigt, daß bei einem Palliativeingriff, wie z. B. der Portioamputation, in gar nicht so seltenen Fällen mit einem Rezidiv zu rechnen ist. Man hat daher in letzter Zeit sich nicht mit solchen Eingriffen begnügt, sondern ist doch dazu übergegangen, wenigstens allein den Uterus zu opfern.

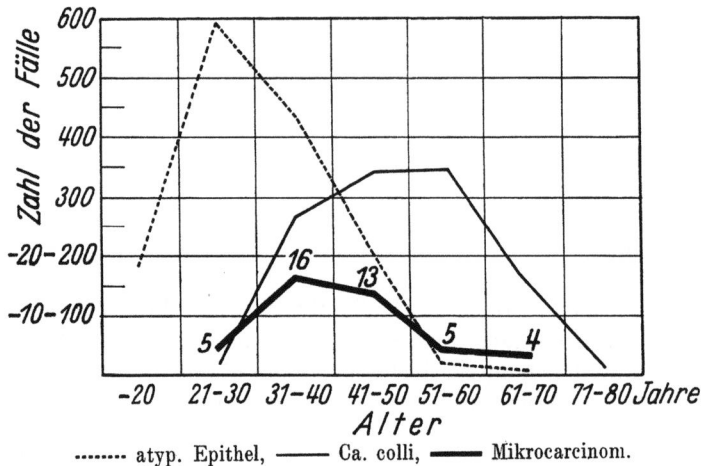

Altersverteilung bei 43 Mikrocarcinomen
(im Vergleich zur Altersverteilung bei atypischen Epithelbefunden
und Ca. colli).

.... atyp. Epithel, ――― Ca. colli, ▬▬ Mikrocarcinom.

Abb. 1. Verteilung der Mikrokarzinome. (Aus Mestwerdt 1949)

Seitdem versuchten viele Autoren eine der jeweiligen Ausbreitungsform des Krebses adäquate Therapie zu finden (Zusammenfassende Übersicht bei Hillemanns 1969; Hillemanns u. Limburg 1972; Burghardt 1984; Schmidt-Matthiessen 1986).

Das Mikrokarzinom gehört zu den invasiven Zervixkarzinomen Stadium I, und zwar als Untergruppe I a. Durch ein internationales Komitee in Wien 1961 wurde eine separate Gruppe „Mikrokarzinom" nach Abstimmung *noch nicht* definiert. Die Diagnose Mikrokarzinom ermöglicht jedoch die konservative Therapie mit minimaler Gefahr für die Patientin und mußte deshalb angestrebt werden. Die von Held 1960 vorgeschlagene Klassifizierung als Stadium I a hatte sich sehr bald klinisch bewährt. In Anlehnung an Mestwerdt (1953) Limburg (1956) und Kaufmann et al. (1965) schlugen wir (1970) folgende Definition vor, deren Vorbedingung eine in technischer und diagnostischer Hinsicht optimale Konisation ist:

Nachweis isolierter karzinomatöser Zellkomplexe innerhalb des Bindegewebes auf Serienschnitten ohne Verbindung zum Carcinoma in situ. Das Tiefenwachstum der isolierten Zellen sollte etwa 5 mm nicht überschreiten, weil statistisch bis zu dieser Tumorgröße die Frequenz der Metastasierung 1% nicht überschreitet (Kaufmann et al., 1965, in unserem Material unter 1%, Hillemanns et al. 1972). Vorbedingung zur Diagnosestellung war immer ein vollkommener Überblick auf den Stufenschnitten, sowohl über das Carcinoma in situ wie die isolierten abgetropften Zellkomplexe. Zusätzliche Kriterien beginnender Malignität wurden bald herausgearbeitet (s. Abb. 2–4).

Definition

Die Stadieneinteilung des Zervixkarzinoms beinhaltet in der FIGO- sowie der UICC-Klassifikation das mikroinvasive Karzinom als I a bzw. T1 a (Tabelle 1). Die neueste Definition des mikroinvasiven Krebses wurde durch das Krebskomitee der FIGO gegeben. Das Stadium I a wird unterteilt in die beiden Untergruppen I a1 und I a2. Das erste Stadium betrifft die Läsionen der *frühen Stromainvasion,* während das Stadium I a2 *Mikrokarzinome* umfaßt bzw. Läsionen, die makroskopisch auf dem Objektträger erkannt werden können, deren Invasionstiefe aber begrenzt ist mit 5 mm, bei einer horizontalen Ausbreitung von 7 mm (Burghardt 1987).

In diesem Zusammenhang ist die Stellungnahme des Komitees zum mikroinvasiven Carcinom der Japanischen Gesellschaft für Geburtshilfe und Gynäkologie von Interesse, die ebenfalls auf dem 6. Weltkongreß für Zervixpathologie und Kolposkopie zum Ausdruck kam (Sugimori 1987): Die Diagnose und die Behandlung des mikroinvasiven Karzinoms der Zervix bleibt kontrovers. Die Uneinigkeit ist vor allem bedingt durch die unterschiedliche Definition.

Tabelle 1. Stadieneinteilung bei Präkanzerosen und malignen Veränderungen der Cervix uteri. FIGO- sowie UICC-Klassifikation. In diese Diagnostik dürfen eingehen: klinischer Befund, Kürettage, Zystoskopie, Rektoskopie, Urographie. (Nach Schmidt-Matthiesen 1986)

FIGO-Klassifikation	UICC-Klassifikation	Definition
0	Tis	Carcinoma in situ (schwere Dysplasie)
I	T1	Karzinom auf die Zervix beschränkt
I a	T1a	Mikroinvasives Karzinom, nur histologisch diagnostizierbar (präklinisch)
I b[a]	T1b	Klinisches Karzinom
II	T2	Ausbreitung über die Zervix hinaus, ohne die Beckenwand bzw. das untere Vaginaldrittel zu erreichen
II a	T2a	Übergang auf die Vagina (maximal ⅔)
II b	T2b	Übergang auf Parametrium ohne Erreichen der Beckenwand
III	T3	Karzinom erreicht die Beckenwand und/oder das untere Vaginaldrittel
III a	T2a	Karzinom erreicht das untere Vaginaldrittel
III b	T3b	Karzinom erreicht die Beckenwand und/oder Hydronephrose bzw. stumme Niere (äquivalent)
IV (a)	T4	Übergang auf Blase oder Rektum (Mukosa) und/oder Ausbreitung außerhalb des Beckens
IV (b)	M1	Fernmetastasen

[a] *Sonderfälle:* Falls nicht bei Routineuntersuchung, sondern sekundär, am Operationspräparat entdeckt und größer als I a: „Ib occult". CH II, III, IV: Falls das genaue Stadium nicht primär durch Routineuntersuchung, sondern anläßlich anderweitig indizierter Operation entdeckt wurde

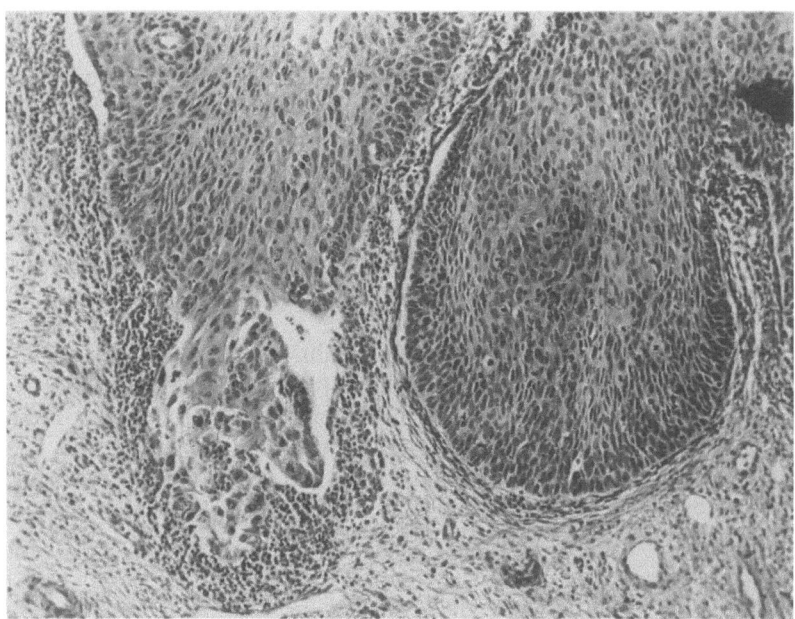

Abb. 2. Frühe Stromainvasion Stadium I a1. Das Carcinoma in situ in plumpem Vordringen gegen das Stroma der Cervix uteri (CIN III). Aus dem linken Zapfen hervor wird die Basalmembran durchbrochen, die invasiven Zellproliferationen sind jedoch noch nicht vom Mutterboden des Carcinoma in situ abgelöst. Auflockerung, Rückdifferenzierung der infiltrierenden Zellgruppe und Makrophagenreaktion des Stromas sind weitere Charakteristika

Die meisten Autoren stimmen darin überein, daß die Invasionstiefe nicht größer als 5 mm sein sollte, einige jedoch benutzen 1 mm, andere 3 mm oder 5 mm maximale Invasionstiefe. Andere wieder schließen Fälle mit konfluierenden Invasionszapfen oder Lympheinbruch aus. Wieder andere schlagen eine Definition aufgrund des Tumorvolumens vor. Das FIGO-Komitee wiederum akzeptierte kürzlich eine Ausdehnung von weniger als 5 × 10 mm. Das Japanische Komitee zum mikroinvasiven Carcinom der Gesellschaft für Geburtshilfe und Gynäkologie schlägt demgegenüber eine Definition vor, die die Invasionstiefe bis zu 3 mm von der Basalmembran umfaßt, schließt aber Fälle aus mit Gefäßeinbruch oder konfluierenden Invasionszapfen („confluent pattern of invasion").

Histopathologie

Bei Diagnose und Therapie des mikroinvasiven Karzinoms ist es wichtig, zwischen der *frühen Stromainvasion* und dem *Mikrokarzinom* zu unterscheiden. Der kolposkopische Befund, die Prognose und die Therapie sind meist unterschiedlich.

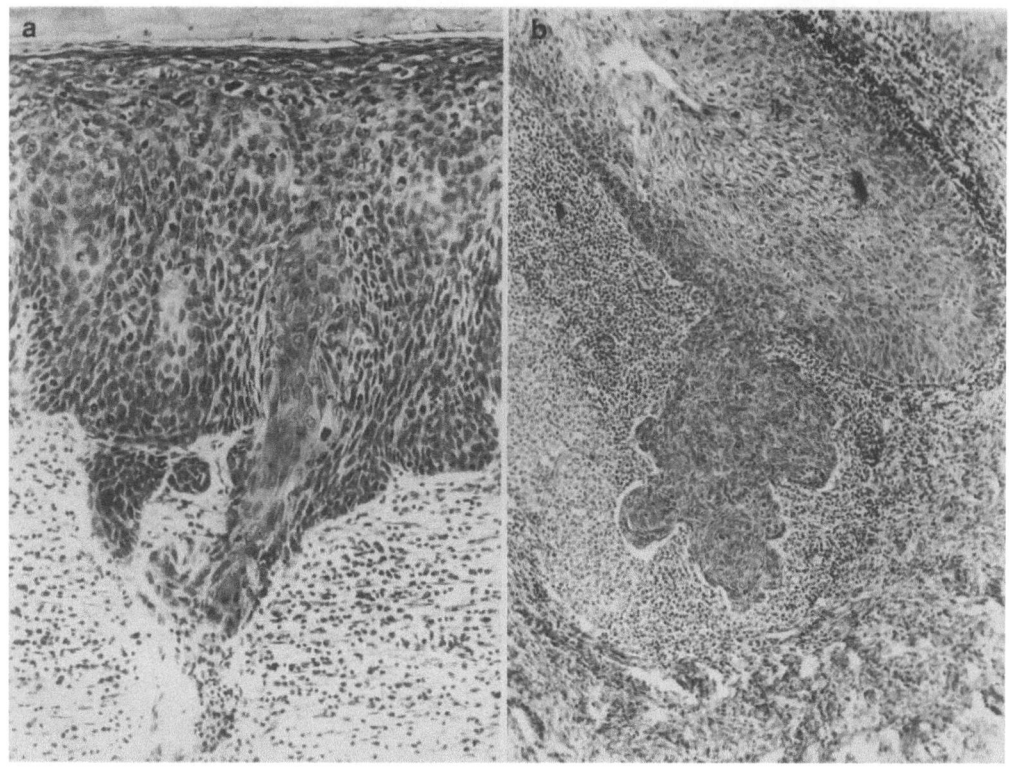

Abb. 3a, b. Carcinoma in situ mit früher Stromainvasion (beginnende, minimale Stromainvasion). **a** Die Basalmembran ist durchbrochen, jedoch sind die durchbrechenden Zellgruppen noch in Zusammenhang mit dem Carcinoma in situ. Eine Ausreifungstendenz in der vordrängenden Epithelknospe ist charakteristisch. Die infiltrierenden Epithelkomplexe sind durch unregelmäßige, polygonale Begrenzung, Depolarisierung der Zellordnung, Rundzellreaktion und Randödem charakterisiert. **b** Da auf Stufenschnitten noch kein isoliertes Abtropfen nachweisbar ist, die invasiven Zellen noch in Zusammenhang mit dem Carcinoma in situ stehen, diagnostizieren und behandeln wir als Carcinoma in situ und beschränken die Therapie auf die Konisation

Frühe Stromainvasion

Dieses Carcinoma in situ mit früher oder minimaler Strominvasion (I a1) gehört noch zu den präinvasiven Veränderungen. Diese Gruppe beinhaltet jene Fälle, bei denen es zu einer Penetration kleinster Zonen atypischen Epithels in das darunterliegende Stroma gekommen ist. Entscheidend ist die Verbindung der Invasionssprossen mit der präinvasiven zervikalen intraepithelialen Neoplasie (CIN), meist mit einem ausgeprägten Carcinoma in situ, in seltenen Fällen aber auch mit Bildern noch höherer Differenzierung, die einer Dysplasie gleichen. Entscheidend ist, daß eine diskontinuierliche, vom Carcinoma in situ abgetropfte Invasion noch nicht vorliegen darf.

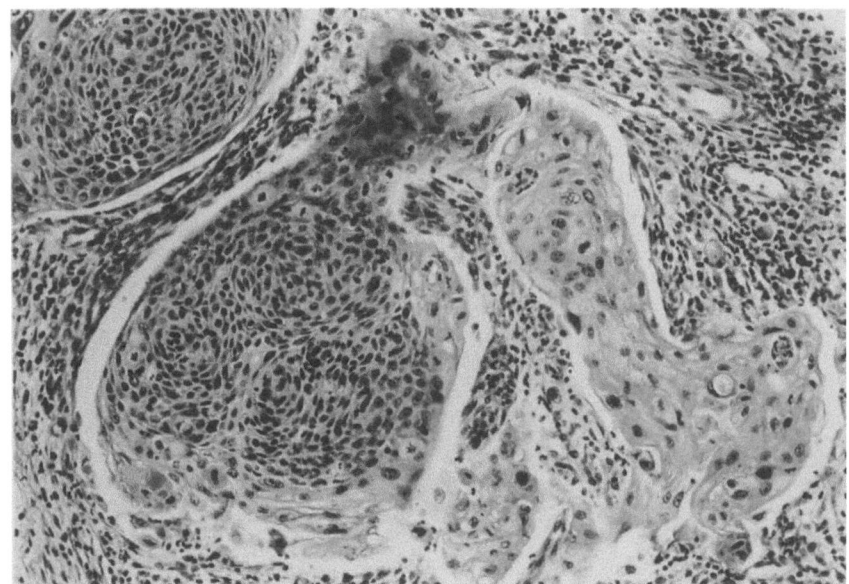

Abb. 4. Die frühinvasive Zellproliferation zeigt einmal noch den Charakter des undifferenzierten, sog. atypischen, basalzelligen Carcinoma in situ, zum andern den des differenzierten Plattenepithelkarzinoms

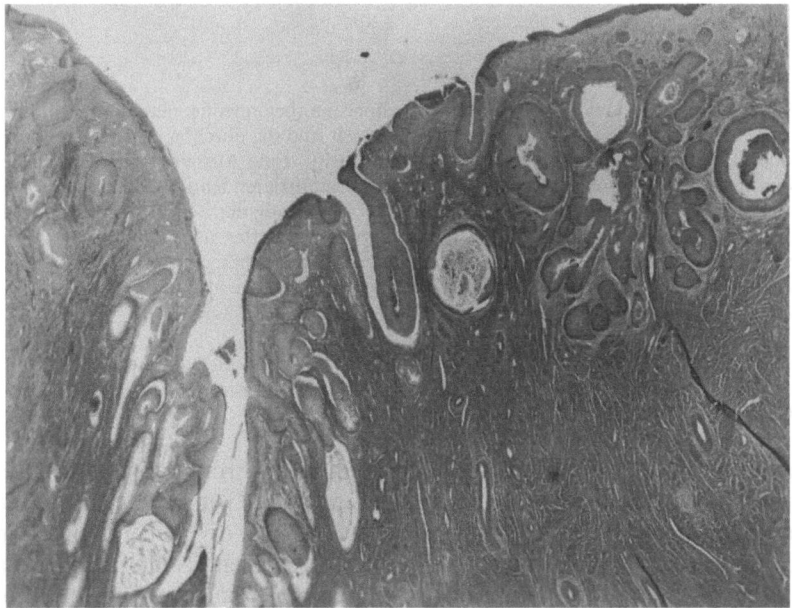

Abb. 5. Mikrokarzinom der Cervix uteri Stadium I a2. Die Grenze von Carcinoma in situ zum okkulten Karzinom, d.h. vom Stadium 0 zum Stadium I a ist eindeutig überschritten. Die Invasion erfolgt hier über das zuvor durch das Carcinoma in situ (CIN III) infiltrierte Drüsenfeld, charakterisiert durch abgerundete atypische Epithelnester und Karzinomzapfen

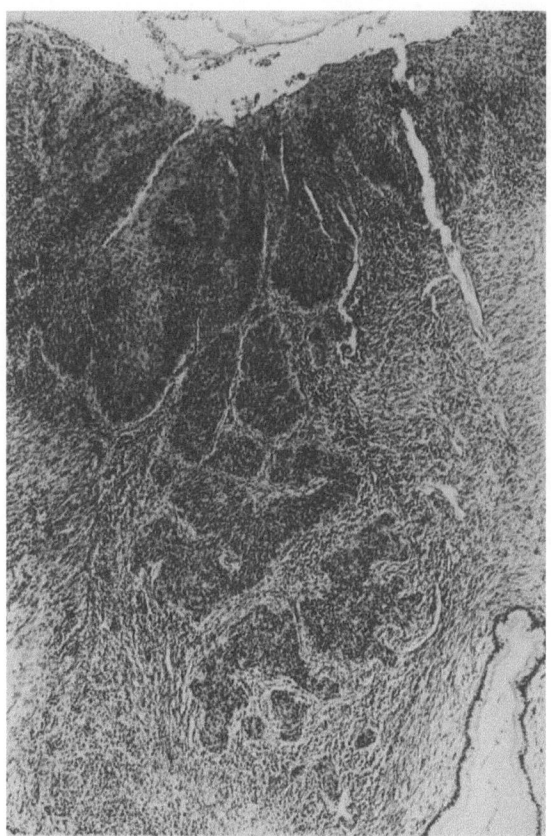

Abb. 6. Mikrokarzinom der Cervix uteri Stadium I a2. Die Invasion aus dem Carcinoma in situ erfolgt hier nicht über das Drüsenfeld (Abb. 5), sondern direkt in das Stroma. Es treten vorwiegend fingerförmige und netzartige Infiltrate auf

Die frühinvasiven Epithelsprossen zeigen meist ein charakteristisches morphologisches Bild, welches einer Pseudoausreifung, einer sog. Rückdifferenzierung entspricht (Abb. 4). Aufhellung, hornperlartige Strukturen, lockerer Zellverband unterscheiden sich meist eindrucksvoll vom Carcinoma in situ der Oberfläche. Das umgebende Stroma zeigt vielfach charakteristische Veränderungen im Sinne einer Antigen-Antikörper- und Makrophagenreaktion, ist aufgelockert, von Rundzellen infiltriert und vielfach ödematös (Abb. 2–4).

Mikrokarzinom

Entsprechend der Definition bildet das Mikrokarzinom einen kleinen, meßbaren Tumor von wenigen Millimetern Invasionstiefe, der auf dem Objektträger, auf dem gefärbten Schnitt mit nacktem Auge sichtbar ist. Die obere Grenze des

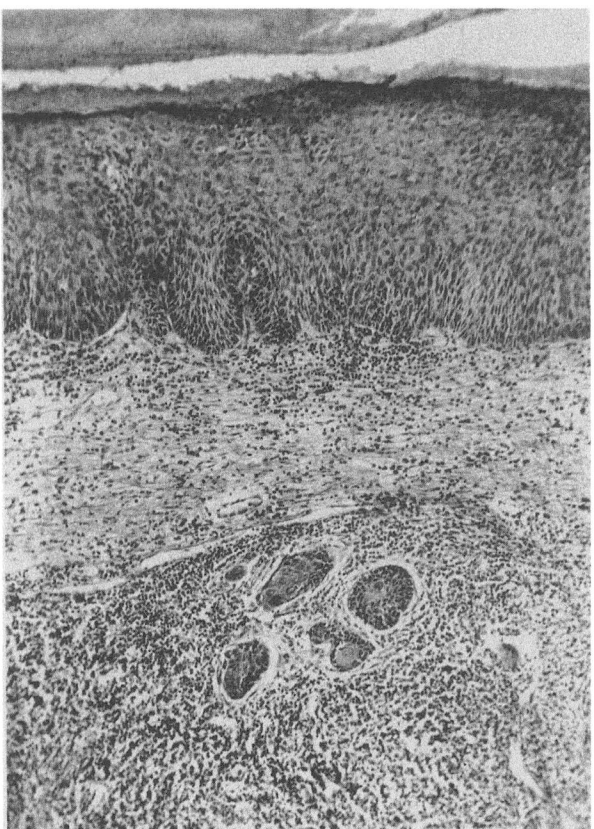

Abb. 7. Mikrokarzinom der Cervix uteri Stadium I a2. Die Invasion aus dem Carcinoma in situ erfolgt in seltenen Fällen auch durch frühzeitige Abschwemmung von Krebszellkolonien („tropfige Infiltration") als lymphogene und auch vaskuläre Invasion

Volumens wurde mit 500 mm^3 definiert; sind die Schnitte ungünstig, muß man die zwei größten Diameter abschätzen, wobei man davon ausgehen kann, daß die dritte Dimension den größten der zwei meßbaren nicht mehr als 50 % überschreitet. Die meisten Autoren beziehen sich auf die Invasionstiefe, welche nicht größer als 5 mm sein sollte. Da die Oberflächenausdehnung vielfach aber ungeachtet einer geringen Tiefeninvasion groß ist, muß man beachten, daß das Gesamtvolumen eines Tumors mit seiner metastastischen Potenz korreliert ist. Die Invasion schreitet über das Drüsenfeld (Abb. 5) oder direkt in das Stroma (Abb. 6) vor. Eine besondere prognostische Bedeutung kommt einer dritten Form, dem Lymph- und Gefäßeinbruch zu (Abb. 7).

Diagnostische Grenzfälle zeigen die Abb. 8–10. Sowohl an der Ektozervix als auch bei endozervikaler Tumorbildung kann die Abgrenzung des Stadiums I a vom Stadium I b schwierig oder unmöglich sein.

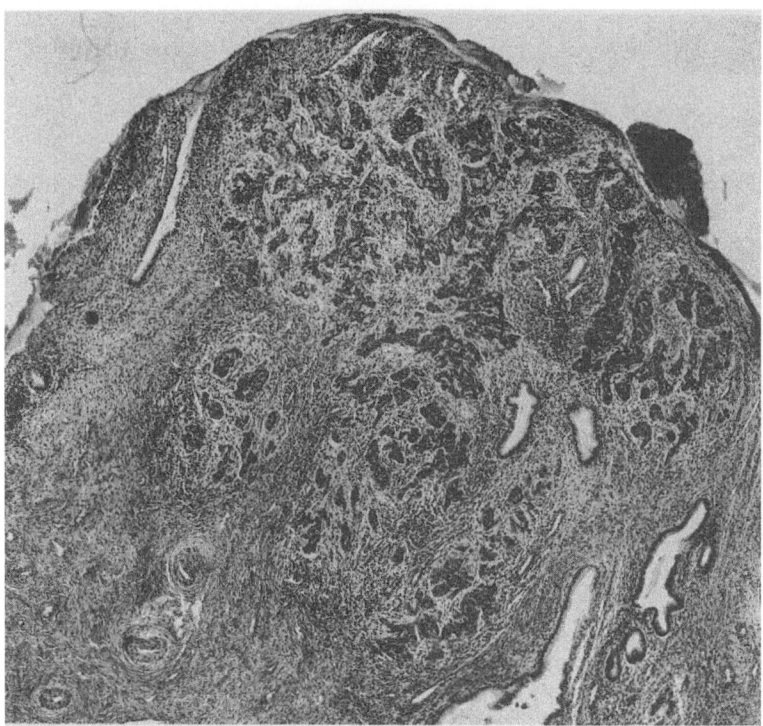

Abb. 8. Mikrokarzinom der Cervix uteri Stadium I a2 – Grenzfall. Hier an der Ektozervix gelegen wird das kleine Karzinom klinisch infolge der Epithelerosion manifest. Die Grenze zum Stadium I b ist fließend, die metrische Ausdehnung und das Tumorvolumen sind schwierig zu bestimmen. Das Ausmaß der in diesen Grenzfällen für notwendig erachteten Therapie ergibt sich aus der Abschätzung aller Malignitätskriterien, vor allem im Hinblick auf eine mögliche Metastasierung. Nur im Team eines hocherfahrenen prätherapeutischen Konsiliums ist die äußerst verantwortungsvolle Entscheidung möglich

Wie bei allen genitalen Präneoplasien, vor allem beim Vulvakarzinom, ist die Bemessung der Invasionstiefe auch beim Zervixkarzinom ein hoch bedeutsames Problem, das hohe Anforderungen an die histopathologische Aufarbeitung des Gewebes und die alles entscheidende daraus resultierende Diagnostik stellt (Hillemanns u. Hilgarth 1986, S. 108, 126; Schmidt-Matthiesen 1986, S. 184). Die Bedeutung der histologischen Merkmale für Diagnose und Therapie sowie für die Prognose veranschaulicht Tabelle 2.

Diagnose

Basis ist die Stufenschnittaufarbeitung eines Zervixkonus. *Kolposkopisch* gezielte Knipsbiopsien geben bei erfahrenen Untersuchern in hohem Prozent-

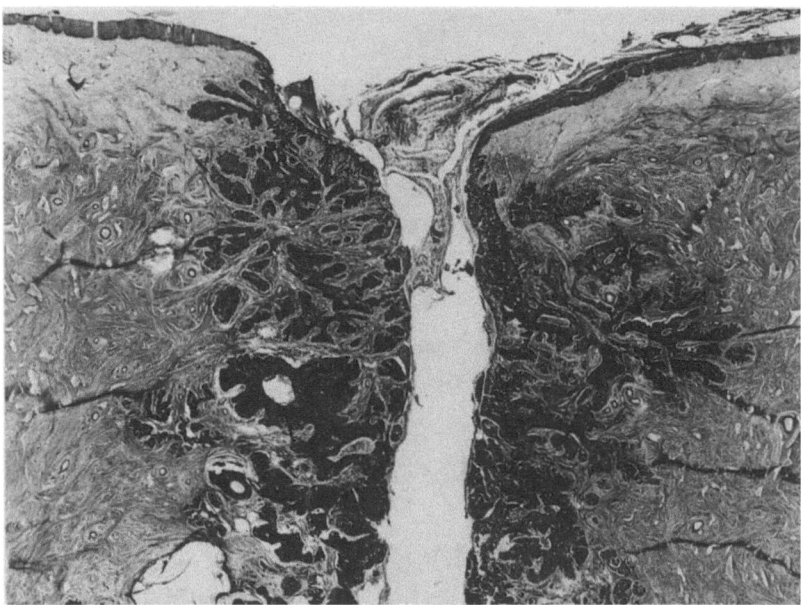

Abb. 9. Noch Mikrokarzinom der Cervix uteri Stadium I a2? – Grenzfall. Die Infiltration aus dem endozervikalen Carcinoma in situ überschreitet das schwer überschaubare ehemalige Drüsenfeld um ca. 6 mm. Eine Bezugsbasis für die metrische Bestimmung ist auch auf Stufenschnitten nicht zu sichern. Somit muß die Diagnose Stadium I b gestellt werden

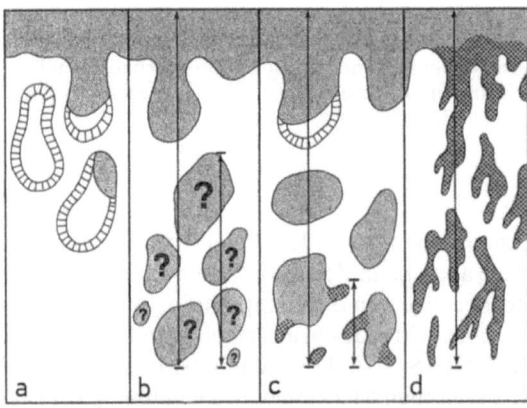

Abb. 10 a–d. Schematische Darstellung zur Fragwürdigkeit der Bemessung der Invasionstiefe.
a Carcinoma in situ.
b Carcinoma in situ oder partiell schon plumpe Infiltration?
c Plumpe Infiltration mit Destruktionsknospen.
d Primär feingliedrig-netzförmige Infiltration.
Frage: Wo ist im Einzelfall die sinnvolle Bezugsbasis für die Messung? (Nach Schmidt-Matthiesen 1986)

satz einen sicheren Eindruck, bedeutsam vor allem, wenn die Konisation eingespart und bei gegebener Indikation sofort hysterektomiert werden soll. Dennoch darf die Diagnose einer frühen Stromainvasion oder eines Mikrokarzinoms in der Regel nicht auf einer Biopsie beruhen. Während der wissenschaftlichen Aufarbeitung dieses Problems zwischen 1952 und 1970 führten

Tabelle 2. Histologische Merkmale beim Zervixkarzinom und ihre Bedeutung für Metastasierungstendenz und/oder Prognose. Jedes Einzelmerkmal ist nur begrenzt aussagefähig, die Mehrzahl aber informativ. Die Angaben basieren auf Ergebnissen von mehreren Autoren. (Aus Schmidt-Matthiesen 1986)

Merkmal	„Low risk"–günstig	„High risk"–ungünstig
Tumordurchmesser	Bis maximal 10 mm	Über 30 mm
Tumorvolumen	500–1000 mm³	Über 6000–9000 mm³
Invasionstiefe	Bei Mikrokarzinom < 3 mm, sonst bis 10 mm	Bei Mikrokarzinom nahe 5 mm, sonst: über 10 mm 11–15 mm: 27% positive Lymphknoten
Lokalisation	Portiooberfläche	Intrazervikal
Reife/Grading	Hoch/günstig	Unreif/schlecht: 80% positive Lymphknoten, auch Metastasen über 80% unreif
Nekrosen (?)	Keine	Vorhanden
Wachstumsform (frontal)	Plump, glattrandig; organoide Formation	Dissoziiert, sprayförmig, feingliedrig, netzförmig; schlank bei straffem Stroma, bizarre Konturen
Faserverhalten (präfrontal; frontal)	Starke Auflockerung bzw. Lyse. Oder: primäre produktive Reaktion	Straffe Erhaltung bei stummer, adaptiver Invasion
Kleinzellige Infiltration (präfrontal, frontal)	+ − + + + (sofern kein organoides Wachstum vorliegt)	0 − (+)
Einbruch in Lymphbahnen oder Gefäße	Keine	Vorhanden, ausgeprägt (Gefäße > Lymphbahnen)

wir oft 400 und mehr *Stufen- bzw. Serienschnitte durch den Konus* durch; heute verlangen wir immer noch etwa 80 Schnitte als Basis für die zu verantwortende Therapie. Während die frühe Stromainvasion mit fingerförmigen Sprossen meist sehr leicht zu diagnostizieren ist – auch die direkte Stromainvasion oder das Einbrechen über das zuvor infiltrierte Drüsenfeld – bereiten andere Fälle große Schwierigkeiten, insbesondere große konfluierende Invasionszapfen und Fälle schwerer erosiver Zervizitis mit nicht abgrenzbarer Basalmembran.

Eine besondere Problematik kommt der *Diagnose Mikrokarzinom in der Gravidität* zu (Hillemanns u. Limburg 1972, S. 785–790). Bereits kolposkopisch bereiten das Ödem, die vermehrte Vaskularisation und die Epithelverschiebung diagnostische Schwierigkeiten. Auch die Auflockerung der Zelle, das Kernödem, die stärker hervortretende Chromatinstruktur führt zu Fehlinterpretationen. Ebenso ist die Histologie in der Gravidität aus den genannten Gründen erschwert, wobei der Malignitätsgrad weit höher eingeschätzt wird, als nach Rückbildung der Schwangerschaftsveränderungen sich dann später zeigt. Ganz allgemein gilt aber, daß ein Carcinoma in situ und ein Mikrokarzinom außerhalb und innerhalb der Schwangerschaft identische Vorgänge sind, sowohl was das diagnostische als auch was das therapeutische Management betrifft. Nur die besonderen Umstände der Schwangerschaft zwingen zu einem unterschiedlichen zeitlichen und auch diagnostisch-therapeutischen Vorgehen.

Die besondere Problematik eines Adenomikrokarzinoms der Zervix kann hier nicht diskutiert werden.

Früherfassung

Hinselmann u. Mestwerdt begründeten ihr Lebenswerk, die Früherfassung des Zervixkarzinoms, nur auf die Basis sorgfältigster Kolposkopie, aber in engster Verbindung mit der Stufenschnittaufarbeitung des Zervixgewebes (Zervixkonisation; früher Portioamputation). *Kolposkopisch* sind Kombinationsbefunde von essigweißem Epithel mit Mosaik und Punktierung, vor allem beginnende atypische Gefäßmuster, hoch suspekt für eine drohende, beginnende Invasion (Tabelle 3). Die Korrelation von Kolposkopie mit ebenfalls äußerst sorgfältiger Zytodiagnostik, unterstützt durch gezielte Knipsbiopsien, ergibt eine für die anschließende Therapie ausreichende Sicherheit. In einer gemeinsamen kooperativen Studie an 419 frühen Stromainvasionen/Mikrokarzinomen ergab sich eine über 80 % liegende später gesicherte Verdachtsdiagnose beginnender Invasion (Tabelle 4). Die Feinanalyse von 124 CIN bzw. frühinvasiven Zervixkarzinomen zeigt hier jedoch, daß bei beginnender Invasion auch ein sehr erfahrenes prätherapeutisches Konsilium sich einer nur fraglichen definitiven Treffsicherheit bewußt sein muß. Allerdings handelt es sich dann meist um sehr begrenzte Karzinome von einer Invasionstiefe unter 7 mm, wobei jedoch Lymph- und Gefäßeinbrüche von besonderer prognostischer Bedeutung sind (Tabelle 5).

Häufigkeit

Die Analyse unseres Gesamtmaterials von 1953–1968 gibt einen Eindruck von der Frequenz des Mikrokarzinoms unter allen Frühfällen (14,5 % Mikrokarzinome unter allen CIN und Stadium Ia-Fällen) sowie von der Häufigkeit in bezug zu allen invasiven Karzinomen (Ia, bezogen auf Ia bis IV): 5,5 % (Tabelle 6). 1987 befundeten wir 10 Stadien Ia im Vergleich zu 21 Stadien 0 und 23 Stadien Ib.

Tabelle 3.' Malignitätsindex. (Aus Burghardt 1984)

Befunde bei Routinekolposkopie	CIN oder Mikro-karzinom [%]
Leukoplakie	7,4
Mosaik oder Punktierung	18,6
Leukoplakie + Mosaik + Punktierung	31,0
Atypische Transformationszone	17,0
Jodnegative Zone	1,7

Tabelle 4. Früherfassung des Mikrokarzinoms. Die Bedeutung klinischer Symptome, makroskopischer, kolposkopischer und zytodiagnostischer Befunde in der Entdeckung von früher Stromainvasion (*ESI*, Stadium I a1) und Mikrokarzinom (*MC*, Stadium I a2). (Nach Lohe et al. 1978)

Suspekt positiv	ESI $n=285$ [%]	MC $n=134$ [%]
Symptome	46	57
Makroskopie	18	28
Kolposkopie	*75*	*73*
(endozervikal lokalisiert)	33	34
Zytologie susp./positiv	95	92
Invasion (Verdacht)	*86*	*80*

Tabelle 5. Analyse der diagnostischen Treffsicherheit im Grenzbereich drohender Invasion. Höchste Treffsicherheit bei Dysplasie und Carcinoma in situ. Fragliche Treffsicherheit bei beginnender Invasion. (UFK Freiburg, Hillemanns et al. 1973)

Diagnose des prätherapeutischen Konsiliums (Kolposkopie, Zytologie Gezielte Knipsbiopsie)		Diagnose des Op.-Präparats (Stufenschnitte)			
		Negativ	Dysplasie/ Stad. 0	Stad. I a	Stad. I b (Invasion)
Dysplasie/Stad. 0	113	15	90	5	3 Fälle (6–12 mm)
Stad. I a Mikrokarzinom	11	–	–	5	6 Fälle (5–7 mm)

Tabelle 6. Häufigkeitsverteilung. (Gesamtmaterial UFK Freiburg, 1953–1968)

Stadium		n
Carcinoma in situ	0	789
Mikrokarzinom	I a	134
Invasive Karzinome	I a–IV	2412
Diagnostische Konisationen		1200

Häufigkeit		[%]
Carcinoma in situ	0/I a–IV	30,6
Mikrokarzinome (unter allen Frühfällen)	I a/0–I a	14,5
Mikrokarzinome (unter allen Karzinomen)	I a/I a–IV	5,5

Therapie

Vor 1950 gab es nur die radikale Therapie des Zervixkarzinoms. Das galt auch für die 20–40 % der Vor- und Frühstadien. An unserer Klinik wird das Mikrokarzinom seit 1955 als solches diagnostiziert. Bis 1963 führten wir überwiegend die große Krebstherapie durch mit Strahlentherapie, abdominaler oder radikaler Operation mit Drüsenausräumung und Nachbestrahlung. Nach 1963 verließen wir die radikalen Methoden und beschränkten uns auf die Hysterektomie sowie auf die Zervixkonisation. Fälle mit Radikaloperation sind heute die Ausnahme und betreffen vor allem die sog. netzige Infiltration, Gefäß- und Lympheinbrüche.

Es sei erinnert, daß noch 1969 H. L. Kottmeier dogmatisch und aufgrund einer lebenslangen Erfahrung sagte: „Die einfache Hysterektomie für frühinvasive Karzinome Stadium I a ist eine inkorrekte Therapie" (siehe Hillemanns 1981).

Den *Wandel in der Therapie der Mikrokarzinome,* wie weltweit zu beobachten, veranschaulicht Tabelle 7. Die Behandlungsergebnisse zeigen, daß weder bei 285 frühen Stromainvasionen noch bei 134 Mikrokarzinomen eine Lymphknotenmetastasierung im Rahmen dieser Studie nachgewiesen werden konnte (Tabelle 8). An der Grazer Klinik wurden zwischen 1958 und 1980 265 Fälle des Stadiums I a1 und 140 Fälle des Stadiums I a2 behandelt. Obwohl seit 1971 alle Stadien I a1 durch Hysterektomie, meist aber durch Konisation behandelt worden waren, fand sich kein Rezidiv. Unter den Stadien I a2 verstarb nur 1 Patientin nach begrenzter Therapie durch Hysterektomie, es handelte sich jedoch um einen Gefäßeinbruch. In 24 pelvin untersuchten Fällen wurde kein Lymphknotenbefall befundet.

Prognose

In der zitierten kooperativen Studie (Tabelle 9) ergab sich eine unbereinigte Mortalität von 2,2 %, in einer weltweiten Literaturübersicht von 3,22 % nach Mikrokarzinomtherapie. Von Interesse sind die japanischen Ergebnisse (Sugimori, 1987 l.c.): Nach Einhaltung der strikten Definitionen, wie sie oben wiedergegeben wurden, fand sich eine Häufigkeit von 0,6 % Lymphknotenmetastasen unter 172 Fällen. Hieraus wurde geschlossen, daß das Mikrokarzinom durch einfache Hysterektomie sicher therapierbar ist. Nur in wenigen ausgewählten Fällen sollte man den Uterus erhalten, wenn hierfür eine dringliche Indikation gegeben ist.

Eine besondere prognostische Bedeutung hat die „Konisation nicht im Gesunden" auch bei der Therapie des Mikrokarzinoms. In unserem Freiburger Material betrifft die Diagnose „*nicht* im Gesunden" bei Dysplasie leichten Grades 2 %, mittleren Grades 18 %, schweren Grades 35 %, bei allen Dysplasien 17,5 %. Nur in 11,8 % dieser nicht im Gesunden befundeten Konisationen kommt es später zu einem erneuten positiven Pap.-Befund.

Tabelle 7. Wandel der Therapie des Mikrokarzinoms zwischen 1955 und 1980 am Beispiel UFK Freiburg

Jahr	n	Radikaltherapie	Hysterektomie	Konisation
1955	5	*****		
1956	4	**	**	
1957	5	***	*	*
1958	9	***	******	
1959	9	********		*
1960	12	**********		**
1961	15	********	**	****
1962	10	*********		*
1963	14	***********		***
1955–1963	83	60	11	12
1964	12	***	******	***
1965	11	****	******	*
1966	6		**	****
1967	6	*	****	*
1968	12	*	********	***
1969	9	*	*****	***
1970	5	*	**	**
1971	6	***	***	
1972	3	*	*	*
1973	1			*
1974	6	**	****	
1964–1974	77	17	41	19
1975	7		******	*
1976	10	**	********	
1977	4	*	***	
1978	3	**		*
1979	5	**	*	**
1980	6	**		****
1975–1980	35	9	18	8
1955–1980	195	86	70	39

Tabelle 8. Therapieergebnisse bei früher Stromainvasion (*ESI*) und Mikrokarzinom (*MC*). (Nach Lohe et al. 1977)

	ESI $n=285$ [%]	MC $n=134$ [%]
Minimal oder begrenzt (Konisation, Hysterektomie)	72	41
Radikaltherapie (Wertheim-Meigs, Schauta-Amreich)	21	49
Lymphknotenmetastasierung	0 (OP 29/285)	0 (OP 37/134)

Tabelle 9. Rezidivtod bei früher Stromainvasion (*ESI*) und Mikrokarzinom (*MC*). (Nach Lohe et al. 1977)

	ESI		MC	
	n	[%]	*n*	[%]
Freiburg 1955–1972 *n* = 60	0/50	0	1/110	0
Kooperative Studie	0/285	0	3/134	2,2
Literatur	4/895	0,4	14/435	3,22

Gegenüber diesen 17,5% nicht im Gesunden konisierten Dysplasien befundeten wir 31,5% unserer Carcinomata in situ als „nicht im Gesunden konisiert". 12,3% dieser nicht im Gesunden konisierten Patientinnen wurden später wieder Pap.-positiv, in keinem Fall kam es zur Invasion.

Im Grazer Material von 1958–1976 wurde unter 2522 Konisationen die Konisation nicht im Gesunden bei leichter Dysplasie in 13,9%, mäßiger Dysplasie in 24,5%, schwerer Dysplasie/Carcinoma in situ in 38,8% der Fälle befundet. Unter 83 frühen Stromainvasionen lautete die Diagnose in 64,1%, unter 27 Mikrokarzinomen in 73,3% „nicht im Gesunden".

Das bedeutet, daß mit steigendem Malignitätsgrad, also besonders bei früher Stromainvasion und bei Mikrokarzinom, mit Konisation „nicht im Gesunden" doch in einem höheren Prozentsatz gerechnet werden muß.

Die Beurteilung der Stufenschnitte eines Konus durch einen erfahrenen Untersucher gibt allein die sichere Basis für eine optimale, begrenzte, vielfach organerhaltende und nicht kastrierende Therapie, wobei man sich aber bewußt bleiben muß, daß es sich ungeachtet der Begrenztheit des Tumorvolumens beim Mikrokarzinom Stadium I a2 um ein echtes invasives Karzinom handelt (Tabelle 10).

Konservative Methoden, wie Kauterisation, Krychochirurgie und Laserchirurgie sollten in keinem Fall zur Therapie eines Mikrokarzinoms eingesetzt werden. Zahlreiche Fälle mit Aktivierung des CIN durch insuffiziente konservative Therapiemaßnahmen ohne die Sicherheit der Stufenschnittaufarbeitung eines Konus sind bekannt.

Zusammenfassung

Eine begrenzte Therapie der frühen Zervixkarzinomstadien ist heute aufgrund weltweiter Erfahrung möglich geworden. Die Früherfassung, Diagnose und Therapie der Mikrokarzinome (Stadium I a1 – frühe Stromainvasion; Stadium I a2 – Mikrokarzinom) stellen eine Spitzenleistung gynäkologischer Onkologie dar. Die Voraussetzungen sind ein sehr erfahrenes und auch engagiertes Team im Früherfassungszentrum, vor allem in Kolposkopie und hochspezialisierter gynäkologischer Histopathologie. Das Optimum ist nach unserer nun

Tabelle 10. Differenzierung der präklinischen, frühinvasiven Veränderungen inklusive Mikrokarzinom und selektive Therapie. (Aus Schmidt-Matthiesen 1986)

Tatbestände	Günstige Konstellation (A)		Ungünstige Konstellation (B)
Wachstumsform	Eben beginnende Stromainvasion aus dem Oberflächenbelag/überwiegend plumpes, organoides Wachstum		Früh-dissoziierend, spray- oder netzförmige Infiltration
Rand	Überwiegend glattrandig, erste Destruktionsknospen		Bizarre Konturen, vielfältig aussprossend
Lymphbahnen	Frei		Einbrüche
Blutgefäße	Frei		Einbrüche
Invasionstiefe	Bei den oben erwähnten Tatbeständen bis 5 mm günstig, bei netzförmiger Infiltration (siehe B) bis 3 mm		Über 3 mm (3–5 mm)
Streuungserwartung	Keine		4–6% (?)
Ergänzungstherapie nach Konisation im Gesunden	Keine oder ggf.[a] Nachkonisation	Einfache Hysterektomie	Abdominale Hysterektomie oder modifizierte radikale Hysterektomie (Te Linde, Nelson o.ä.)
	z. B. bei Kinderwunsch, jungen Frauen	z. B. bei Multizentrizität, CIN-Rand, Uterus myomatosus, Dysmenorrhö, Blutungsstörungen, Sterilisationswunsch, Krebsangst	Pelvine Lymphonodektomie (partiell, selektiv, komplett)

[a] Entfernung im Gesunden, Abstand Karzinom/Rand aber weniger als 5 mm

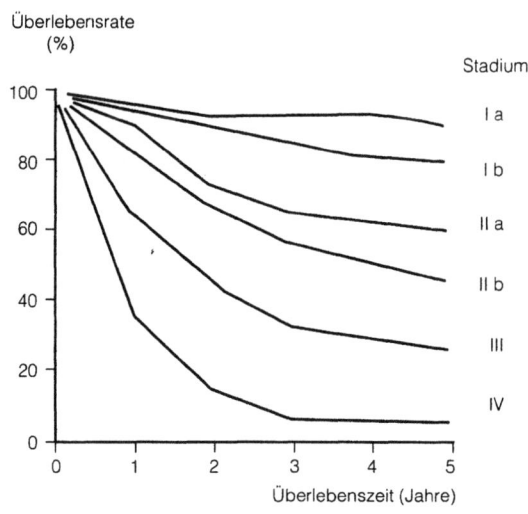

Abb. 11. Überlebenszeit bei Zervixkarzinom in Abhängigkeit vom Stadium bei Therapiebeginn. Plattenepithelkarzinome ($n = 17\,656$). (Daten 1976–1978, nach Annual Report. Aus Hillemanns 1988)

Tabelle 11. Therapie des Mikrokarzinoms der Zervix

Frühe Stromainvasion – I a1

    Gleiche Therapie wie bei CIN mit völliger Elimination durch Konisation oder 1-Schritt-Hysterektomie

    Differentialkolposkopie/Zytologie und gezielte Knipsbiopsie/e.c. Kürettage schließen ein Stadium I b mit hoher Sicherheit aus und sparen eine präoperative Konisation in den Fällen von Carcinoma i.s./frühe Stromainvasion

Mikrokarzinom <3 mm – I a2

    Geringe Malignität
    Therapie wie bei früher Stromainvasion

    Hohe Malignität
    Netzförmige, lymphatische oder vaskuläre Invasion durch Wertheim-Meigs-Operation oder Hysterektomie mit Lymphonodektomie ohne Ovarien

---

Radikale Therapie (Wertheim-Meigs-Schauta-Operation, Strahlentherapie)

Indikation:	Biopsiediagnose von Fremdinstitut
	Fehlende Stufenschnittdiagnose eines Konus
	Prozeß im Konus nicht voll überschaubar
	Netzige und lymphogene Infiltration

Hysterektomie mit/ohne Adnexe

Nach optimalem Konus:	Deszensus, Myom, Sterilisierung, Nachkontrollen
Indikation:	nicht gesichert
Ohne diagnostische	Kolposkopie, Diff.-Zytologie, evtl. KB schließen
Konisation:	Ca. colli Stad. I b aus
Vorbedingung:	Optimal: Grenzbefund Ca. i.s./MC

Zervixkonisation

Vorbedingung:	Stufenschnitte eines optimalen Konus ohne Fälle netziger und lymphogener Infiltration

→ Karzinomtherapie nur in hochspezialisierten Zentren

40jährigen Erfahrung die personelle Einheit von Kolposkopiker, Histopathologe und Kliniker, zumindest die engste Zusammenarbeit im klinischen Team. Eine derartige differenzierte Therapie sollte nur in hochspezialisierten Zentren verantwortet werden.

Durch die Inaugurierung des Stadiums I a „Mikrokarzinom" durch Mestwerdt (1946) wurde eine begrenzte, stadiengerechte Therapie invasiver Karzinome möglich, die zum Modell für viele andere menschliche Krebse, so vor allem auch ein Vierteljahrhundert später für das Mammakarzinom wurde. Tabelle 11 zeigt abschließend die Strategie der Therapie des Mikrokarzinoms. Abb. 11 die erreichten großen Erfolge der Früherfassung und Frühtherapie des Zervixkarzinoms.

Literatur

Burghardt E (1984) Colposcopy. Cervical pathology. Textbook and Atlas. Thieme, Stuttgart New York

Burghardt E (1987) Definition and treatment of cervical cancer stage I a. VI. World Congress of Cervical Pathology and Colposcopy. Colposcopist XIX:2,13

Held E (1960) Probleme der Krebsfrüherfassung in der Gynäkologie. Schweiz Med Wochenschr 90:965

Hillemanns HG (1964) Entstehung und Wachstum des Zervixkarzinoms. Karger, Basel New York

Hillemanns HG (1969) Das Zervixkarzinom. Gynakologe 1:4, 150–166

Hillemanns HG (1981) Das fortgeschrittene Genitalkarzinom. Das inkurable Karzinom, das Karzinomrezidiv. In: Klinik der Frauenheilkunde, Bd 7. Urban & Schwarzenberg, München, S 1–207

Hillemanns HG (1988) Endstadien spezifischer inkurabler Tumoren. In: Klinik der Frauenheilkunde und Geburtshilfe. Spezielle gynäkologische Onkologie, Bd II/12. Urban & Schwarzenberg, München, S 353–389

Hillemanns HG, Hilgarth M (1986) Präneoplasien und Malignome der Vulva. In: Klinik der Frauenheilkunde und Geburtshilfe. Spezielle gynäkologische Onkologie, Bd I/11. Urban & Schwarzenberg, München, S 69–130

Hillemanns HG, Limburg H (1972) Dysplasie – Carcinoma in situ – Mikrocarcinom der Cervix uteri. In: Handbuch der speziellen pathologischen Anatomie und Histologie, Bd 7/4. Springer, Berlin Heidelberg New York, S 727–860

Hillemanns HG, Doerjer O, Kaltenbach FJ (1973) Begrenzte Therapie des Stadiums I a (Mikrocarcinom) der Cervix uteri. Arch Gynecol 214:110

Kaufmann G, Ober KG, Huhn FO (1965) Das beginnende Karzinom der Cervix uteri (sog. Mikrokarzinom). Geburtsh Frauenheilk 2:112–131

Limburg H (1956) Die Frühdiagnose des Uteruskarzinoms, 3. Aufl. Thieme, Stuttgart

Lohe KJ (1978) Early squamous cell carcinoma of the uterine cervix. I. Definition and histology. Gynecol Oncol 6:31–50

Lohe KJ, Burghardt E, Hillemanns HG, Kaufmann C, Ober KG, Zander J (1978) Early squamous cell carcinoma of the uterine cervix. II. Clinical results of a cooperative study in the management of 419 patients with early stromal invasion and microcarcinoma. Gynecol Oncol 6:31–50

Mestwerdt G (1949, 1953) Atlas der Kolposkopie. Fischer, Jena

Schmidt-Matthiesen H (1986) Präneoplasien und Karzinome der Cervix uteri. In: Klinik der Frauenheilkunde und Geburtshilfe. Spezielle gynäkologische Onkologie, Bd I/11. Urban & Schwarzenberg, München, S 153–229

Sugimori H (1987) The problems of microinvasive carcinoma of the uterine cervix. VI. World Congress of Cervical Pathology and Colposcopy. Colposcopist XIX:2,13

Therapeutisches Vorgehen und Behandlungsergebnisse beim Zervixkarzinom an der Univ.-Frauenklinik Tübingen

W. E. Simon, P. Hirnle, K. P. Mittmann, H. A. Hirsch

Zur Überprüfung des therapeutischen Konzepts wurden die Behandlungsergebnisse von 225 Patientinnen, die in den Jahren 1980–1986 an der Universitäts-Frauenklinik (UFK) Tübingen primär an einem Zervixkarzinom behandelt wurden, analysiert. In dieser Zeit war das therapeutische Vorgehen entsprechend der klinischen Stadieneinteilung abgestuft.

Behandlungskonzept

Patientinnen des Stadiums I a wurden hysterektomiert oder eingeschränkt radikal hysterektomiert nach dem Verfahren von Telinde. Wurde bei der präoperativen computertomographischen Untersuchung der Verdacht auf Lymphknotenmetastasen geäußert oder intraoperativ durch Palpation und anschließende histologische Schnellschnittdiagnostik gesichert, so erfolgte die erweiterte Hysterektomie nach Wertheim-Meigs-Okabayashi. Dieses abgestufte Verfahren entspricht den Überlegungen zur angepaßt radikalen Operation des Zervixkarzinoms (Rutledge u. Seski 1979).

Bei Patientinnen mit Stadium I b und II a wurde die erweiterte Hysterektomie durchgeführt. Wurde im Operationspräparat eine Infiltration des Parametriums gefunden oder 3 oder mehrere mit Makrometastasen befallene pelvine Lymphknoten, so wurde eine perkutane Hochvolttherapie des kleinen Beckens mit 50 Gy homogen angeschlossen. Die postoperative Strahlentherapie basierte auf den Ergebnissen der Diskussion anläßlich des „Annual Meetings of the Society of Gynecological Oncologists" (Morrow 1980); demnach sollten Patientinnen des Stadiums I b, welche mehr als 3 befallene Lymphknoten haben, möglicherweise von einer Strahlenbehandlung profitieren, was die lokale Tumorkontrolle betrifft. In 12 Fällen folgte bei Nachweis von Lymphknotenmetastasen im Bereich der A. iliaca communis oder paraaortal eine paraaortale Hochvolttherapie mit einer mittleren Dosisleistung von 45 Gy.

Ab FIGO-Stadium II b erfolgte in der Regel die primäre kombinierte Strahlentherapie, zur damaligen Zeit in Form von Radiumeinlagen, wobei mindestens 5000 mgeh auf 3 Fraktionen verteilt über Stift und Platte appliziert wurden. Parallel erfolgte eine Perkutantherapie, so daß die Beckenwand mit 50 Gy ausgelastet wurde. Bei ausgeprägtem einseitigem Parametrienbefall wurde in Einzelfällen eine zusätzliche Boosterung der betreffenden Region mit 10 Gy vorgenommen.

Von den 225 Patientinnen waren 86 im Stadium I, 84 im Stadium II, 42 im Stadium III und 13 im Stadium IV. Diese Verteilung ist vergleichbar mit derjenigen bei anderen Untersuchern (Prignitz et al. 1983; Khor et al. 1985).

Behandlungsergebnisse

Vergleicht man die 5-Jahres-Überlebensraten aus verschiedenen Untersuchungen bei Patientinnen, die ausschließlich strahlentherapeutisch behandelt wurden, mit denjenigen, die, wie in Tübingen auch, stadienorientiert therapiert wurden, so sind die erzielten Ergebnisse mit 94 % 5-Jahres-Überlebensraten im Stadium I wie bei anderen Gruppen, die bevorzugt dieses Stadium operierten, den Ergebnissen der Strahlentherapie zumindest gleichwertig (Tabelle 1). Im Gegensatz dazu waren die 5-Jahres-Überlebensraten derjenigen Gruppen, die kombinierte Behandlungsverfahren im Stadium II anwendeten, eher schlechter als bei alleiniger kombinierter Strahlentherapie. Die Behandlungsergebnisse des Stadiums III sind vergleichbar, da von allen Zentren zur damaligen Zeit dieses Stadium in der Regel strahlentherapeutisch behandelt wurde. Die Tatsache, daß es im Beobachtungszeitraum von 1980 bis 1982 bei der eigenen Untersuchung im Stadium IV keine Patientin gab, die 5 Jahre überlebte, mag einmal an der kleinen Zahl und zum zweiten auch daran liegen, daß sämtliche Patientinnen sich im Stadium IV b, also mit distanter Metastasierung, befanden.

Bei der Analyse der Behandlungsergebnisse des Stadiums I fallen 2 Gruppen auf:

1. Diejenigen des Stadiums I a. Hier handelt es sich um 11 Patientinnen, die alle rezidivfrei 5 Jahre überlebten.

2. Diejenigen des Stadiums I mit Lymphknotenbefall. Nach der pelvinen Lymphonodektomie wurden im Mittel 37 Lymphknoten histologisch unter-

Tabelle 1. 5-Jahres-Überlebensraten nach alleiniger Strahlenbehandlung oder nach stadienorientierter Therapie

Autor	5-Jahres-Überlebensraten (%) in den Stadien			
	I	II	III	IV
Alleinige Strahlenbehandlung				
Einhorn et al. (1985)	81	74	–	–
Khor et al. (1985)	87	65	41	5
Ulmer u. Frischbier (1983)	–	75	30	13
Stadenorientierte Behandlung				
Einhorn et al. (1985)	96	66	–	–
Prignitz et al. (1983)	80	57	31	6
UFK Tübingen	94	73	36	0

sucht. In 20 % der Fälle des Stadiums I war histologisch ein Befall der pelvinen Lymphknoten gefunden worden. Das entspricht im Stadium I b den Ergebnissen anderer Untersucher (DiSaia u. Creasman 1989). Die Patientinnen mit befallenen Lymphknoten haben eine deutlich schlechtere Prognose.

Wie in Tabelle 2 zu sehen ist, sind beide Patientinnen verstorben, bei denen jeweils 4 makroskopisch befallene Lymphknoten gefunden worden waren. Diejenigen Patientinnen mit Befall von 3 Lymphknoten und weniger haben mindestens 3 Jahre rezidivfrei überlebt, ob mit oder ohne zusätzliche Radiatio des kleinen Beckens.

Eine prognostisch besonders ungünstige Gruppe waren diejenigen Patientinnen, bei denen unabhängig vom Stadium computertomographisch oder intraoperativ der Verdacht auf den Befall paraaortaler Lymphknoten geäußert wurde. 11 der 12 Patientinnen sind nach einem mittleren Beobachtungszeitraum von 14 Monaten gestorben, obwohl 10 von ihnen paraaortal mit mindestens 45 Gy Herddosis perkutan bestrahlt wurden. Eine Patientin mit klinischem Stadium I b und histologisch gesichertem paraaortalem Lymphknotenbefall lebt nach einem Beobachtungszeitraum von 3 Jahren noch. Für Patientinnen mit paraaortalem Lymphknotenbefall müssen deshalb neue Therapiewege gesucht werden.

Im Stadium I waren 20 % der Patientinnen primär kombiniert bestrahlt worden. Hierbei handelte es sich um diejenigen Frauen, die infolge von Begleiterkrankungen oder anderer Kontraindikationen als nicht operabel eingestuft worden waren. Da es sich hierbei um eine Patientengruppe mit ungünsti-

Tabelle 2. Behandlungsergebnisse Stadium I, N^+ ($n = 13$)

LK-Metastasen	Anzahl d. Pat.	Therapie	3 Jahre rezidivfreies Überleben n
≤ 3 Mikrometast.	4	Operation	4
≤ 3 Makrometast.	4	Operation	4
< 3 Makrometast.	3	Op. + Radiatio	3
4 Makrometast.	2	Op. + Radiatio	0

Tabelle 3. 5 Jahre rezidivfreies Überleben (*DFS*)

Behandlung	Anzahl	Rezidive	DFS	
Stadium I				
Operation	60	1	98%	
Operation + Radiatio	6	2	67%	} 92%
Kombinierte Radiatio	20	4	80%	
Stadium II				
Operation	11	2	82%	} 73%
Kombinierte Radiatio	73	21	71%	

ger Prognose handelt, ist es nicht verwunderlich, daß die Ergebnisse der Strahlentherapie beim Kollumkarzinom der Gruppe I b mit einer krankheitsfreien 5-Jahres-Überlebensrate von 80 % deutlich schlechter abschneiden als diejenige der allein operierten Patientinnen mit 98 % 5-Jahres-Heilung (Tabelle 3). In ähnlicher Weise waren die Behandlungsergebnisse der primär kombiniert bestrahlten Patientinnen in Tumorstadium II mit 71 versus 82 % 5-Jahres-Heilungsraten gleichfalls schlechter. Auch hier handelt es sich um eine ungünstigere Gruppe mit einer größeren Anzahl von Patientinnen im Stadium II b.

Therapiebedingte Komplikationen

Bei den 77 Patientinnen der Stadien I b und II, die nach Wertheim-Meigs-Okabayashi operiert wurden, waren 7mal Nachblutungen aufgetreten (9 %), die eine operative Revision erforderlich machten, 3mal wurden Infektionen, Lymphödeme oder Beinvenenthrombosen (jeweils 4 %) beobachtet. Ein perioperativer Todesfall ist in dem Beobachtungszeitraum nicht aufgetreten.

Erheblich gravierender waren die Komplikationen bei 135 Patientinnen nach kombinierter Radiatio. Infolge von stenosierenden oder entzündlichen Prozessen des Darms mußte 15mal ein Anus praeter naturalis angelegt werden (12 %). 14mal waren Fistelungen der Nieren erforderlich (10 %), hierin sind jedoch auch 5 Patientinnen enthalten, bei denen die Verlegung der ableitenden Harnwege ebenfalls im Zusammenhang mit einem Rezidiv im kleinen Becken stand. Die Angaben in der Literatur über ernste Komplikationen nach alleiniger Strahlentherapie oder nach Strahlentherapie und Operation schwanken zwischen 3,3 und 16,2 % (Tavares et al. 1979; Volterrani et al. 1983). Die Gesamtkomplikationsrate von 8,2 % der mit Zervixkarzinom an der UFK Tübingen behandelten Patientinnen ist mit diesen Ergebnissen vergleichbar.

Schlußfolgerungen

Unsere Therapieergebnisse bestätigen die Angaben anderer Autoren (DiSaia and Creasman 1989). Demnach scheint im Stadium I und II a ohne Lymphknotenmetastasen die alleinige operative Therapie die Behandlung der Wahl zu sein. Dies wird um so deutlicher, wenn man die ernsten Komplikationen nach alleiniger Strahlentherapie mit denjenigen nach alleiniger operativer Therapie vergleicht. Es hat sich allerdings an Einzelfällen gezeigt, daß bei ausgedehntem Lymphknotenbefall die durchgeführte Therapie unbefriedigend war, auch wenn eine perkutane Radiatio des kleinen Beckens an die operative Behandlung angeschlossen wurde. Die zusätzliche Bestrahlung zur Radikaloperation scheint auch nach anderen Autoren keine wesentliche Verbesserung des Therapieerfolgs zu bewirken (Baltzer et al. 1984). Unbefriedigend bleiben die Therapieergebnisse der Stadien II b, III und IV. Die Anwendung des Afterloadingverfahrens bringt hier möglicherweise zumindest eine Abnahme der Komplikationen der Strahlentherapie.

Literatur

Baltzer J, Köpke W, Lohe KJ, Kaufmann C, Ober KG, Zander J (1984) Die operative Behandlung des Zervixkarzinoms. Geburtshilfe Frauenheilkd 44:279–285

Brady LW (1979) Surgery or radiation therapy for stage I and II a carcinoma of the cervix. Int J Radiat Oncol Biol Phys 5:1877–1879

DiSaia PJ, Creasman WT (1989) Clinical gynecologic oncology, 3rd edn. Mosby, St. Louis Washington Toronto

Einhorn N, Patek E, Sjöberg B (1985) Outcome of different treatment modalities in cervix carcinoma stage I b and II a. Cancer 55:949–955

Khor TH, Chia KW, Chua EJ, Sethi Vk, Tan BC, Tan TM (1985) Radiotherapy of carcinoma of the uterine cervix in Singapoor, 1973–1975. Int J Radiat Oncol Biol Phys 11:1313–1316

Morrow CT (1980) Is pelvic radiation beneficial in the postoperative management of stage I b squamous cell carcinoma of the cervix with pelvic lymphadenectomy? Gynecol Oncol 10:105–110

Prignitz R, Heß F, Kleinsorge F, Koop EA (1983) Beitrag zur Strahlentherapie der Kollum- und Korpuskarzinome. Strahlentherapie 159:326–333

Rutledge F, Seski J (1979) Current concepts in cancer: Updated cervix cancer II. Stages I b and II. More or less radical surgery. Int J Radiat Oncol Biol Phys 5:1881–1884

Tavares MA, Beloda Conceicao M, Santos M (1979) Treatment of stages I and II cancer of the cervix: Analysis of 5 year survival and recurrence rates. Int J Radiat Oncol Biol Phys 5:361–366

Ulmer HU, Frischbier HJ (1983) Treatment of advanced cancers of the cervix uteri with external irradiation alone. Int J Radiat Oncol Biol Phys 9:809–812

Volterrani F, Feltre L, Sigurta D, Di Guiseppe M, Luciani L (1983) Radiotherapy versus surgery in the treatment of cervix stage I b cancer. Int J Radiat Oncol Biol Phys 9:1781–1784

Das operative Behandlungskonzept des Zervixkarzinoms und dessen Ergebnisse in der Frauenklinik des Bezirkskrankenhauses Friedrich Wolf, Karl-Marx-Stadt

K. Renziehausen, F. Genau, J. Schlosser, B. Mittag

Das Zervixkarzinom ist trotz aller Screeningerfolge auch in der DDR noch der häufigste Tumor des weiblichen Genitales mit jährlich etwa 2500 Neuerkrankungen bei einer Inzidenz von 30/100000 Frauen und 970 Sterbefällen, d.h. einer Mortalität von 11/100000 Frauen [5]. Alle Bemühungen um eine Optimierung von Prophylaxe und Früherfassung dieses Genitalkarzinoms schließen die ständige Suche nach Verbesserung der Behandlungsergebnisse ein. Die Ansätze hierzu wurden bei retrospektiver Betrachtungsweise und werden auch gegenwärtig in der unterschiedlich starken Betonung einzelner Elemente bewährter Behandlungsgrundsätze gesehen.

In der Frauenklinik des Bezirkskrankenhauses Friedrich Wolf in Karl-Marx-Stadt als einem gynäkologischen Karzinombehandlungszentrum wurden schon immer primär die Schwergewichte auf die operativen Therapiemöglichkeiten gelegt. Die Ergebnisse, seit 1954 als eine von vier großen Frauenkliniken der DDR im Annual Report ausgewiesen [1], sollen auf der Grundlage aktueller Analysen Entwicklungsmöglichkeiten wie Problematik der Therapie dieses Genitalkarzinoms verdeutlichen.

Material und Methodik

In den Jahren 1962–1986 wurden insgesamt 2852 Frauen mit Zervixkarzinomen der Stadien T1a bis T4 behandelt. Für die vorliegenden neueren Untersuchungen wurden lediglich 716 Patientinnen aller Tumorstadien der Jahre 1980–1986 hinsichtlich der 5-Jahres-Überlebensrate, u.v.a. im Hinblick auf die bekannten und unverändert vieldiskutierten Prognosekriterien analysiert und die beobachteten Komplikationen dokumentiert.

297 der invasiv wachsenden Zervixkarzinome der Stadien T1b bis T2b wurden bei erfüllten Vorbedingungen bis zu einem Lebensalter von 65 Jahren der Radikaloperation nach Wertheim-Meigs unterzogen, wobei in letzter Zeit eine Scheidenverlängerung mit Hilfe des Beckenperitoneums und bei Frauen bis 45 Jahre ein Ovariallifting durchgeführt wurde. Im Vordergrund stand stets – unter Wahrung der operativen Radikalitätsprinzipien – die Anwendung einer stadienabhängigen abgestuften Therapie, die auf der Basis aller vorliegenden klinischen, röntgenologischen und histologischen Untersuchungsbefunde die individuelle Konzeptanpassung, natürlich nicht ohne subjektive Elemente, ermöglichte.

Die Berechnungen der Überlebensraten erfolgten nach der Life-table-Methode, Signifikanzberechnungen unter Zuhilfenahme des Logrank-Tests. Die ermittelten 5-Jahres-Überlebensraten sind stets unbereinigte Ergebnisse.

Ergebnisse

Die Entwicklung des Verhältnisses der nicht invasiven zu den früh- und invasiv wachsenden Zervixkarzinomen im Patientengut unserer Frauenklinik über 25 Jahre (1962–1986) verdeutlicht die Auswirkungen sowohl des Screenings als auch die der zunehmenden, wenn auch teilweise zögerlichen Konzentrierung der betreffenden Frauen in Behandlungszentren. Der erste entscheidende Durchbruch in der Senkung der invasiv wachsenden Zervixkarzinome in der 2. Hälfte der 70er Jahre (Abb. 1) war begleitet von einem steilen Anstieg der Dysplasien aller Abstufungen um ein Vielfaches früherer Erhebungen. Gegenwärtig haben wir jährlich durchschnittlich 100 Zervixkarzinome und 150 Vorstufen zur Diagnostik und Therapie.

Lagen die 5-Jahres-Überlebensraten der behandelten Stadien T 1 a–T 4 bei allen Therpieformen in den Jahren 1962–1970 noch bei 62,9 % und die der operierten Patientinnen bei 75,6 %, so stiegen sie in den Jahren 1980–1986 auf 67,3 % bzw. 86,6 % an (Tabelle 1). Die Verteilung der 716 Patientinnen dieses letzten Zeitabschnitts hinsichtlich der primären Stadienzuordnung und der histologisch abgesicherten postoperativen Einteilung entsprechend der TNM-Klassifikation (Tabelle 2) ergab in den einzelnen Stadien die erwarteten Kor-

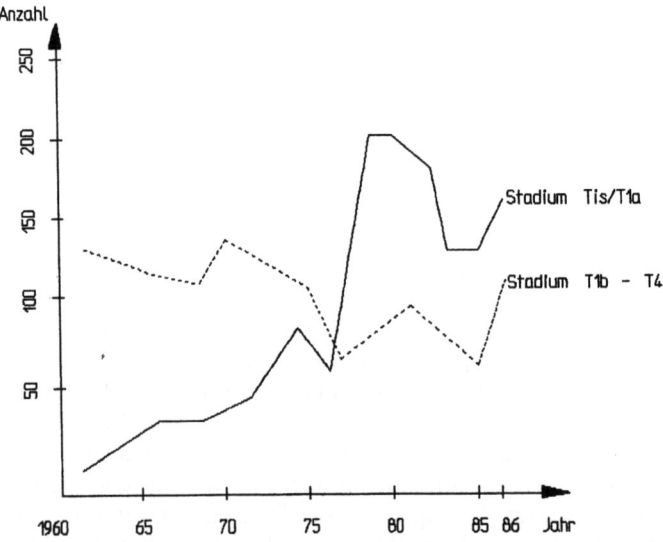

Abb. 1. Verhältnis der nicht und frühinvasiven zu den invasiven Zervixkarzinomen in den Jahren 1962 bis 1986

Tabelle 1. Zervixkarzinome Stadium T1a–T4. 5-Jahresüberlebensraten aller Therapieformen

Jahr	n	Gesamt [%]	Operierte Pat. [%]
1962–1970	1135	62,9	75,6
1971–1979	1001	66,6	84,8
1980–1986 (life-table)	716	67,3	86,6

Tabelle 2. Prä- und posttherapeutische Stadienverteilung

Stadium	n	[%]	pT	n	[%]
Tis	7	1,0			
T1a/1	49	6,9	pT1a/1	50	11,5
T1a/2	94	13,1	pT1a/2	94	21,5
T1b	258	36,0	pT1b	179	41,0
T2a	49	6,8	pT2a	27	6,2
T2b	145	20,3	pT2b	77	17,7
T3a	13	1,8	pT3a		
T3b	89	12,4	pT3b	6	1,4
T4	12	1,7	pT4	3	0,7
	716	100		436	

Durchschnittsalter 50,8 Jahre
1985 45,6 J.
1986 47,8 J. (Unterschied signifikant zum Gesamtkoll.)

rekturen, insgesamt aber eine Übereinstimmung von 92,1 %. Betrug das Durchschnittsalter für alle Patientinnen 50,8 Jahre, war es in den letzten Jahren der Analyse im Vergleich zum Gesamtkollektiv um 3 bzw. 5 Jahre niedriger. Das Durchschnittsalter der kurativ operierten Frauen betrug 41,4 Jahre, das der palliativ operierten dagegen 53,2 Jahre.

Die Altersverteilung aller Frauen (Abb. 2) bestätigte die allgemeinen Erfahrungen der letzten Zeit, daß die Erkrankungshäufigkeit vom 20. Lebensjahr an kontinuierlich ansteigt, um nunmehr bereits zwischen 30 und 50 Jahren den Höhepunkt zu erreichen. Danach sanken die Zahlen in unserem Material zwischen 50 und 80 Jahren nur sehr zögerlich ab. Außer den durch kolposkopische und zytologische sowie klinische Untersuchungsbefunde diagnostizierten Zervixkarzinomen, die ohne nennenswerte Symptomatik manifest geworden waren, standen bei der Mehrzahl der Fälle Blutungen in der Postmenopause und im Senium (231 = 32,8 %), Blutungsstörungen (139 = 19,7 %), Kontaktblutungen (51 = 7,2 %) und chronischer Fluor (40 = 5,7 %) im Vordergrund. Die 5-Jahres-Überlebensrate der 425 kurativ Operierten betrug 84,8 %, die für alle 716 Patientinnen lag bei 63,8 % und die der 11 palliativ Operierten nur noch bei 21 % (Abb. 3).

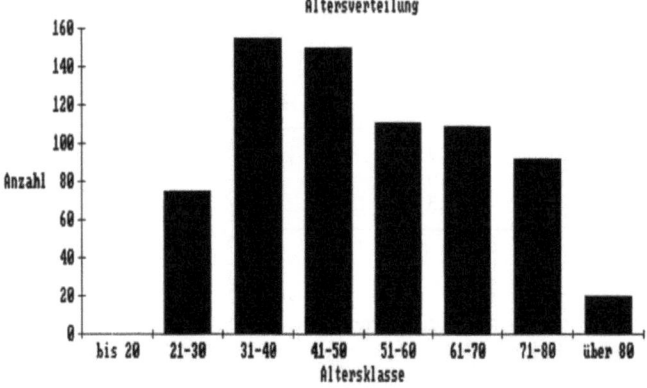

Abb. 2. Altersverteilung der 716 Patientinnen in den Jahren 1980–1986

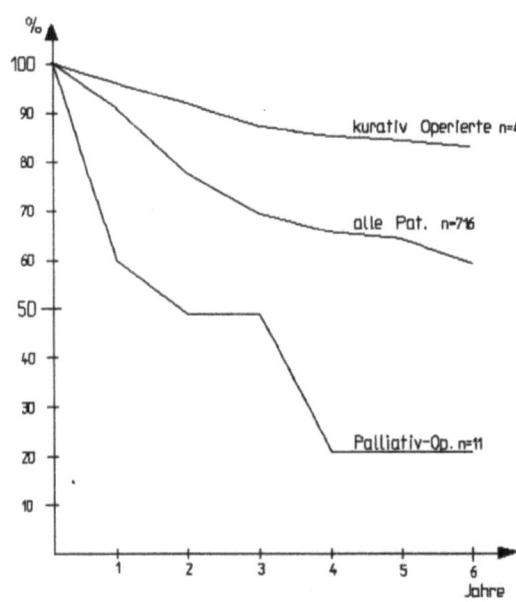

Abb. 3. Überlebensrate der kurativ und palliativ operierten Frauen im Vergleich zu den Durchschnittsergebnissen aller 716 Patientinnen

Stadienabhängig wurden hinsichtlich des 5jährigen Überlebens der nach Wertheim operierten Patientinnen im Stadium

pT 1a$_2$ 95,8%,
pT 1b   85,2%,
pT 2a   71,4%,
pT 2b   67,6%

erreicht (Abb. 4).

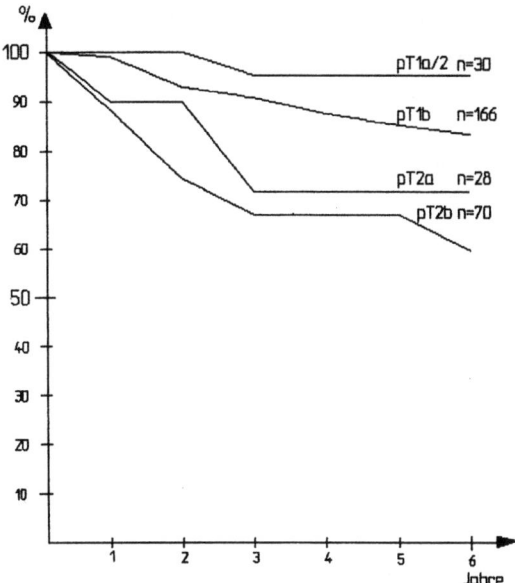

Abb. 4. 5-Jahres-Überlebensrate der nach Wertheim radikal operierten Frauen

In Abhängigkeit vom histologisch gesicherten Differenzierungsgrad unterscheiden sich die 5-Jahres-Überlebensraten der kurativ operierten Frauen zwischen G1/G2 (94,9%/78,3%) und G1/G3 (94,9%/76,5%) signifikant (Abb. 5). Deutlich abgesetzt davon war das Ergebnis für die Adenokarzinome, es betrug nur 64,7%. Betrachtet man die Verlaufsergebnisse im Spiegel der registrierten Tumorlokalisationen (Abb. 6), sind 5-Jahres-Überlebensraten am günstigsten bei Sitz des Karzinoms im Bereich der Ektozervix mit 91,6%, beim Sitz in der Endozervix waren es nur noch 81,1%, beim Befall der gesamten Zervix 74,1%. Das ungünstigste Ergebnis war erwartungsgemäß beim Zervixhöhlenkarzinom mit nur 36,6% festzustellen. Ohne die technischen Voraussetzungen für die Durchführung von Großflächenschnitten und adäquate morphometrische Untersuchungsmöglichkeiten wurden bei den konventionellen subtilen Organbeurteilungen die nachweisbaren parametranen Infiltrationen in beginnende und tiefe differenziert. In diesen Fällen (Abb. 7) betrugen die 5-Jahres-Überlebenszahlen 43,8% bzw. 16,7%, fehlte die parametrane Beteiligung, waren es 87,2%. Als ein weiteres, über das Schicksal mitentscheidendes Prognosekriterium gilt der metastatische Lymphknotenbefall beim Zervixkarzinom. Von 271 nach Wertheim operierten Patientinnen überlebten nach 5 Jahren bei Metastasennachweis in den regionalen Lymphknotenstationen bis in Höhe der Ln. iliaci communes 88,4% (Abb. 8). Beim einseitigen Lymphknotenbefall ließ sich nur noch ein Ergebnis von 59%, bei beidseitigen Lymphknotenmetastasen von 29,1% errechnen. Analog dazu veränderte das Überwachsen des Zervixkarzinoms auf die Scheide oder auf das Corpus uteri die Chancen des 5jährigen Überlebens von 86,5% auf 58% bzw. 47% (Abb. 9).

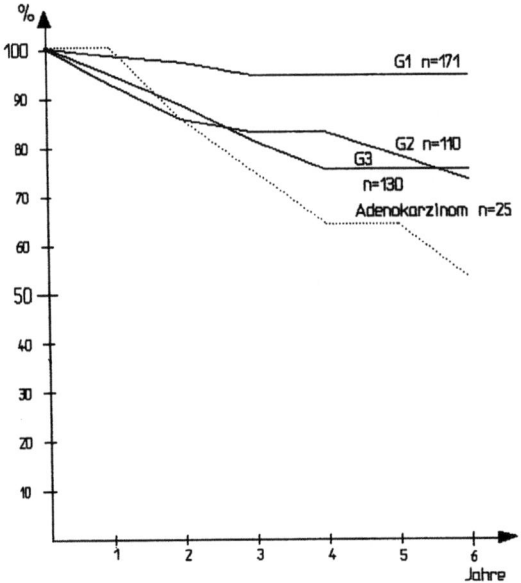

Abb. 5. Die Abhängigkeit des Überlebens vom histologisch gesicherten Differenzierungsgrad im Vergleich zum Adenokarzinom

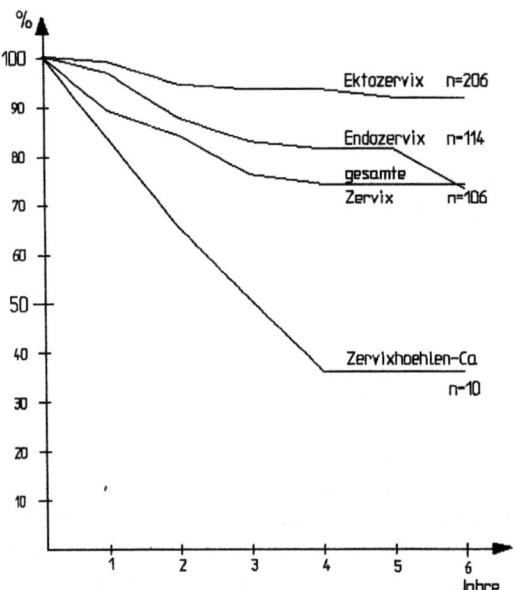

Abb. 6. Die Überlebensraten in bezug auf die Tumorlokalisation

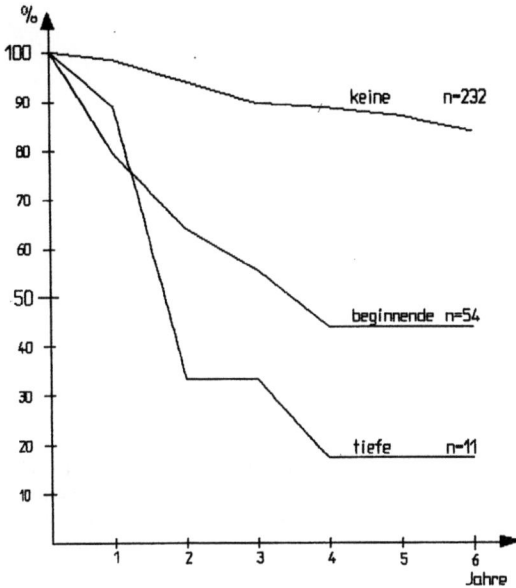

Abb. 7. 5jähriges Überleben bei fehlender, beginnender und tiefer parametraner Tumorinfiltration

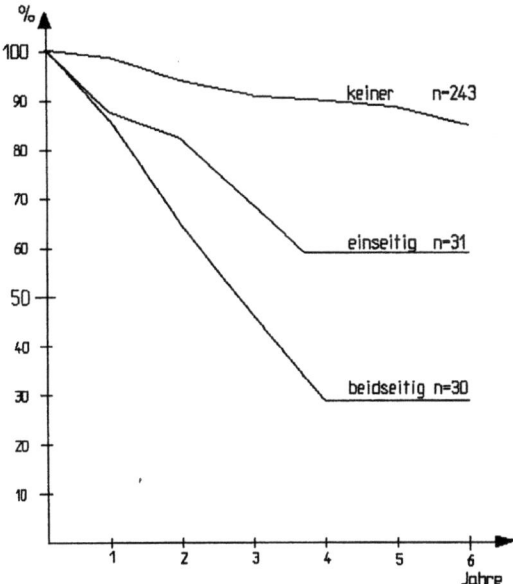

Abb. 8. Ein- und doppelseitiger metastatischer Lymphknotenbefall im Vergleich zu normalen Lymphknotenbefunden

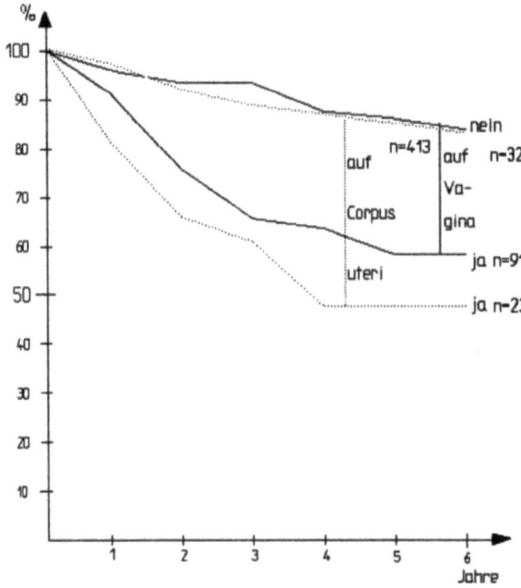

Abb. 9. Einfluß des Überwachsens des Zervixkarzinoms auf das Corpus uteri und die Vagina

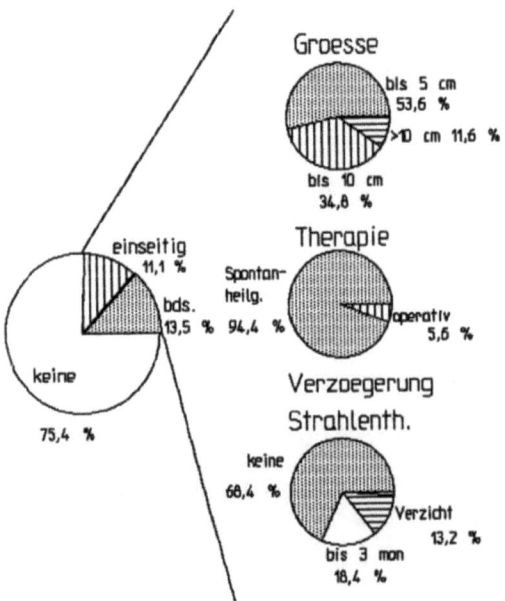

Abb. 10. Die Häufigkeit des Auftretens von sogenannten Lymphzysten, ihre Größe, Therapie und Folgen für nachfolgende Strahlentherapie

Mit steigender Häufigkeit haben wir bei der routinemäßigen sonographischen Diagnostik nach Wertheim-Radikaloperation sogenannte Lymphzysten diagnostiziert, bei 33 Frauen (11,1 %) ein- und bei 40 (13,5 %) doppelseitig (Abb. 10). Der kleinere Teil hatte einen Durchmesser von über 5 cm bzw. 10 cm, der größere Teil maß weniger als 5 cm. Während sich der überwiegende Teil (68 = 94,4 %) spontan zurückbildete, war bei 5 Patientinnen (5,6 %) wegen anzunehmender sekundärer Infektion, sichtbarer Einflußnahme auf das harnableitende System und/oder erheblicher Beeinträchtigung des Allgemeinzustands eine operative Intervention erforderlich. Diese uns früher nur in Ausnahmefällen bekannten Befunde führten jetzt immerhin bei 18,4 % zu einer Verzögerung des Beginns der Strahlentherapie um 3 Monate, bei 13,2 % sogar zu einem Verzicht darauf. Weitere registrierte und behandelte postoperative Komplikationen sind der Tabelle 3 zu entnehmen.

Tabelle 3. Postoperative Komplikationen

Postoperative Komplikationen	n	[%]
Temperaturen ($n = 436$ Operierte)		
3 Tage 37°–38 °C	129	29,6
3 Tage über 38 °C	50	11,5
Septisch	2	0,4
Wundinfektionen ($n = 390$ abdom. Op.)		
Serome	22	5,6
Bauchdeckenabszesse	7	1,8
Platzbauch	6	1,5
Blasenentleerungsstörungen ($n = 297$ Wertheim-Op.)		
Restharn bis 2 Wochen	94	31,6
Restharn bis 4 Wochen	56	18,8
Restharn bis 3 Monate	10	9,4
Sog. Wertheim-Blase	2	0,6
Harnabflußbehinderungen		
Gering, vorübergehend	18	6,6
Hydronephrose	4	1,3
Funktionslose Niere	2	0,6
Fisteln		
Ureter-Scheiden-Fistel	1	0,3
Blasen-Scheiden-Fistel	1	0,3
Thrombosen, 2 mit Lungenembolien	3	1,0
Pneumonien	2	0,6
Exitus intraoperativ	2	0,6
Exitus postoperativ	1	0,3

Schlußfolgerungen

Die vorliegenden Ergebnisse unterstreichen die Notwendigkeit, stets das gesamte Management eines gynäkologischen Karzinombehandlungszentrums zum differenzierten Einsatz zu bringen, wenn weitere Entwicklungsschritte sowohl hinsichtlich des existentiellen als auch des qualifizierten Überlebens erreicht werden sollen. Damit werden die Prognosekriterien bestätigt, die bevorzugt das operative Behandlungskonzept für die Zervixkarzinomstadien T 1 und T 2 bis zu einem biologisch und befundmäßig vertretbaren Alter begründen [3, 6, 10].

Trotz des inzwischen allgemein akzeptierten eingeschränkten Aussagewerts der präoperativ durchgeführten Lymphographie mit einer Treffsicherheit von nur 70–80 % [8, 9] haben wir bisher auf ihre routinemäßige Anwendung nicht verzichtet. Ihr vororientierender Charakter hat sich auch für uns als Operateure im Hinblick auf die systematische wie gezielte Lymphonodektomie mit der histologischen Überprüfbarkeit der Befunde als lenkender und kontrollierender Faktor erwiesen. Um so mehr bedürfen die vermehrt diagnostizierten sogenannten Lymphzysten weiterer Untersuchungen in Studien unter unterschiedlichen Bedingungen, die durch die Diskussion über Heparininjektionen in die vorgeschalteten Lymphabflußgebiete des kleinen Beckens neue Anregungen erhalten haben [2, 7]. Wir haben die Radikalität bei der Lymphonodektomie bisher bewußt nicht über die Region der Lymphonoduli iliaci communes ausgedehnt. Erst längerfristig wird es möglich sein, verbindlichere Aussagen über den tatsächlichen Wert der systematischen paraaortalen Lymphonodektomie bis zum Abgang der Aa. renales zu erhalten. Diese haben zum unbestreitbaren größeren Aufwand und höheren Risiko im Vergleich zum angestrebten verbesserten und verlängerten Überleben der Patientinnen Stellung zu nehmen. Das trifft auch für die gegenwärtig betonte Radikalität in der Parametrienresektion zu, die nach Angaben einzelner Operateure zur Zeit direkt bis an die Beckenwand geführt wird.

Immer wiederkehrende Erfahrung aus der Vergangenheit war es bisher, daß die Überbetonung der Radikalität den Fortschritt auf dem Gebiet der Behandlungsergebnisse nicht erzwingen konnte, vielmehr war davon auszugehen, daß das biologische System mit seiner vielschichtigen körpereigenen Abwehr dadurch eine Schwächung erfuhr und unter Umständen, zumindest vorübergehend, an Bedeutung verlor. Unbestritten ist die Tatsache, daß mit Hilfe eines umfassenden Screeningprogramms eine wirksame Bekämpfung des Zervixkarzinoms möglich ist, Inzidenz und Mortalität können um 40 % gesenkt werden [4]. Bei Frauen, die sich am Screening beteiligen, wird 5mal häufiger ein Zervixkarzinom entdeckt als bei Frauen, die sich nicht beteiligen. Das rechtfertigt unverändert einen Maßnahmekatalog an organisatorischen und medizinischen Aufgabenstellungen mit interdisziplinärer Verquickung, von dem im Kampf gegen das Zervixkarzinom zur Zeit noch keine Abstriche erlaubt sind.

Literatur

1. Annual Report on the results of treatment in gynecological cancer (1988) Vol 20. Radiumhemmet, Stockholm
2. Bernaschek G, Schaller A (1983) Lymphzysten nach abdominaler Radikaloperation – Zur Epidemiologie und Ätiopathogenese. Geburtshilfe Frauenheilkd 43:453–455
3. Burghardt E, Pickel H, Haas J (1985) Prognostische Faktoren und operative Behandlung des Zervixkarzinoms. In: Burghardt E (Hrsg) Spezielle Gynäkologie und Geburtshilfe. Springer, Wien New York
4. Ebeling K, Nischan P (1986) Screening auf Zervixkarzinom in der DDR – ein Fortschrittsbericht. Z Ärztl Fortbild (Jena) 80:278–305
5. Ebeling K, Sarembe B (1986) Zervixkarzinom – Grundsätze zur Prophylaxe, Früherkennung, Behandlung und Nachsorge. Beiträge zur Geschwulstbekämpfung 1. Zentralinstitut für Krebsforschung der AdW der DDR, Berlin
6. Krafft W, Wagner F, Marzotko F, Cotte U, Behling H, Brückmann D (1985) Über die prognostische Bedeutung von Lymphknotenmetastasen beim operablen Zervixkarzinom der Kategorie T1 und T2. Zentralbl Gynäkol 107:1041–1049
7. Nicolas V, Harder Th, Köster O, Kerjes W, Trampe M, Winter P (1988) Radiologische Diagnostik und Therapie postoperativer abdominaler Lymphozelen. Fortschr Röntgenstr 149:271–276
8. Renziehausen K, Kleinschmidt R, Genzel U (1973) Zur operativ und histologisch überprüften Treffsicherheit lymphographischer Untersuchungen beim Genitalkarzinom der Frau. Rad Diagn 1:53–55
9. Senkel U, Renziehausen K, Marzotko F, Genzel U (1981): Treffsicherheit und Stellenwert der präoperativen Lymphographie in der Gynäkologie. Zentralbl Gynäkol 103:1047–1056
10. Stein G (1988) Therapie von Zervixkarzinomen. Gynäkol Prax 12:307–320

Die Therapie des Zervixkarzinoms in der Univ.-Frauenklinik Mainz

R. Kreienberg, J. Ebert, Th. Beck, V. Friedberg

Einleitung

Die beste Behandlung des Zervixkarzinoms ist, wie schon seit vielen Jahrzehnten, auch heute noch umstritten. Dies liegt vor allem daran, daß im Gegensatz zu anderen Malignomlokalisationen die Stadieneinteilung des Tumors im allgemeinen prätherapeutisch erfolgt und damit weitgehend auf der Tastempfindung des Untersuchers und damit auch auf subjektiven Angaben über die vermutete Tumorausbreitung basiert.

Die zur Verfügung stehenden diagnostischen und therapeutischen Maßnahmen beim Zervixkarzinom und die bislang vorliegenden Heilungsergebnisse erlauben heute noch nicht für alle Stadien dieses Tumors fest verbindliche Therapievorschläge. Die Meinungen in der Literatur über das therapeutische Vorgehen bei den verschiedenen Stadien des Zervixkarzinoms sind so unterschiedlich, daß eine Wertung der verschiedenen Behandlungsverfahren immer mehr oder weniger subjektiv ist (Übersicht bei [8]).

Wir möchten aus der Sicht der Mainzer Universitäts-Frauenklinik (UFK) auf der Basis unseres Patientinnenkollektivs in der hier vorliegenden Arbeit im einzelnen Stellung nehmen zu folgenden Fragen:

- Welche Therapieformen kamen an der UFK Mainz bei den unterschiedlichen Tumorausbreitungsstadien jeweils zum Einsatz?
- Wie sind ihre jeweiligen Erfolgsaussichten?
- Welche Fakten sprechen für die operative Therapie des Zervixkarzinoms?
- Welche Nebenwirkungen sind bei der zusätzlich zur Wertheim-Meigs-Radikaloperation durchgeführten paraaortalen Lymphonodektomie zu erwarten?

Therapieformen bei der Behandlung des Zervixkarzinoms

In einer retrospektiven Analyse der Jahre 1975–1984 wurden insgesamt 608 Patientinnen mit histologisch gesicherten Zervixkarzinomen in der UFK Mainz behandelt. 111 Patientinnen dieses Kollektivs wurden nur operiert, bei 286 wurde eine Operation mit einer anschließenden Strahlentherapie und bei 185 eine alleinige Strahlentherapie durchgeführt. Bei insgesamt 26 Patientinnen dieser Gruppe war wegen des fortgeschrittenen Tumorstadiums keine weitere Therapie möglich.

Prätherapeutisch wurden die 608 Patientinnen in die unterschiedlichen FIGO-Stadien eingeteilt. Die Verteilung des Gesamtkollektivs auf die verschiedenen Tumorstadien gibt Abb. 1 wieder. Es zeigt sich, daß 11 % der Patientinnen dem Stadium I a, 20 % dem Stadium I b, 5,6 % dem Stadium II a und 31 % dem Stadium II b zugeordnet werden konnten. Nur 0,8 % der Patientinnen befanden sich im Stadium III a, dagegen mußten über 23 % dem Stadium III b und 6,7 % den fortgeschrittenen Stadien IV a und IV b zugeordnet werden.

Tabelle 1 zeigt, welche Therapieformen in den unterschiedlichen Tumorausbreitungsstadien zum Einsatz kamen. Die Operation mit und ohne Strahlentherapie kam im Stadium I in 92,4 % und im Stadium II in 86,6 % der Fälle zur

Tabelle 1. Häufigkeit der verschiedenen Therapieformen bei Patientinnen mit Zervixkarzinom in Abhängigkeit vom Tumorstadium

	Stadium I		Stadium I b		Stadium II		Stadium II b		Stadium III		Stadium IV	
	n	[%]	n	[%]	n	[%]	n	[%]	n	[%]	n	[%]
Keine Therapie	–	–	–	–	–	–	–	–	14	9,7	10	25,6
Operation	95	48,5	38	30,4	13	5,8	9	4,8	–	–	1	2,6
Op. und Strahlentherapie	86	43,9	72	57,6	181	80,8	157	83,1	14	9,7	5 ·	12,8
Strahlentherapie	15	7,6	15	12,0	30	13,4	23	12,1	117	80,6	23	59,0
Summe	196	100,0	125	100,0	224	100,0	189	100,0	145	100,0	39	100,0

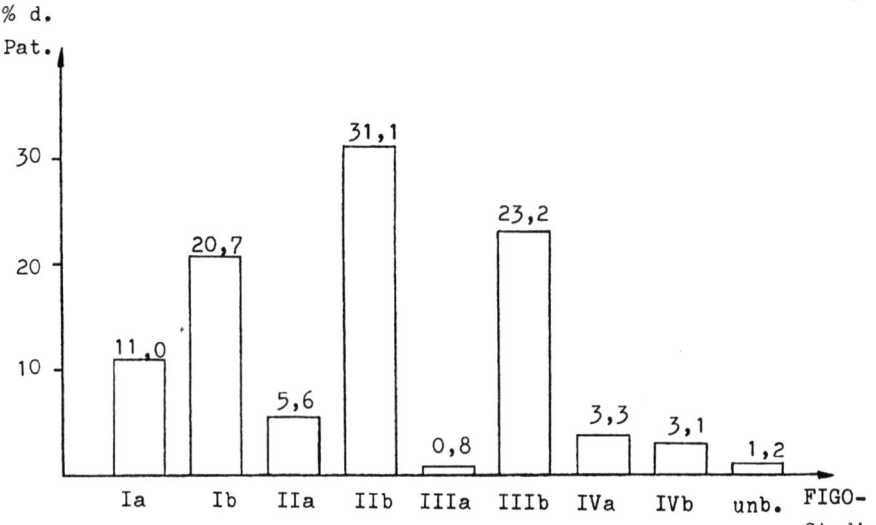

Abb. 1. Die Stadienverteilung bei Patientinnen mit Zervixkarzinom: retrospektive Analyse der Jahre 1975–1984, UFK Mainz ($n = 608$)

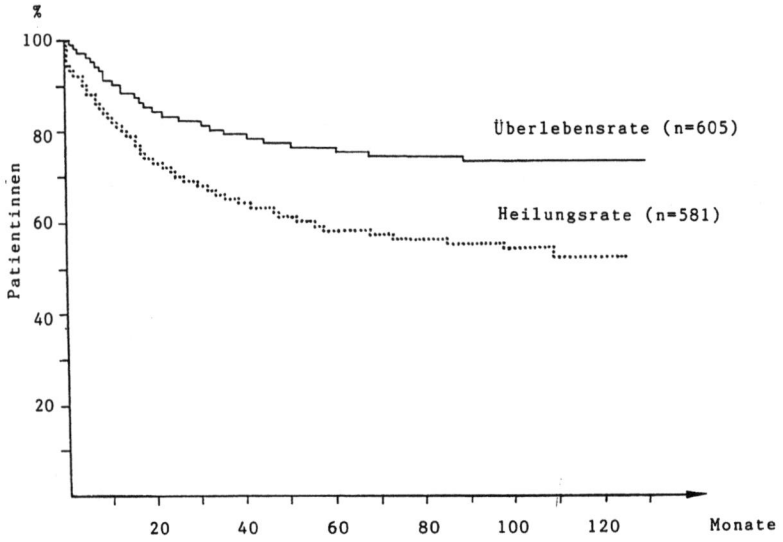

Abb. 2. Geschätzte Überlebens- und Heilungsraten bei Patientinnen mit Zervixkarzinom

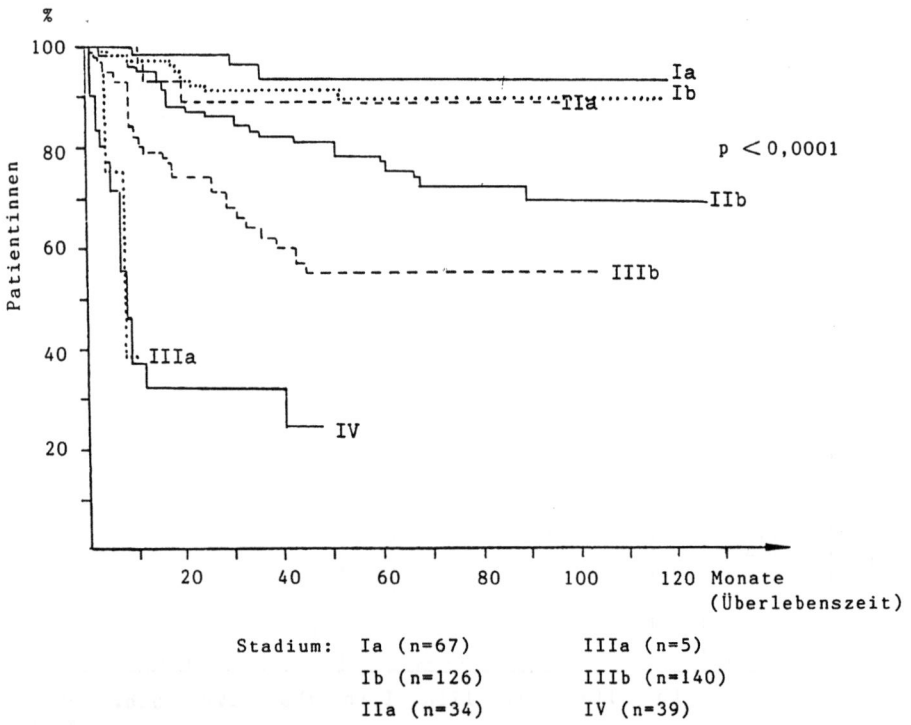

Stadium:	Ia (n=67)	IIIa (n=5)
	Ib (n=126)	IIIb (n=140)
	IIa (n=34)	IV (n=39)

Abb. 3. Überlebensraten von Patientinnen mit Zervixkarzinom in Abhängigkeit vom Tumorstadium (*n* = 600)

Anwendung. Die alleinige Strahlentherapie war überwiegend den FIGO-Stadien III (80,6%) und IV (59%) vorbehalten. Diese Übersicht zeigt, daß das Zervixkarzinom an der UFK Mainz primär operativ behandelt wird.

In Abb. 2 sind die geschätzten Überlebens- und Heilungsraten dieses Patientinnenkollektivs aufgeführt, die in den Jahren 1975–1984 mit Zervixkarzinomen die Mainzer Frauenklinik aufsuchten. Es werden 5-Jahres-Überlebensraten von ca. 80% und 10-Jahres-Überlebensraten von etwa 75% erreicht. Die Heilungsraten liegen für die 5-Jahres-Frist mit knapp unter 60%, die 10-Jahres-Heilung mit ca. 50% deutlich unter den Überlebensraten.

Abbildung 3 zeigt darüber hinaus, in welchem Ausmaß die Überlebensraten vom Tumorstadium abhängen. Dabei fällt auf, daß offenbar zwischen den Stadien I a, I b und II a keine wesentlichen Unterschiede bestehen, während die Überlebensraten für die fortgeschritteneren Stadien II b bis IV deutliche stadienabhängige Abstufungen zeigen. Gleiches gilt für den prognostisch außerordentlich wichtigen Lymphknotenstatus. Abbildung 4 zeigt, daß Patientinnen ohne Lymphknotenbefall (N0) eine deutlich bessere Prognose aufweisen als Patientinnen mit Lymphknotenbefall (N1).

Betrachtet man die 5-Jahres-Überlebensraten der Patientinnen mit Zervixkarzinomen in Abhängigkeit von der Therapieform unterteilt nach den einzelnen Tumorstadien (Tabelle 2), so zeigt sich, daß im Stadium I die alleinige

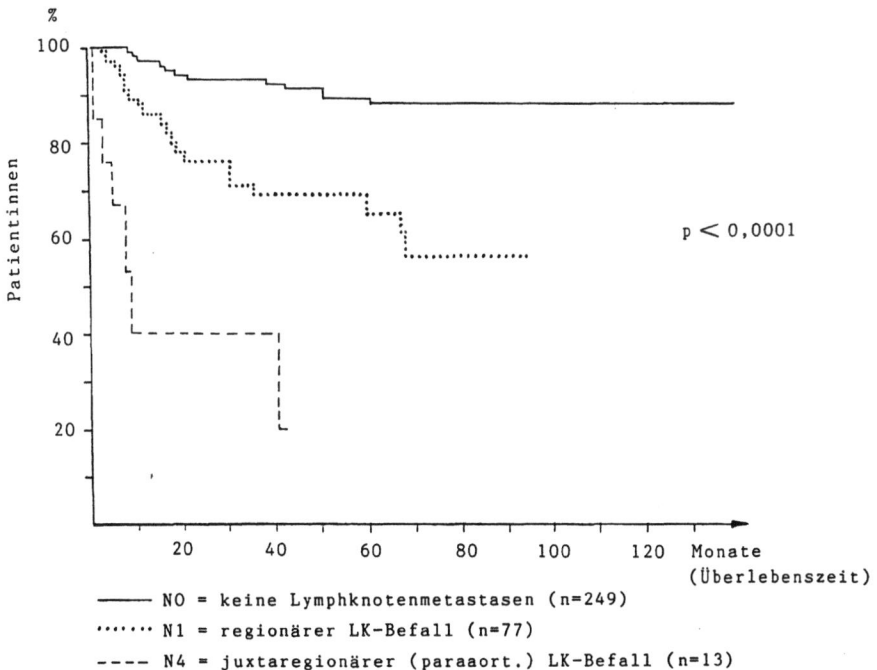

Abb. 4. Überlebensraten von Patientinnen mit Zervixkarzinom in Abhängigkeit vom Lymphknotenstatus ($n = 339$)

Tabelle 2. 5-Jahres-Überlebensraten (±Standardfehler) von Patientinnen mit Zervixkarzinom in Abhängigkeit von der Therapieform und unterteilt von Tumorstadien

Therapieform	Stadium I			Stadium II			Stadium III			Stadium IV		
	n	[%]	5-J.-Ü. [%]	n	[%]	5-J.-Ü. [%]	n	[%]	5-J.-Ü. [%]	n	[%]	5-J.-Ü. [%]
Keine Therapie	0	–	–	0	–	–	14	9,7	–	10	26,3	–
Operation	94	48,2	94±3	13	5,8	84±11	–	–	–	1	2,6	–
Op. und Strahlentherapie	86	44,1	93±4	181	80,8	77±4	14	9,7	–	4	10,5	(67±28)[a]
Strahlentherapie	15	7,7	50±2	30	13,4	93±11	116	80,6	54±7	23	60,5	(20±12)[a]
Summe	195	100,0		224	100,0		144	100,0		38	100	

[a] Zu geringe Fallzahl oder zu geringe Beobachtungszeit

Operation gegenüber der Operation mit zusätzlicher postoperativer Strahlentherapie vergleichbare Resultate ergibt (94 versus 93 %). Das schlechtere Abschneiden der Strahlentherapie in diesem Stadium (50 %) ist sicher durch die kleine Fallzahl zu erklären. Im Stadium II zeigen Operation (84 ± 11 %), Operation und Strahlentherapie (77 ± 4 %) und Strahlentherapie (93 ± 11 %) annähernd gleiche 5-Jahres-Überlebensraten. Die Fallzahlen im Stadium III sind für die Patientinnen mit Operation und Strahlentherapie zu gering, um diese mit der alleinigen Strahlentherapie vergleichen zu können. Gleiches gilt für das Stadium IV. Aufgrund der bislang hier vorgelegten Ergebnisse scheinen die Frühstadien des Zervixkarzinoms durch alleinige Operation, Operation in Kombination mit Strahlentherapie und alleinige Strahlentherapie in etwa gleicher Weise behandelt werden zu können. Darüber hinaus zeigt das FIGO-Stadium II annähernd gleiche 5-Jahres-Überlebensraten für die Operation in Kombination mit Strahlentherapie und für die alleinige Strahlentherapie. Die Therapieergebnisse können in den fortgeschritteneren Tumorstadien insbesondere wegen der geringen Fallzahl nicht endgültig beurteilt werden.

Operative Therapie des Zervixkarzinoms

Man kann davon ausgehen, daß die Standardbehandlung der frühen invasiven Zervixkarzinome des Stadiums I b die erweiterte Radikaloperation nach Wertheim-Meigs und für die späteren Stadien III und IV die alleinige Strahlentherapie ist (Übersicht bei [8]). Die Auffassungen über die Therapie des Stadiums II b sind dagegen bislang völlig kontrovers. Auch weisen die in der Literatur angegebenen Heilungszahlen darauf hin, daß operative oder radiologische Therapieergebnisse nicht direkt miteinander verglichen werden können. Die große Schwankungsbreite der Heilungsziffern unterschiedlicher Zentren ist zumindest zum Teil durch eine falsche prätherapeutische Stadieneinteilung aufgrund des Palpationsbefundes zu erklären [5, 8]. Abbildung 5 zeigt, daß von 285 Patientinnen, die im FIGO-Stadium I b einer Wertheim-Meigs-Radikaloperation zugeführt wurden, postoperativ aufgrund des histologischen Befundes 18 Patientinnen (= 6,3 %) dem Stadium II b zugeordnet werden mußten und somit durch den Palpationsbefund unterbewertet worden sind. Von 202 Patientinnen, die prätherapeutisch in das FIGO-Stadium II b eingeordnet wurden, konnten aufgrund des histopathologischen Ergebnisses nur 144 Patientinnen dem pT2b (= 69 %) zugeordnet werden. In 31 % dieser Fälle war der Palpationsbefund überbewertet und daher falsch-positiv.

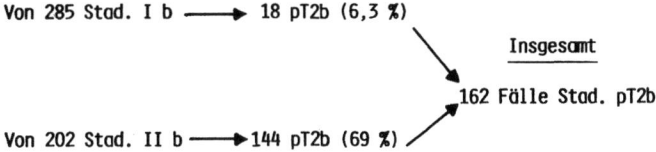

Abb. 5. Der Vergleich einer prätherapeutischen Stadieneinteilung nach FIGO mit der bei der Operation festgelegten histologischen Stadieneinteilung nach dem TNM-System

Auf die unterschiedlichen Behandlungsmethoden des Stadiums II b in der Literatur soll hier nicht näher eingegangen werden. Es soll ausschließlich über die Ergebnisse der Mainzer Universitäts-Frauenklinik berichtet werden, die bei diesem Stadium durch die erweiterte Radikaloperation nach Wertheim-Meigs erzielt worden sind. Dabei darf vorausgeschickt werden, daß wir an unserer Klinik 86,6 % der Fälle des FIGO-Stadiums II operiert und nur 13,4 % – im allgemeinen aus Altersgründen oder wegen internistischer Erkrankungen – der alleinigen Strahlentherapie zugeführt haben (s. auch Tabelle 2). Die Vorteile eines operativen Vorgehens bei der Behandlung des Zervixkarzinoms dieses Stadiums liegen auf der Hand. Durch eine genaue histologische Aufarbeitung des während der Operation entfernten Gewebes läßt sich nicht nur eindeutig die Invasionstiefe bzw. der Durchmesser oder auch das Volumen des Tumors an der Zervix bestimmen, sondern es lassen vor allem auch seine lokale lymphogene Ausbreitung im Bereich der Cervix uteri, der parametrane Befall, der Gefäßeinbruch und vor allem die metastatisch befallenen Lymphknoten beurteilen. Dies ist besonders wichtig, da immer wieder gezeigt werden konnte, daß das Ausmaß des karzinomatösen Lymphknotenbefalls der wichtigste Faktor ist, der die Überlebensrate beeinflußt [2–5, 8, 13, 17].

Die sichersten Angaben über die Ausbreitung und damit über die Prognose des Zervixkarzinoms lassen sich demnach erst am Operationspräparat erhalten. Die alleinige klinische Stadieneinteilung ist – wie wir zeigen konnten – mit einer so hohen Fehlerquote behaftet, daß es heute nicht mehr vertretbar ist, ohne zusätzliche morphologische Aussagen eine verläßliche Therapieplanung durchzuführen bzw. die Prognose der Erkrankung abschließend zu beurteilen.

Wir haben in einer retrospektiven Untersuchung die morphologischen und klinischen Ergebnisse bei 506 radikaloperierten Patientinnen mit Kollumkarzinom aus den Jahren 1972–1986 ausgewertet. Während dieses Zeitraums erfolgte eine standardisierte Wertheim-Meigs-Radikaloperation mit einer ausgedehnten pelvinen Lymphonodektomie, die sich an den streng definierten anatomischen Regionen orientiert, so daß sich bezüglich der Radikalität des operativen Vorgehens im gesamten Zeitraum keine Veränderungen ergeben haben. Unterschiedlich war dagegen innerhalb dieses Zeitraums die histologische Aufarbeitung der Operationspräparate mit einer verbesserten histologischen Diagnostik seit etwa 1978. Neben der Aufarbeitung des Zervixtumors und der Parametrien in Großflächenschnittechnik erfolgte insbesondere die Lymphknotenuntersuchung immer sorgfältiger. So zeigt Abb. 6 die Anzahl der mittleren entfernten untersuchten Lymphknoten während der Jahre 1972–1986. Dabei ist in den Jahren 1976 bis 1981 ein steter Anstieg der mittleren Lymphknotenzahlen zu verzeichnen, der sich auf einem oberen Niveau von im Mittel ca. 30 pelvinen Lymphknoten seit dem Jahr 1981 in unserer Klinik eingependelt hat, obwohl die operative Radikalität während des gesamten Zeitraums unverändert war. Dieser Anstieg der mittleren Lymphknotenzahlen ist darauf zurückzuführen, daß durch die subtilere Lymphknotenaufarbeitung auch kleinere Lymphknoten der histologischen Untersuchung zugeführt werden konnten. Es stellt sich somit die Frage, ob die Bemühungen um eine standardisierte Lymphonodektomie und histologische Aufarbeitung der ent-

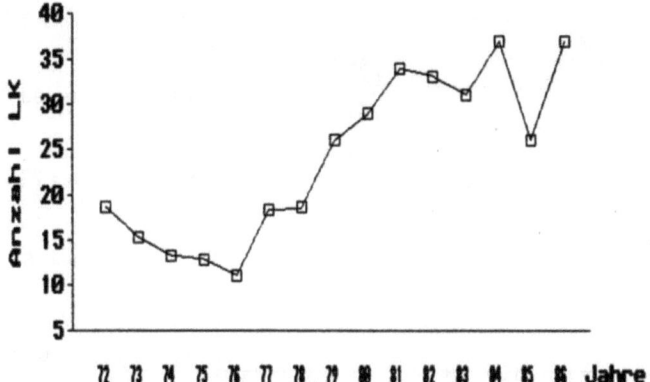

Abb. 6. Mittlere Anzahl untersuchter Lymphknoten bei Wertheim-Meigs-Radikaloperation. Ausschließlich operierte Patientinnen der Tumorstadien pT1b und pT2b aus den Jahren 1972 bis 1986 ($n = 506$ Patientinnen)

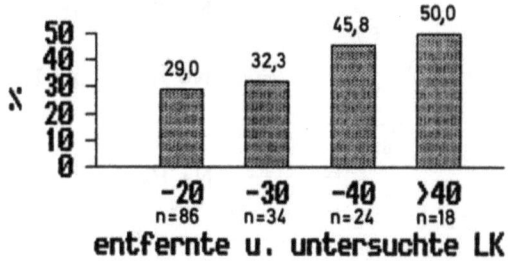

Abb. 7. Befallene Lymphknoten in Abhängigkeit von der Zahl entfernter Lymphknoten (Stadium pT2b, Wertheim-Meigs-Radikaloperation, $n = 162$)

fernten Lymphknoten auch einen Einfluß auf die Lymphknotenbefunde beinhaltet.

Abbildung 7 zeigt eine solche Auswertung an 162 Fällen des histologischen Stadiums pT2b. Hier zeigt sich der Zusammenhang zwischen der Zahl der karzinomatös befallenen Lymphknoten und der Zahl der entfernten untersuchten Lymphknoten. In der Gruppe bis 20 untersuchte Lymphknoten waren nur 29% der Fälle nodal-positiv, während in der Gruppe der mehr als 40 untersuchten Lymphknoten die positiven Befunde auf 50% aller Fälle des Stadiums pT2b ansteigen. Diese Zahlen zeigen, welche Bedeutung einer subtilen morphologischen Untersuchung des Lymphknotenfettgewebes zukommt und daß mit der Zahl untersuchter Lymphknoten auch die mittlere Anzahl der befallenen Lymphknoten im Gesamtkollektiv zunimmt. Welche Bedeutung der Lymphknotenbefall und auch der Befall der Parametrien für die Prognose des Zervixkarzinoms haben, zeigen die nächsten beiden Abbildungen.

In Abb. 8 sind die Überlebensraten für die Patientinnen im Stadium pT2b mit und ohne Lymphknotenbefall aufgetragen. Patientinnen dieses histologischen Tumorstadiums ohne Lymphknotenbefall weisen dabei mit 81% die beste 5-Jahres-Überlebensrate auf. Die Überlebensraten für die Patientinnen

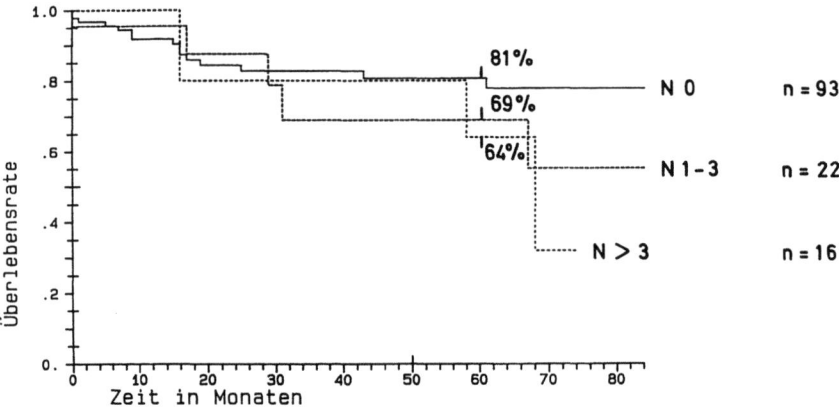

Abb. 8. Überlebensraten in Abhängigkeit vom Lymphknotenbefall beim Stadium pT2b

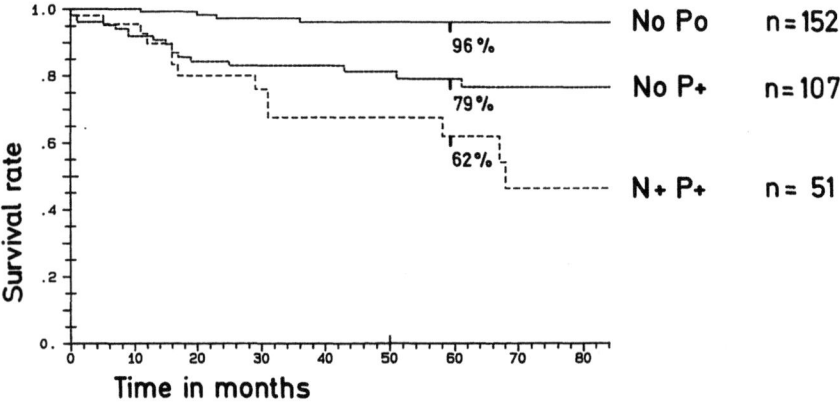

Abb. 9. Überlebensraten in Abhängigkeit vom Lymphknotenbefall und vom parametranen Befall bei Patientinnen mit Tumorstadium pT2b

mit befallenen Lymphknoten sind deutlich schlechter. Sind 1–3 Lymphknoten befallen, so beträgt die 5-Jahres-Überlebensrate 69%, während Patientinnen mit mehr als 3 tumorös durchsetzten Lymphknoten nur eine 5-Jahres-Überlebensrate von 64% aufweisen. Ein gleiches Bild zeigen die Überlebensraten für die Patientinnen mit und ohne Lymphknoten- und parametranen Tumorbefall (Abb. 9). Die beste Überlebensrate haben die Fälle, bei denen weder Lymphknoten noch Parametrien vom Tumor befallen sind. Die 5-Jahres-Überlebensrate dieses Kollektivs beträgt 96%. Der karzinomatöse Befall der Parametrien ohne Beteiligung der Lymphknoten reduziert die 5-Jahres-Überlebensrate auf 79%, während der Tumornachweis in Lymphknoten und Parametrien Überlebensraten von nur 62% aufweist.

Diese Ergebnisse stimmen weitestgehend mit den operativen Ergebnissen von Burghardt [6], den Resultaten von Inoue [10–12], Di Re [7] und Marziale [15] überein, die ebenfalls bei diesen Tumorstadien eine operative Therapie bevorzugen.

Ein Vergleich mit den Ergebnissen einer alleinigen Strahlentherapie des FIGO-Stadiums II ist allein deshalb nicht möglich, da das FIGO-Stadium II mit dem pT 2 nicht vergleichbar ist (Übersicht bei [2]).

Die vorgetragenen Untersuchungen zeigen, welchen Stellenwert eine radikale Entfernung der Parametrien und der pelvinen Lymphknoten besitzt und wie hoch der prognostische Aussagewert einer subtilen histologischen Aufarbeitung des Operationspräparats eingeschätzt werden muß. Ausgangspunkt jeder individuell ausgerichteten Therapie muß es deshalb sein, neben den frühen Stadien des Zervixkarzinoms auch das FIGO-Stadium II b einer operativen Therapie zuzuführen.

Komplikationsraten der paraaortalen Lymphonodektomie

Die pelvine Lymphonodektomie gehört zum Standard der abdominalen Radikaloperation nach Wertheim-Meigs. Die von Averette [1] empfohlene paraaortale Lymphonodektomie umfaßt die Ausräumung der Lymphabflußgebiete kranial der pelvinen Lymphonodektomie bis hin zur Einmündung beider Nierenvenen in die große Hohlvene. Wir haben an der UFK Mainz in den Jahren 1980–1988 zusätzlich zu einer erweiterten Radikaloperation nach Wertheim-Meigs bei insgesamt 64 Patientinnen des Stadiums II b eine paraaortale Lymphonodektomie durchgeführt. Paraaortal konnten bei diesen 64 Patientinnen im Mittel 12 Lymphknoten entfernt werden (Minimum 6, Maximum 47 Lymphknoten). Bei 6 der 64 Patientinnen zeigten sich karzinomatös befallene paraaortale Lymphknoten (einmal pT 1 b, 5mal pT 2 b). Patientinnen mit negativen pelvinen und positiven paraaortalen Lymphknoten konnten wir bisher nicht nachweisen. Vergleicht man die operative und postoperative Komplikationsrate der alleinigen Radikaloperation nach Wertheim-Meigs mit der bei zusätzlicher paraaortaler Lymphonodektomie, so ergibt sich folgendes (Tabelle 3): Erstens erscheint die intra- und postoperative Mortalität durch die zusätzliche paraaortale Lymphonodektomie nicht erhöht. Darüber hinaus finden sich in beiden Kollektiven in annähernd gleichen Prozentsätzen Ileus, Nachblutungen, Infektionen, Urinfisteln, Störungen des Harnabflusses und Restharnbildungen ([3, 9, 13, 14, 16, 17] und Übersicht bei [8]). Erhöht sind sicher die Raten der komplizierten Lymphzysten sowie die thromboembolischen Komplikationen, die durch die doch deutlich verlängerten Operationszeiten begründet werden können. An der Mainzer Universitäts-Frauenklinik beträgt die postoperative Liegezeit bei erweiterter Radikaloperation nach Wertheim-Meigs bei gleichzeitiger paraaortaler Lymphonodektomie im Mittel 24 Tage. Intraoperativ wurden bei 40 von 64 Patientinnen im Mittel 1500 ml Vollblut transfundiert. Postoperativ mußten bei 17 von 64 Patientinnen noch einmal 1200 ml Vollblut ersetzt werden.

Tabelle 3. Postoperative Komplikationen beim Kollumkarzinom: erweiterte Radikaloperation nach Wertheim-Meigs mit und ohne paraaortale Lymphonodektomie

	Mz (n = 64)	n = 1868[a]	n = ~1100*[b]
Mortalität	–	0,8	0,4–1
Ileus	3,1	5,1	0,5–1,6
Nachblutung	3,1	2,9	1 –1,5
Komplizierte Lymphzyste	7,8	K.A.	1 –2
Thrombose	7,8	K.A.	0,5–5
Infektion	20,3	4	3,5–80
Urinfistel	4,7	1,6	1 –3,2
Harnabflußstörung	17,2	5,5	2 –18
Restharnerhöhung	17,2	K.A.	
Postop.-Liegezeit	$\bar{x}$ = 24 Tage (min 15–max 60)		
Intraop.-Blutgabe	$\bar{x}$ = 1500 ml Vollblut (40/64)		
Postop.-Blutgabe	$\bar{x}$ = 1200 ml Vollblut (17/64)		

* Eher mehr, aber nicht überall genannt
[a] Langley [14], Baltzer [2–5], Gitsch [9], Powell [17]
[b] Käser [13], Baltzer [2–5], Übersicht bei Meigs [16]

Insgesamt kann festgestellt werden, daß durch die Erweiterung der Radikaloperation nach Wertheim-Meigs durch die paraaortale Lymphonodektomie nur die Rate der komplizierten Lymphzysten und der Thrombosen anzusteigen scheint. Die Rate der übrigen Komplikationen und insbesondere die Mortalität scheint gegenüber der standardisierten erweiterten Radikaloperation nach Wertheim-Meigs nicht wesentlich erhöht zu sein. Die besonders wichtige Frage, ob die paraaortale Lymphonodektomie in der Behandlung des Zervixkarzinoms insbesondere der histologischen Stadien T 2 b eine therapeutische oder nur eine prognostische Bedeutung hat, kann aufgrund der bislang vorliegenden geringen Fallzahlen aus unserem Kollektiv leider noch nicht beantwortet werden.

Zusammenfassung

Aufgrund der hier vorgestellten Daten empfehlen wir die erweiterte Radikaloperation nach Wertheim-Meigs bei Zervixkarzinomen der Stadien I b, II a und II b. In ausgewählten Fällen kann auch beim Stadium III operiert werden. Ziel dieser operativen Therapie ist es, nicht nur den Primärtumor, sondern auch die auf das Becken beschränkten kontinuierlichen und diskontinuierlichen metastatischen Absiedlungen zu entfernen. Das Tumorgewebe muß möglichst vollständig entfernt, die Parametrien müssen möglichst dicht an der Beckenwand durchtrennt und die pelvinen Lymphknoten sorgfältig ausgeräumt werden. Das entfernte Gewebe muß sorgfältigst histologisch aufgearbeitet werden, um möglichst viele aussagekräftige Prognosekriterien für die individuelle Therapieauswahl zur Verfügung zu haben.

Neuerdings führen wir im Stadium II a, II b und III auch zusätzlich zur Wertheim-Meigs-Radikaloperation eine paraaortale Lymphonodektomie durch. Ob durch diese Operationserweiterung therapeutische Effekte zu erwarten sind, läßt sich derzeit noch nicht beantworten.

Da Untersuchungen von Balzer, Zander u. a. [4, 5, 8, 18, 19] gezeigt haben, daß die Behandlungsergebnisse bei operierten Zervixkarzinomen vor allem bei einem Befall von pelvinen Lymphknoten durch eine zusätzliche postoperative Strahlentherapie nicht verbessert werden können, sehen wir seit 1988 von einer postoperativen Radiatio ab, zumal wir den Eindruck haben, daß die Kombination von ausgedehnter Radikaloperation mit nachfolgender exzessiver Strahlentherapie (40–50 Gy) das Risiko von späteren Komplikationen an Blase, Dünn- und Dickdarm erhöht.

Die alleinige Strahlentherapie wird in Mainz bei allen nicht operablen Zervixkarzinomen in Form einer kombinierten After-loading-Telekobalt-Behandlung oder einer homogenen Bestrahlung des gesamten kleinen Beckens mit 50–60 Gy durchgeführt. Die Exenteratio des Beckens führen wir bei ausgedehnten Zervixkarzinomen (z. B. bei Einbruch des Tumors in Blase und/oder Rektum) oder bei einem zentral im Becken sitzenden Rezidivtumor nach Operation oder Bestrahlung in ausgewählten Fällen durch. Immerhin kann selbst bei diesen sonst infausten Fällen noch eine 5-Jahres-Heilung bis zu 50 % erreicht werden.

Literatur

 1. Averette HE, Sevin BU, Girtanner RE, Ford JH (1981) Prätherapeutische Staging-Laparotomie beim Cervixcarcinom. Gynakologe 14:164
 2. Baltzer J (1978) Die operative Behandlung des Cervixcarcinoms. Habilitationsschrift, Universität München
 3. Baltzer J, Kaufmann C, Ober KG, Zander J (1980) Komplikationen bei 1092 erweiterten abdominalen Krebsoperationen mit obligatorischer Lymphonodektomie. Geburtshilfe Frauenheilkd 40:1
 4. Baltzer J, Koepcke W, Lohe KJ, Ober KG, Zander J (1982) Age and 5-years survival rates in patients with operated carcinoma of the cervix. Gynecol Oncol 14:220
 5. Baltzer J, Koepcke W, Lohe K, Kaufmann C, Ober KG, Zander J (1984) Die operative Behandlung des Cervixcarcinoms. Geburtshilfe Frauenheilkd 44:279
 6. Burghardt E (1986) Prätherapeutische Staging-Laparotomie beim Cervixcarcinom. Kommentar. Gynakologe 19:67
 7. Di Re F, Fontanelli RV, Lucciani L, Lupi G, Di Re E (1984) Radical surgery in uterine cervical carcinoma. In: Cancer of the uterine cervix. Academic Press, London, p 171
 8. Friedberg V, Herzog RE (1988) Therapie der Cervixcarcinome. In: Käser O, Friedberg V, Ober KG, Thomsen K, Zander J (Hrsg) Gynäkologie und Geburtshilfe, Bd III/2. Thieme, Stuttgart, S 14.134
 9. Gitsch E, Philipp K (1984) Control by radioisotope labeling tissue of complete or incomplete lymphadenectomy. Eur J Gynaecol Oncol 1:26
10. Inoue T (1984) Prognostic significance of the depth of invasion relating to nodal metastases parametrial extension and cell types. A study of 628 cases with stage I B, II A and II B. Cancer 54:3035

11. Inoue T, Okumura M (1984) Prognostic significance of parametrial extension in patients with cervical carcinoma stages I B, II A, II B. A study of 628 cases treated by radical hysterectomy and lymphadenectomy with or without postoperative radiation. Cancer 54:1714
12. Inoue T, Chihara T, Morita K (1984) The prognostic significance of the size of the largest nodes in metastatic carcinoma of the uterine cervix. Gynecol Oncol 19:137
13. Käser O, Ickle FA, Hirsch HA (1983) Atlas der gynäkologischen Operationen. Thieme, Stuttgart
14. Langley JL, Moore DW, Tarnasky JW, Roberts PH (1980) Radical hysterectomy and pelvic lymphonode dissection. Gynecol Oncol 9:37
15. Marziale P, Atlante G, Le Pera V, Marino T, Pozzi M, Iacovelli A (1981) Combined radiation and surgical treatment of stage I B and II A and B carcinoma of the cervix. Gynecol Oncol 11:175
16. Meigs JV (1944) Radical hysterectomy with bilateral pelvic lymph node dissection. Report of 100 cases operated on 5 years and more. Am J Obstet Gynecol 62:854
17. Powell JL, Mogelnicki SR, Burrell MO, Franklin III EW, Chambers DA (1986) Radical hysterectomy and pelvic lymphonodectomy, 1974–1982. In: Morrow CP, Smart GE (eds) Gynecological oncology. Springer, Berlin Heidelberg New York Tokyo, p 70
18. Zander J (1981) Carcinoma of the cervix: an attempt to individualize treatment. Results of 20-year cooperative study. Am J Obstet Gynecol 139:752
19. Zander J, Baltzer J (1986) Die Individualisierung der Behandlung gynäkologischer Krebse. In: Melchert F, Beck L, Hepp H, Knapstein PG, Kreienberg R (Hrsg) Aktuelle Geburtshilfe und Gynäkologie. Springer, Berlin Heidelberg New York Tokyo

Stadienangepaßte oder risikofaktorenadaptierte operative Therapie des Zervixkarzinoms?

P. Scheidel, D. Pfeiffer, H. Hepp

Einleitung

Dem aus der Tradition der gynäkologischen Onkologie entstandenen Versuch, operative und strahlentherapeutische Therapiebemühungen kompetetiv gegenüber zu stellen, ist die Entwicklung einer Nomenklatur für die Stadien des Zervixkarzinoms zu danken, welche sich am Tastbefund orientiert. Die hinlänglich bekannte, notorisch unzuverlässige Stadieneinteilung anhand des Tastbefunds hat zur Entwicklung des Konzepts der prätherapeutischen Staginglaparotomie geführt (Sevin 1988). Die mittlerweile vorliegenden Ergebnisse zeigen jedoch, daß auch die Berücksichtigung des histopathologischen Tumorstadiums *allein* keine ausreichende Zuverlässigkeit in der Festlegung der Prognose gynäkologischer Malignome ergibt. Im Gegensatz zum Tumorstadium sind vor allem lymphogene Metastasierungen sowie nachgewiesener Blutgefäß- und Lymphgefäßeinbruch mit einer signifikant verschlechterten Prognose korreliert. Eine sehr direkte Beziehung besteht zwischen der Invasionstiefe des Karzinoms und der Häufigkeit einer Metastasierung in die Lymphknoten (Baltzer et al. 1988). Weitere prognostische Kriterien bei Karzinomen des Uterus wurden beschrieben und in ihrer Bedeutung analysiert, wobei vor allen Dingen der Einfluß des Alters auf die Prognose des Zervixkarzinoms nach wie vor sehr heftig diskutiert wird (Smales et al. 1987).

Es besteht die dringende Notwendigkeit, durch zusätzliche Prognosefaktoren zu einem von der reinen Stadieneinteilung losgelösten individualisierten Therapiekonzept zu kommen, welches an die Risikofaktoren angepaßt wird. Bevor es nicht möglich ist, solche Risikofaktoren prätherapeutisch eindeutig zu charakterisieren, sind vor allen Dingen die Therapieversuche einer sogenannten neoadjuvanten Chemotherapie mit Skepsis zu sehen. Hohe stadienbezogene Erfolgsraten (Remissionen) sollten deshalb mit großer Zurückhaltung interpretiert werden (Panici et al. 1988).

Wir haben zunächst das klinische Krankengut der Frauenklinik im Klinikum Großhadern aus den Jahren 1975–1984 einer retrospektiven Analyse hinsichtlich der histopathologischen Prognosekriterien unterzogen und seit 1985 begonnen, die prätherapeutische Wertigkeit des Tumormarkers SCC, der epidermalen Wachstumsfaktoren sowie des Tumorvolumens in der nuklearmagnetischen Resonanztomographie auf ihre Bedeutung für die Tumorcharakterisierung zu untersuchen.

Darüber hinaus haben wir in einer prospektiven randomisierten Untersuchung die Inzidenz postoperativer Komplikationen beim erweiterten Staging (einschließlich der paraaortalen Lymphknoten) gegenüber der konventionellen Operation (pelvine Lymphonodektomie) überprüft. Die nunmehr vorliegenden Untersuchungen zeigen, daß weder die prätherapeutische Bestimmung des Tumorvolumens noch die Höhe des Tumormarkers SCC einen wesentlichen Rückschluß auf die Prognose lymphogener Metastasierung ermöglicht. Anders ist dies hinsichtlich der EGF-Rezeptoren zu beurteilen. Hier beginnt sich ein System der biochemischen Karzinomcharakterisierung zu etablieren, welches neben den histopathologischen Kriterien Prognose und Verlauf von Zervixkarzinomen entscheidend bestimmt und die prätherapeutischen Überlegungen prägen wird.

Analyse des historischen Patientenkollektivs

In dieser retrospektiven Studie der Frauenklinik München an der Lindwurmstraße und später im Klinikum Großhadern (Direktor bis 1983 Prof. Dr. K. Richter) wurden in einem Zeitraum von 1975 bis 1985 die Behandlung, Histologie und Nachsorge von 272 Patientinnen analysiert, welche an einem Zervixkarzinom primär operativ behandelt wurden (Schuckall 1988).

Bei 263 Patientinnen war es möglich, die Nachsorge zu gewährleisten, wobei die Nachbeobachtungszeit bei mehr als der Hälfte der Patientinnen (54%) mindestens 5 Jahre betrug. Zur Klärung der Frage, inwieweit das Alter der Patientinnen eine relevante Größe für die Prognose des Kollumkarzinoms ist, wurden Lymphknotenbefall, Ausbreitung des Tumors sowie Differenzierung der Zelltypen untersucht. Zusätzlich wurden die Häufigkeit des Lymphknotenbefalls und die klinische Stadieneinteilung nach FIGO dem pTNM gegenübergestellt. Dabei ergaben sich folgende Resultate:

1. Die kumulierte 5-Jahres-Überlebensrate nach der postoperativen Stadieneinteilung betrug im Stadium pT1a 94,6%, im Stadium pT1b 88,1%. Bei der Beurteilung der Prognose für jüngere Frauen (unter 40 Jahren), zeigte sich, daß diese eine Überlebensrate von nur 83,9% aufwiesen, die älteren hingegen von 87,6%. Dieser Unterschied ist nicht statistisch signifikant.
2. Wie in anderen Untersuchungen zeigte sich auch in diesem Patientenkollektiv, daß bei negativem Lymphknotenbefall eine 5-Jahres-Überlebensrate von 92,2% erreicht wurde. Bei Befall der Lymphknoten lag die 5-Jahres-Überlebensrate bei 53,9%. Zusätzlich zeigt sich in einem Vergleich der Stadien, daß ein Befall der Lymphknoten prognostisch bedeutsamer ist als das Stadium. Das histopathologische Stadium pT1N1 zeigt eine deutlich schlechtere Überlebensrate als das Stadium pT2N0. Ein prognostischer Einfluß des Alters in bezug auf die lymphogene Metastasierung ließ sich nicht nachweisen. Auch bei der Überlebensrate zeigte sich zwar, daß nach 5 Jahren von den Patientinnen unter 40 Jahren mit einem Lymphknotenbefall nur noch 38,5% rezidivfrei leben, wogegen bei über 40jährigen der Wert bei 62,5% liegt. Aufgrund der kleinen Fallzahlen ist jedoch auch hier kein statistisch signifikanter Unterschied zu erzielen.

3. Durch die postoperative Bestrahlung scheint sich auch in unserem Kollektiv keine Verbesserung der Prognose zu ergeben. Bei einer vergleichbaren Tumorausbreitung lag die 5-Jahres-Überlebensrate der bestrahlten Patientinnen bei 52,2 % im Vergleich zu 62,5 % bei Patientinnen ohne Nachbestrahlung. Gleiches gilt sinngemäß für Patientinnen ohne Lymphknotenbefall.

4. Eine eindeutige Korrelation ergibt sich zwischen Überlebensrate und Infiltrationstiefe des Tumors und damit indirekt dem Tumorvolumen. Während bei den geringeren Tumorausdehnungen hohe Überlebensraten erzielt wurden, nehmen die Überlebensraten bei ausgedehnteren Infiltrationstiefen stetig ab; bei einer Infiltration über 9 mm zeigt sich eine Überlebensrate von 66,6 %.

5. Die Lokalisation des Tumors, die Epithelart und der Differenzierungsgrad ergaben keinen signifikanten Unterschied in bezug auf die Altersgruppen. Auffallend war lediglich das häufige Auftreten von Adenokarzinomen bei jüngeren Frauen (13,9 % gegen 8,5 %) und die häufigere Tumorlokalisation in der Endozervix bei älteren Frauen (19,5 % gegen 12,9 %).

6. Im Vergleich von klinischer Stadieneinteilung nach FIGO und postoperativer TNM-Stadieneinteilung wurde in 32,5 % der Fälle überbewertet, in 8,2 % unterbewertet. So lag zum Beispiel im Stadium pT1b die Übereinstimmung bei 60 %. Die Tumorausbreitung wurde in 35,6 % überbewertet und in 4,4 % unterbewertet. Für die wenigen Fälle der operierten Stadien pT2b und pT3 fanden sich in etwa der Hälfte der Fälle eine korrekte und in der anderen Hälfte der Fälle eine Unterbewertung.

Prospektive Untersuchungen

Von 1984 bis 1987 wurden an der Frauenklinik im Klinikum Großhadern insgesamt 264 Patientinnen mit einem Zervixkarzinom behandelt. Dabei zeigt sich bei etwa gleichbleibenden Patientenzahlen, daß die Rate der primär operierten Zervixkarzinome von ca. 60 % im Jahre 1984 auf 80 % im Jahre 1987 gestiegen ist. Seit dieser Zeit führten wir an der Frauenklinik im Klinikum Großhadern in allen Fällen, bei denen keine internistische Kontraindikation bestand, auch eine paraaortale Lymphonodektomie durch. Dabei wurde die Radikalität dieses Eingriffs zunächst auf die unteren Abschnitte der Aorta und V. cava bis zum Abgang der A. mesenterica inferior beschränkt. Auch bei diesem Vorgehen sahen wir in der Gruppe der Patientinnen, welche gegenüber der konventionellen Wertheim-Meigs-Radikaloperation zusätzlich einem paraaortalen Staging unterzogen wurden, signifikante Veränderungen (Tabelle 1). Sowohl der intraoperative Blutverlust als auch die Menge der drainierten Lymphflüssigkeit ist bei diesen Patientinnen deutlich höher. Weiterhin ist auffällig, daß gastrointestinale Komplikationen im Sinne eines postoperativen Ileus lediglich in der Gruppe der Patientinnen mit paraaortalem Lymphknotenstaging aufgetreten sind. Es ist darauf hinzuweisen, daß der Ileus die signifikanteste Komplikation des paraaortalen Stagings darstellen dürfte.

Tabelle 1. Vergleich konventioneller mit erweiterten Stagingmaßnahmen bei der operativen Therapie von Zervixkarzinomen

Komplikationen	Radikale Hysterektomie, pelvine Lymphknoten ($n = 46$)	Radikale Hysterektomie, pelvine und paraaortale Lymphknoten ($n = 40$)
Febrile Morbidität[a]	5	4
Intraoperativer Blutverlust[b]	8	12
Drainagemenge	1134 ml	1615 ml
Lymphzyste	1	1
Thrombose/Embolie	–	1
Wundinfektion	2	–
Urogenitale Komplikationen	3 (1)	2 (1)
Gastrointestinale Komplikationen	–	2
Verschiedenes	2	3
Mortalität	–	–

[a] Höher als 38 °C für mehr als 2 Tage
[b] Mehr als 1000 ml

Aufgrund dieser Tatsachen und eingedenk der Ergebnisse großer Studien (Sevin 1988), die die Inzidenz paraaortaler Lymphknotenmetastasen beim Zervixkarzinom nach Staginglaparotomien z. B. im Stadium I b mit 5,5 % angeben, erscheint die Suche nach verläßlichen präoperativen Parametern zur Vorhersage der Lymphknotenmetastasierung notwendig. Die Vorstellung, bei 95 % aller Patientinnen ein unsinniges (weil negatives) paraaortales Staging im Stadium I b durchzuführen, muß – abgesehen von klinischen Studien – genausowenig befriedigen wie die Tatsache, daß ein Teil der Patientinnen bei Verzicht auf das paraaortale Staging eine inadäquate, weil auf das kleine Becken beschränkte Therapie erhalten würde.

Risikofaktoren

Mit dem Tumormarker SCC steht ein relativ sensibler Marker für die Zervixkarzinome zur Verfügung. Seine Bedeutung wird von Meier et al. in diesem Buch dargestellt (s. S. 72). Nach unseren gemeinsam durchgeführten Untersuchungen zeigt sich jedoch bei der präoperativen Diagnostik des primären Zervixkarzinoms keine Abhängigkeit vom Lymphknotenstatus. Bei 50 untersuchten Patientinnen war der Tumormarker im Stadium pT1b mit Lymphknotenbefall nur in einem von 4 Fällen erhöht, während bei lymphknotennegativen Fällen bei 13 von 26 Patientinnen ebenfalls erhöhte Werte gemessen wurden. Auch in höheren Tumorstadien (pT2a und pT2b) konnte keine direkte Korrelation zwischen initialer Höhe des SCC und der Lymphknotenmetastasierung gefunden werden.

In Zusammenarbeit mit dem Institut für Radiologie des Klinikums Großhadern (Direktor Prof. Dr. Lissner) haben wir versucht, mit Hilfe der nuklearmagnetischen Resonanztomographie (MRI) das Tumorvolumen bei Patientinnen mit einem Zervixkarzinom festzulegen. Diese Studie wurde in Zusammenarbeit mit Herrn Priv.-Doz. Dr. Mayr durchgeführt. Bei mittlerweile 6 von 36 Patientinnen wurde wegen des ausgedehnten Tumorvolumens eine primäre Radiatio durchgeführt (Tabelle 2). Bei den operierten Patientinnen fand sich in einem Fall auch bei einem Tumorvolumen von weniger als 1 cm^3 ein Lymphknotenbefall. Auch bei den lymphknotennegativen Patientinnen, die mittlerweile ein Rezidiv aufwiesen, läßt sich die Größe des Primärtumors nicht mit dem Rezidiv korrelieren. Unabhängig von der Bewertung des MRI im prätherapeutischen Staging gynäkologischer Malignome scheint die Vorhersagewahrscheinlichkeit in bezug auf den Lymphknotenbefall bislang unbefriedigend. Andererseits könnte die MRI-Vermessung des Tumors künftig im Sinne einer multimodalen Therapieplanung Bedeutung gewinnen (Analysen stehen zur Zeit noch aus).

Den wichtigsten Fortschritt im Hinblick auf eine prätherapeutische Individualisierung des Vorgehens sehen wir analog zum Mammakarzinom in der Bestimmung der Wachstumsfaktoren (Sainsbury et al. 1987). Den epidermalen Wachstumsfaktoren ist in diesem Buch ebenfalls ein Beitrag aus unserer Klinik gewidmet (Pfeiffer et al. 1989, s. S. 65). Bedeutsam erscheint, daß hinsichtlich des Gehalts an EGF sowohl im Verhältnis zwischen normalem und Zervixkarzinomgewebe als auch bei Patientinnen mit und ohne Lymphknotenbefall ein statistisch signifikanter Unterschied besteht (Tabelle 3).

Diese Untersuchungen werden auch durch den Verlauf bestätigt, welcher zeigt, daß bei 5 von 7 Patientinnen mit einem Rezeptorgehalt von über

Tabelle 2. Prätherapeutische nuklearmagnetische Resonanztomographie bei Patientinnen mit Zervixkarzinom

	n	Tumorvolumen [cm^3]
Primäre Radiatio	6	63 ± 23
Primäre Operation	28	25 ± 6
LK negativ[a]	25	26 ± 6

[a] Davon Rezidive beobachtet bei 3 Patientinnen mit initialem Tumorvolumen von 19, 91 und 19 cm^3

Tabelle 3. Wachstumsfaktoren und Lymphknotenbefall beim Plattenepithelkarzinom der Zervix

	Lymphknotenstatus	
	Negativ ($n = 27$)	Positiv ($n = 14$)
EGF/TGF [ng/mg prot.]	1,3 ± 0,2	3,6 ± 1,16*
Kapazität [fmol/mg prot.]	32,2 ± 12,2	69,94 ± 22,3
Affinität [Kd, nM]	1,76 ± 0,37	3,13 ± 0,77

* $p = 0,05$

100 fmol/mg Protein Rezidive aufgetreten und bereits 3 dieser Patientinnen gestorben sind. Hingegen fanden sich bei 45 Patientinnen mit mäßig erhöhtem EGF-Rezeptor (unter 100 fmol/mg Protein) nur in 2 Fällen Rezidive bzw. Metastasen.

Zusammenfassung

Es wird zunehmend schwieriger, die verschiedenen, prognostisch bedeutsamen Faktoren für eine Patientin in eine individualisierte Therapieplanung einzubringen. Die Vielzahl der Einzelfaktoren, welche für sich allein genommen unbedeutend, in Kombination mit anderen Faktoren jedoch wichtig sind, wird in Zukunft evtl. auch den Einsatz von Expertensystemen angezeigt erscheinen lassen. Nach unseren vorläufigen Ergebnissen stellt das System der Tumorwachstumsfaktoren bei Plattenepithelkarzinomen in der Gynäkologie den vielversprechendsten Ansatz zur biologischen Charakterisierung eines Tumors dar. In Kombination mit Tumorvolumen und histopathologischen Kriterien sowie zusätzlichen biochemischen Differenzierungsmerkmalen wird in Zukunft die Vorhersagewahrscheinlichkeit sowohl für die lymphogene Metastasierung als auch für das Auftreten von Rezidiven verbessert werden. Dies wird zu einem risikofaktoradaptierten Vorgehen führen und darüber hinaus für die individualisierte Nachsorge dieser Patientinnen von eminenter Bedeutung sein. Dann wird neben dem Konzept der abgestuften operativen Therapie (Ober 1978) auch ein Konzept des abgestuften Stagings realisiert werden.

Literatur

Baltzer J, Lohe KJ (1983) Prognostische Kriterien bei Carcinomen des Uterus. Fortschr Med 30:1355–1396

Baltzer J, Lohe KJ, Zander J (1988) Postoperative Strahlentherapie beim primär operierten Zervixkarzinom, ja oder nein? In: Hepp H, Scheidel P, Monaghan JM (Hrsg) Lymphonodektomie in der gynäkologischen Onkologie. Urban & Schwarzenberg, München Baltimore

Ober KG (1978) Die abgestufte operative Therapie des Cervixcarcinoms. Geburtshilfe Frauenheilk 38:671–684

Panici PB, Scambia G, Greggi S, Di Roberto P, Baiocchi G, Manguso S (1988) Neoadjuvant chemotherapy and radical surgery in locally advanced cervical carcinoma: A pilot study. Obstet Gynecol 71:344–348

Pfeiffer D, Stellwag A, Pfeiffer P, Borlinghaus W, Meier P, Scheidel P (1989) Clinical implications of the epidermal growth in the squamous cell carcinoma of the uterine cervix. Gynecol Oncol 33:146–150

Sainsbury C, Richard J, Farndon JR, Needham GK, Malcolm AJ, Harris AL (1987) Epidermal-growth-factor receptor status as predictor of early recurrence of and death from breast cancer. Lancet 1398–1402

Sevin B-U (1988) Die prätherapeutische Staginglaparotomie. In: Hepp H, Scheidel P, Monaghan JM (Hrsg) Lymphonodektomie in der gynäkologischen Onkologie. Urban & Schwarzenberg, München Baltimore

Smales E, Perry CM, Ashby MA, Baker JW (1987) The influence of age on prognosis in carcinoma of the cervix. Br J Obstet Gynaecol 94:784–787

Schuckall HM (1988) 10-Jahresstatistik der operierten Cervixcarcinome der zweiten Frauenklinik in der Lindwurmstraße und der Frauenklinik im Klinikum Großhadern. Med Dissertation, Universität München

Ist die Radikaloperation im Stadium II b zu rechtfertigen?

G. Teufel, U. Nestle, A. Senst, K. Kaufmehl, W. Kleine, A. Pfleiderer

Einleitung

Die Indikation zur Radikaloperation war in den letzten beiden Jahrzehnten in unserer Klinik, wie auch in anderen großen onkologischen Zentren, einem ständigen Wandel unterworfen. Zu Beginn der 70er Jahre wurde die Indikation zur Radikaloperation in den FIGO-Stadien I b, II a und selten auch bei zervixnaher Induration des Parametriums, also im Stadium II b, vor allem dann gestellt, wenn eine Kontraindikation für eine Strahlentherapie vorlag. Solche Kontraindikationen wurden bei gleichzeitig bestehenden Adnextumoren, großen Myomen, einer Schwangerschaft, großen exophytischen Zervixkarzinomen, vorausgegangenen ausgedehnten Konisationen und auch bei Adenokarzinomen wegen ihrer vermuteten geringeren Strahlensensibilität gesehen [23].

Bis zum Beginn der 80er Jahre wurden nahezu alle radikal operierten Patientinnen einer Nachbestrahlung unterzogen. Dies bedeutete im Vergleich zu einer primären Strahlentherapie eine wesentliche Verlängerung der Behandlungsdauer und ein zusätzliches Risiko durch die Radikaloperation [28, 29].

Theoretisch wird man bei radikal operierten Patientinnen nur dann von einer Nachbestrahlung eine Verbesserung der Heilungsergebnisse erwarten können, wenn Tumorreste im Strahlenfeld zurückgeblieben sind und keine systemische Ausbreitung vorliegt. Diese Überlegung führte zwangsläufig zu der Frage, ob bei kleinen umschriebenen Tumoren, von denen aufgrund einer subtilen pathohistologischen Aufarbeitung angenommen werden darf, daß sie vollständig entfernt wurden, eine postoperative Strahlentherapie zu rechtfertigen ist. Bei einem ausgedehnteren Befall von Parametrien und/oder pelvinen Lymphknoten war wiederum zu fragen, ob lokale Maßnahmen wie die Strahlentherapie sinnvoll sind, wenn in einem großen Teil der Fälle mit einer über das Bestrahlungsgebiet hinausreichenden Tumorausdehnung zu rechnen ist [3, 11, 12, 18].

Die Analyse der wichtigsten Prognosefaktoren hat zu einem tragfähigen Therapiekonzept bei Tumoren geführt, die auf die Zervix begrenzt sind [2, 29]. Bei ausgedehnteren Tumoren suchen wir derzeit noch nach der im Einzelfall optimalen Therapie.

Methodik

Zum Problem der Beschreibung der Prognose

Die Krankengeschichten von 995 Patientinnen, die von 1975–1986 primär wegen eines invasiven Zervixkarzinoms in der Universitätsfrauenklinik behandelt wurden, fanden Eingang in die vorliegende Untersuchung. Bei radikal operierten Patientinnen wurden die Daten des Jahrgangs 1987 mitberücksichtigt, sofern es um die Erfassung der Tumorausdehnung ging.

Die Auswertung erfolgte im Tumorzentrum Freiburg. Die Überlebenskurven wurden nach einer Sterbetafelmethode von Berkson und Gage ermittelt. Operierte Patientinnen waren in unserem Krankengut signifikant, d. h. im Mittel um etwa 18 Jahre jünger als bestrahlte. Da die Überlebenswahrscheinlichkeit wesentlich vom mittleren Alter des untersuchten Kollektivs abhängig ist, entschlossen wir uns, zusätzlich zu der gebräuchlichsten Methode der Berechnung der Prognose, die sämtliche Todesursachen miteinbezieht, eine weitere Auswertung durchzuführen, die nur den Tod am Karzinom berücksichtigt (karzinombezogene Prognose) und damit die altersbedingte Minderung der Prognose bestmöglich eliminiert [10, 26].

Für die Beurteilung des Therapieerfolges wäre eine Methode zur Bestimmung der tumorbedingten Minderung der Überlebenswahrscheinlichkeit ideal, die bezüglich Alter und anderer wichtiger Risikofaktoren korrigiert ist. An der Entwicklung derartiger computergestützter Methoden wird gegenwärtig gearbeitet.

Operative Technik

Die operative Strategie war in den beiden letzten Jahrzehnten in unserer Klinik nicht starr reglementiert. Sie richtete sich individuell nach der Tumorausdehnung. Bei der Resektion von Parametrien und Vagina wurde auf eine ausreichende „Sicherheitszone" geachtet. Das Parametrium wurde nur in Einzelfällen direkt an der Beckenwand abgesetzt [8, 22].

Bei der beidseitigen pelvinen Lymphonodektomie wurden durchschnittlich 20,5 Lymphknoten entfernt und in 18–20 Stufen aufgearbeitet. Eine postoperative Kontrollaufnahme der Lymphographie sicherte die Qualität der Lymphonodektomie. Eine paraaortale Lymphonodektomie wurde bisher nur bei einigen Zervixkarzinomen durchgeführt. Abschließende Ergebnisse stehen noch aus.

Strahlentherapie

Die Bestrahlungstherapie wurde im Laufe des Beobachtungszeitraums mehrfach modifiziert. Hinzu kommt, daß eine Anpassung an die Gegebenheit im Einzelfall oftmals unumgänglich war. Die Einführung von Afterloadingverfahren in die Brachytherapie des Zervixkarzinoms führte zu einer weiteren Vielfalt der durchgeführten Therapiemodifikationen. Deshalb ist die Beurteilung und Wertung einzelner strahlentherapeutischer Maßnahmen nur mit großen Vorbehalten möglich.

Die primäre Strahlentherapie wurde zumeist kombiniert, d. h. mit 3 Radiumeinlagen in 14tägigem Intervall in Form von Stift und Platte sowie einer externen Telekobaltbestrahlung mit einer Dosis von ca. 45 Gy auf der Beckenwand durchgeführt.

Bei einer Bestrahlung nach Radikaloperation wurden in der Regel die Beckenwände mit ca. 50 Gy und die Beckenmitte mit ca. 40 Gy belastet. Bei vaginalem Befall erfolgte zusätzlich eine lokale Bestrahlung des Vaginalstumpfes mittels Radium- bzw. Iridium, wobei im Punkt A zusätzlich 10–15 Gy appliziert wurden. Einzelheiten der Bestrahlung s. S. 241.

Krankengut

Der seit Mitte der 60er Jahre in unserer Klinik beobachtete Rückgang der Zervixkarzinome setzte sich auch in dem berichteten Zeitraum fort. Kamen 1975–1976 noch 104 Patientinnen jährlich zur Behandlung, so waren es in den Jahren 1985–1986 nur noch 62. Gleichzeitig war der Anteil der FIGO-Stadien III und IV in den genannten Jahren von 20 % (42 von 208) auf 37 % (46 von 123) angestiegen (Abb. 1).

Neben der Veränderung des Krankengutes muß bei der Bewertung der Therapieergebnisse auch der Wandel in der Therapie in den Stadien I und II berücksichtigt werden.

Der Anteil radikal operierter Patientinnen nahm im 2. ausgewerteten Zeitabschnitt (1980–1986) im Vergleich zum 1. (1975–1979) im FIGO-Stadium Ib von 61 % auf 81 % und im Stadium IIb von 7 % auf 41 % zu (Abb. 2).

Beim Stadium Ib wurde die Indikation zur Radikaloperation im Vertrauen auf die verbesserte perioperative Behandlung und die operativen Techniken zunehmend auf ältere und adipöse Patientinnen ausgedehnt. Unsere älteste Patientin war 76 Jahre. Sie überstand den Eingriff ohne Komplikationen. Heute gilt die Operation als Standardtherapie im Stadium Ib. Kontraindikation ist allein ein unvertretbar hohes operatives Risiko.

Im FIGO-Stadium IIb ist ebenfalls eine wesentliche Veränderung bei der Auswahl der Patientinnen für die Radikaloperation eingetreten. Auch hier wurden zunehmend ältere und adipöse Patientinnen operiert. Der Vergleich der pathohistologischen Ausdehnung bei operierten Patientinnen im Stadium IIb macht deutlich, daß im zweiten Zeitraum (1980–1986), in dem die Indikation zur Operation erheblich häufiger gestellt worden war, die operierten Tumoren nicht ausgedehnter waren als im ersten Zeitraum (1975–1979). Das Alter der bestrahlten Patientinnen liegt bei 62,6 Jahren. Radikal operierte Patientinnen sind dagegen im Mittel 44,9 Jahre alt und damit ca. 18 Jahre jünger. Das durchschnittliche Alter der behandelten Patientinnen steigt mit zunehmender Tumorausdehnung. So liegt z. B. im Stadium Ib das mittlere Alter bei 49,9, im Stadium IV bei 63,5 Jahren (Tabelle 1).

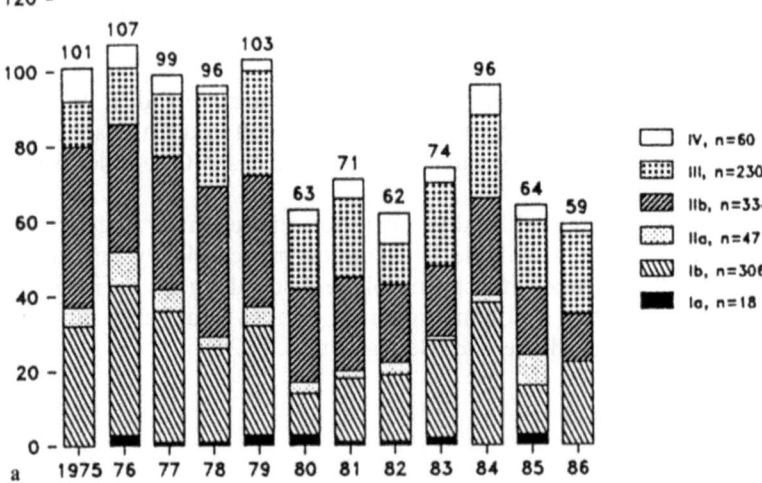

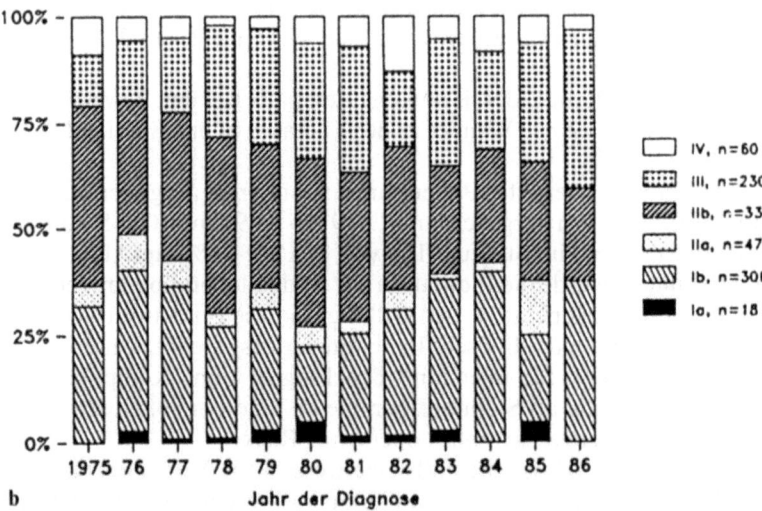

Abb. 1a, b. Häufigkeit der FIGO-Stadien bei Zervixkarzinomen, $n=995$ (1975–1986). **a** Absolute Zahlen, **b** Prozentangaben

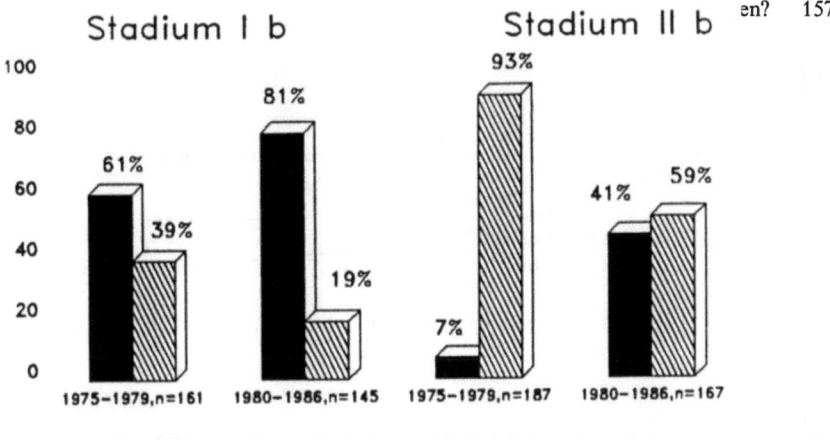

Abb. 2. Wandel der operativen Therapie bei Zervixkarzinomen (1975–1986)

Abb. 2. Wandel der operativen Therapie bei Zervixkarzinomen (1975–1986)

Tabelle 1. Tumorausdehung und Alter bei Patientinnen mit Zervixkarzinom

FIGO-Stadium	*n*	Alter
I a	18	45,9
I b	306	49,9
II a	47	58,5
II b	334	58,5
III	230	61,1
IV	60	63,5

Prognose

Tumorausdehnung und Prognose

Die 5-Jahres-Überlebenswahrscheinlichkeit aller 995 behandelten Patientinnen mit Zervixkarzinom in den Jahren 1975–1986 beträgt 56 % unter Berücksichtigung aller Todesursachen. Die Analyse der Todesfälle zeigt, daß 9 % der Patientinnen nicht am Tumor, sondern an anderen Ursachen verstorben sind. Die Differenz der 5-Jahres-Überlebenswahrscheinlichkeit zwischen Gesamtmortalität und tumorbezogener Mortalität liegt bei den operierten Frauen nahe 0, bei den bestrahlten Frauen, die durchschnittlich 18 Jahre älter sind, bei 10–15 %. Hieraus ergibt sich, daß die Gesamtmortalität für einen Vergleich der Effektivität von Operation und Bestrahlung nicht sinnvoll ist. Die karzinombezogene Mortalität ist für einen Vergleich besser geeignet. Bei ihr besteht jedoch das Problem, daß die Todesursache nicht in allen Fällen zweifelsfrei feststeht (Abb. 3).

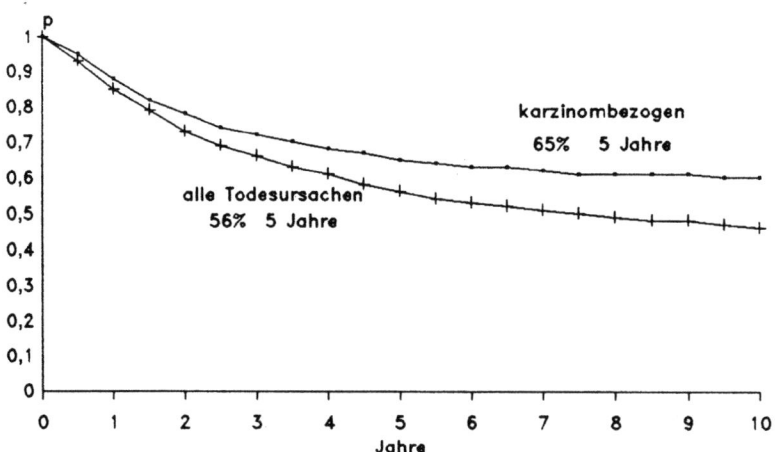

Abb. 3. Überlebenswahrscheinlichkeit aller Patientinnen mit Zervixkarzinom, $n = 995$

Die Prognose ist erwartungsgemäß abhängig von der Ausdehnung der Zervixkarzinome. Betrachtet man, unabhängig von der Therapie, die Gesamtüberlebenswahrscheinlichkeit in den einzelnen FIGO-Stadien, so zeigt sich, daß wir im Stadium I a keine Patientin am Karzinom verloren haben. Die Prognose im Stadium I b und II a ist mit einer karzinombezogenen 5-Jahres-Überlebenswahrscheinlichkeit von 87 % bzw. 84 % nahezu identisch.

Die gesamte 5-Jahres-Überlebenswahrscheinlichkeit im Stadium II b beträgt 60 %, die tumorbezogene 69 %. Bemerkenswert schlechter sind die Ergebnisse im Stadium III. Hier überlebten nur 22 % 5 Jahre, wobei 10 % nicht am Zervixkarzinom, sondern an interkurrenten Erkrankungen verstarben. Auch im Stadium IV ist der Therapieerfolg mit einer 5-Jahres-Überlebenswahrscheinlichkeit von 8 % sehr unbefriedigend, zumal nur 4 % nicht am Zervixkarzinom, d. h. an anderweitigen Ursachen verstorben sind. Dabei ist allerdings zu berücksichtigen, daß im Stadium III die Strahlentherapie nur in 70 % und im Stadium IV nur in 42 % entsprechend dem geplanten Therapiekonzept durchgeführt werden konnte (Abb. 4, Tabelle 2).

Prognose und Therapie im Stadium I und II

Will man den Erfolg von Operation, Strahlentherapie oder einer Kombination beider Therapien vergleichen, so gilt es, die wichtigsten Gegebenheiten in den einzelnen Gruppen zu berücksichtigen, wie z. B. die Tumorausdehnung, das unterschiedliche Durchschnittsalter und den unterschiedlich häufigen Anteil an Therapieabbrüchen.

Bis 1980 waren in unserer Klinik nahezu alle radikal operierten Patientinnen postoperativ bestrahlt worden, seit 1980 nur noch, wenn die Tumoren über

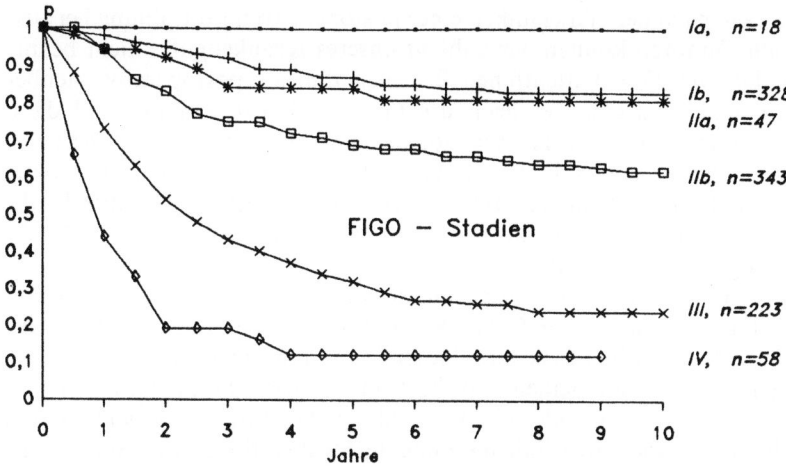

Abb. 4. Karzinombezogene Überlebenswahrscheinlichkeit von Patientinnen mit Zervixkarzinomen unabhängig von der durchgeführten Therapie, $n = 995$ (1975–1986)

Tabelle 2. 5-Jahres-Überlebenswahrscheinlichkeit

FIGO-Stadien	n	Karzinom-bezogen [%]	Gesamt [%]
I a	18	100	81
I b	328	87	81
II a	47	84	78
II b	343	69	60
III	223	32	22
IV	58	12	8

die Zervix hinausgewachsen waren. Da die Prognose in diesen beiden Gruppen gleich ist, entfällt die Rechtfertigung für eine postoperative Nachbestrahlung bei Karzinomen, die nachweislich auf die Zervix beschränkt sind. Dies gilt unter der Voraussetzung, daß die genaue Tumorausdehnung mittels einer subtilen pathohistologischen Aufarbeitung des Operationspräparates einschließlich der pelvinen Lymphknoten erfaßt wird.

Engmaschige Kontrolluntersuchungen mit begleitender Kontrolle der Tumormarker SCC und CEA sind bei diesen Patientinnen sehr wichtig, da Rezidive bzw. weiterwachsende Tumoren bei nicht nachbestrahlten Patientinnen geheilt werden können. In unserem Krankengut konnten 2 von 5 Rezidiven in der nicht nachbestrahlten Gruppe ($n = 57$) geheilt werden, während alle 4 Patientinnen mit Rezidiv in der postoperativ bestrahlten Gruppe ($n = 47$) verstarben.

Die Frage nach der Wirksamkeit einer postoperativen Bestrahlung bei ausgedehnten Tumoren können wir anhand unseres Krankengutes nicht beantworten. Da wir diese Patientinnen fast ausnahmslos postoperativ nachbestrahlten, fehlt uns eine vergleichbare Gruppe. Hinzu kommt, daß diese Gruppe bei der früher restriktiven Indikationsstellung zur Radikaloperation klein war. Der zunehmende Trend zur Radikaloperation wird jedoch dazu führen, daß die ausgedehnteren Tumoren bei radikal operierten Frauen häufiger vorkommen und damit die Klärung der Frage einer optimalen Nachbehandlung erleichtert wird.

Im Stadium I b ist die Prognose zumindest bis zum 5. Jahr unabhängig von der gewählten Therapie. Am Zervixkarzinom sterben 13–15 % der Patientinnen. Längerfristig scheinen jedoch Patientinnen mit einer Radikaloperation etwas günstiger abzuschneiden. Ob diese unterschiedliche Langzeitprognose auf die Art der Therapie oder die Auswahl der Patientinnen zurückzuführen ist, muß offen bleiben. In 7 Fällen konnte die Strahlentherapie im Stadium I b nicht vollständig durchgeführt werden. Bei 4 Patientinnen konnten im Punkt A wenigstens 58 Gy appliziert werden. Von ihnen verstarb nur eine an unklarer Ursache. Die anderen überlebten mehr als 5 Jahre (Abb. 5).

Im Stadium II a haben die operierten Patientinnen eine etwas bessere 5-Jahres-Überlebenswahrscheinlichkeit als die bestrahlten. Während nur 8 % der operierten am Karzinom starben, sind es bei den bestrahlten Patientinnen 20 %. Retrospektiv muß offen bleiben, ob die Ursache für diese unterschiedliche Prognose in der unterschiedlichen Therapie oder in der unterschiedlichen Auswahl der Patientinnen für die einzelnen Therapiearten zu sehen ist. Man muß wahrscheinlich davon ausgehen, daß die günstigen Fälle mit geringer Beteiligung des Scheidengewölbes operiert und die ausgedehnteren Tumoren der Bestrahlung zugeführt wurden. Diese Vermutung läßt sich jedoch in unserer retrospektiven Untersuchung nicht zweifelsfrei erhärten (Tabelle 3).

Tabelle 3. Prognose von Zervixkarzinomen in Abhängigkeit von Therapie und Ausdehnung

FIGO-Stadium und Therapie		n	Karzinom-bezogen [%]	Gesamt [%]
I b	operiert [a]	242	87	84
I b	bestrahlt [b]	84	86	72
II a	operiert	16	92	92
II a	bestrahlt	31	80	71
II b	operiert	91	72	72
II b	bestrahlt	252	68	57
III	bestrahlt	221	32	22
IV	bestrahlt	58	12	8
		995		

[a] z. T. nachbestrahlt, [b] primär bestrahlt

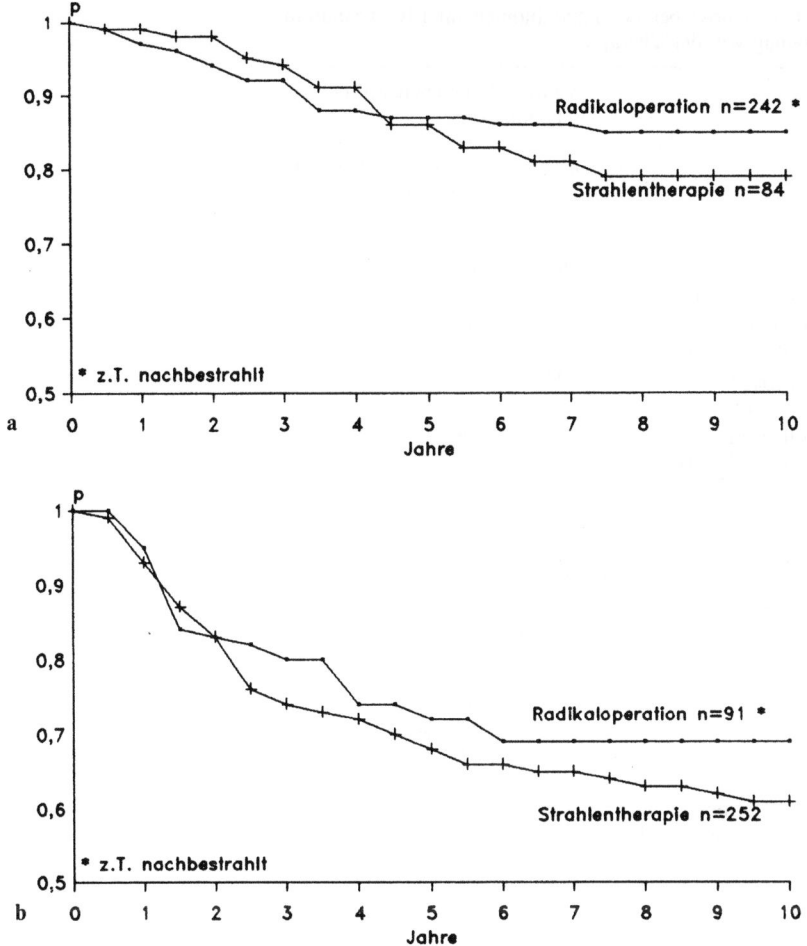

Abb. 5a, b. Karzinombezogene Überlebenswahrscheinlichkeit abhängig von der Therapie. **a** FIGO-Stadium I b, **b** FIGO-Stadium II b

Im Stadium II b ist die tumorbedingte Mortalität der bestrahlten Patientinnen nur minimal höher als die der operierten. Dieses Ergebnis ist insofern erstaunlich als sich die Auswahl der Patientinnen für die verschiedenen Therapien vor allem an der tastbaren Tumorausdehnung orientierte. Tumoren mit geringer Induration der Parametrien (parazervikale Induration) wurden in der Regel operiert, die ausgedehnteren Fälle hingegen der Strahlentherapie zugeführt (Tabelle 4).

Die in ca. 10% der Fälle unvollständige Strahlentherapie im Stadium II b hat auf die 5- bzw. 10-Jahres-Prognose keinen großen Einfluß. Die Überlebenskurven der vollständig bestrahlten Patientinnen und der Gesamtheit der bestrahlten Patientinnen verlaufen nahezu deckungsgleich.

Tabelle 4. Prognose bei Zervixkarzinomen im FIGO-Stadium IIb abhängig von der Therapie

Therapie	5-Jahres-Überlebenswahrscheinlichkeit		
	n	Karzinom-bezogen [%]	Gesamt [%]
Radikaloperation (z. T. nachbestrahlt)	91	72	72
Strahlentherapie (alle Patientinnen)	252	68	57
Strahlentherapie (vollständig)	227	68	58
Strahlentherapie (nicht vollständig)	24	66	38

Tabelle 5. Prognose von Zervixkarzinomen Stadium IIb in Abhängigkeit vom Tastbefund des Parametriums und der Therapie

Therapie/Tumor-ausdehnung	5-Jahres-Überlebenswahrscheinlichkeit		
	n	Karzinom-bezogen [%]	Gesamt [%]
Radikaloperation (Induration parazervikal)	91	72	72
Strahlentherapie (Induration parazervikal)	174	68	59
Strahlentherapie (Induration ausgedehnter als parazervikal)	53	67	57

Die Prognose der primär bestrahlten Patientinnen ist in unserem Krankengut nahezu unabhängig von der prätherapeutisch getasteten Induration der Parametrien. Bei einer parazervikalen Induration der Parametrien ist die Überlebenswahrscheinlichkeit nicht eindeutig besser als bei einer ausgedehnteren. Auch die gewählte Behandlung scheint nur von geringer Bedeutung für die Prognose im Stadium IIb zu sein.

Die tumorbezogene 5-Jahres-Überlebenswahrscheinlichkeit beträgt bei den primär radikal operierten Fällen (mit ausschließlich parazervikaler Induration) 72 % ($n = 91$), bei den primär bestrahlten Patientinnen mit vergleichbarer Tumorausdehnung 68 % ($n = 174$) und bei Patientinnen mit einer mehr als parametran ausgedehnten Induration, die ebenfalls primär bestrahlt worden waren 67 % ($n = 67$). Berücksichtigt man hingegen alle Todesursachen, so ist die Prognose bei den operierten Patientinnen unverändert, d. h., daß nahezu alle Todesfälle tumorbedingt sind. Bei den bestrahlten Patientinnen wird die Gesamtprognose durch 9–10 % interkurrente Todesfälle belastet (Tabelle 5).

Dies legt den Schluß nahe, daß die primäre Strahlentherapie im FIGO-Stadium II b in unserem Krankengut zu gleichen Heilungsraten führte wie unser primär operativ orientiertes Behandlungskonzept. Wenn man diese Schlußfolgerung akzeptiert, stellt sich aus der Sicht der Patientinnen verschärft die Frage nach den Nebenwirkungen der einzelnen Therapiemodalitäten. Es ist klar, daß unter solchen Bedingungen die Entscheidung für das eine oder andere Therapiekonzept wesentlich durch den „Therapiekomfort" beeinflußt sein wird. Deshalb soll der Frage nachgegangen werden, welche Vor- und Nachteile sich für die Patientin ergeben, sofern sie aufgrund ihres Allgemeinzustandes die freie Wahl der Therapiemodalitäten hat.

Das Therapiekonzept im Stadium I und II und seine Bedeutung für die Patientin

Stadieneinteilung und operativ nachweisbare Tumorausdehnung

Für einen optimalen Therapieplan ist die Erfassung der tatsächlichen Tumorausdehnung wünschenswert. Bei den primär radikal operierten Patientinnen zeigt die pathohistologische Aufarbeitung des Operationspräparates, daß die FIGO-Klassifikation oftmals nicht mit der wirklichen Tumorausdehnung übereinstimmt, wobei sowohl Unter- als auch Überschätzungen der Tumorausdehnung vorkommen. Die pathohistologisch nachweisbare Tumorausdehnung hängt neben der Zahl der angefertigten Schnitte auch vom operativen Vorgehen ab [1, 8, 22]. Je ausgedehnter die Resektion der Parametrien erfolgt und je mehr pelvine, paraaortale und supraklavikuläre Lymphknoten entfernt werden, um so häufiger findet man Tumorgewebe (Tabelle 6).

Im FIGO-Stadium I war der Tumor in unserem Krankengut in 69 % (164 von 237) der Fälle tatsächlich auf die Zervix begrenzt. In den restlichen Fällen hatte er bereits auf Vagina, Parametrien und/oder pelvine Lymphknoten übergegriffen. Im Stadium II a war die Diagnose nur in 27 % (4 von 15) richtig, 13 % waren über- und immerhin 60 % unterschätzt worden. Auch im Stadium II b steht es mit der Treffsicherheit der FIGO-Klassifikation in unserem Krankengut nicht zum Besten. Richtig war die Diagnose nur bei 31 % (27 von 88), überschätzt wurden 41 %, unterschätzt 28 % [28, 29].

Ein Teil der Zervixkarzinome (Abb. 2) in den Stadien I b, II a, II b, nahezu alle ungünstigen Fälle im Stadium II b sowie die Stadien III und IV wurden primär bestrahlt. Eine operative Klärung der Tumorausdehnung im Abdomen, im Retroperitoneum und in den Parametrien erfolgte nicht. In diesen Fällen wissen wir nicht, ob die gewählte Therapie angemessen war oder ob Therapiechancen vorenthalten bzw. unnötige Behandlungen durchgeführt wurden (Tabelle 7).

Tabelle 6. Histologische Tumorausdehnung radikal operierter Zervixkarzinome der FIGO-
Stadien I b – II b

Lokale Ausdehnung	Pelv. Lymph-knotenbefall	Häufigkeit (n)		
		I b	II b	II a
Zervix	0	164	24	2
	1 – 3	9	1	1
	> 3	2	2	1
Zervix + Vagina	0	16	12	4
	1 – 3	4	0	1
	> 3	1	0	–
Zervix + Parametrium	0	13	12	1
	1 – 3	8	6	–
	> 3	1	1	–
Zervix + Vagina + Parametrium	0	9	15	2
	1 – 3	9	11	1
	> 3	1	4	2
		237	88	15

Tabelle 7. FIGO-Stadium und histologische Ausdehnung bei radikal operierten Zervixkarzinomen

FIGO-Stadium	Histologische Tumorausdehnung entsprechend FIGO-Stadium			
	I [%]	II a [%]	II b [%]	III [%]
I (n = 237)	69	7	9	15
II a (n = 15)	13	27	20	40
II b (n = 92)	27	14	31	28

Die primäre Bestrahlung und ihre Komplikationen

Will man die Frage nach den Vor- bzw. Nachteilen der verschiedenen Therapiemodalitäten beantworten, so ist bei einer primären Strahlentherapie die
Situation eindeutig. Die Behandlungsdauer beträgt 6 – 7 Wochen. Komplikationen sind z. B. Atrophie der Scheide, Induration der Haut im Bereich der
Strahlenfelder, Zystitis, Proktosigmoiditis, evtl. Fisteln. Mit der Entstehung
eines Zweitmalignoms nach 15 – 20 Jahren muß gerechnet werden. Bei jüngeren Frauen erfolgt darüber hinaus in allen Fällen eine Kastration, die ihrerseits
wiederum mit Nebenwirkungen verbunden ist [6, 9, 20, 27].

Die ungereinigte Mortalität während des Zeitraums der Primärbestrahlung
liegt in unserem Krankengut bei 2,2 % (16 von 673). Die Mortalität der bestrahlten Patientinnen ist aufgrund der unterschiedlichen Altersstruktur und
der höheren Morbidität nur mit Einschränkungen mit der Mortalität der pri-

mär operierten Patientinnen vergleichbar. Die bestrahlungsbedingte Mortalität im engeren Sinne beträgt nur 0,7 % (5 von 673). Sie entspricht damit der Mortalität der radikal operierten Patientinnen. Bei Patientinnen, die operiert und zusätzlich bestrahlt wurden, ist die ursächliche Zuordnung von Komplikationen oft schwierig oder gar unmöglich.

Die Radikaloperation und ihre Nebenwirkungen

Häufigkeit und Art der perioperativen Komplikationen hängen bekanntlich von einer Reihe von Faktoren ab, wie z. B. der operativen Technik, Erfahrung des Operateurs und seiner Assistenten, Zustand der Patientin und Qualität der Narkose bzw. Relaxation. Die Radikaloperation beim Zervixkarzinom wurde in unserer Klinik während des Beobachtungszeitraums von insgesamt 16 Operateuren durchgeführt. Der Erfahrungsstand der einzelnen Operateure ist naturgemäß in einer Zentralklinik mit der Verpflichtung zur Ausbildung sehr unterschiedlich.

Die perioperative Mortalität liegt bei 0,9 % (3 von 325). Bei allen 3 Todesfällen kommt man nicht umhin, sie als schicksalhaft anzusehen. Im 1. Fall handelt es sich um eine akute Lungenembolie am 10. postoperativen Tag. Im 2. Fall war die Todesursache eine arterielle Embolie ungeklärter Ätiologie. Bei der 3. Patientin waren 4 Laparotomien bzw. Darmoperationen vorausgegangen, die eine Kontraindikation gegen eine primäre Bestrahlung darstellten. Intraoperativ fand sich eine ausgedehnte feinknotige Karzinose des Abdomens, die zu einem letalen Ileus führte.

Intraoperative Komplikationen sind vergleichsweise selten. So wurde das Rektum in keinem einzigen Fall verletzt. Zu Ureterläsionen kam es in 3 (0,9 %) Fällen. Sieht man von typischen operativen Problemen wie Nachblutung, Wundheilungsstörung etc. einmal ab (Tabelle 8), so bleiben als nennenswerte Probleme der postoperativen Behandlung die postoperativen Blasenentleerungsstörungen und Lymphzysten bzw. Lymphödeme.

Tabelle 8. Intra- und postoperative Komplikationen bei der Radikaloperation von 325 Zervixkarzinomen

	n	[%]
Intraoperative Massenblutungen	3	0,9
Wundheilungsstörungen	4	1,2
Nachblutungen, Abszesse	13	4,0
Lungenembolien	6	1,8
Ureter-, Blasenverletzungen, Fisteln	5	1,5
Thrombosen	6	1,8
Lymphzysten	13	4,0
Lymphödeme	10	3,1
Nervenverletzungen	1	0,3
Restharn > 100 ml bei Entlassung	10	3,1
Mortalität	3	0,9

Die postoperativen Blasenentleerungsstörungen traten vor allem in den Fällen auf, in denen eine ausgedehnte Resektion des Parametriums und eine ausgedehnte Mobilisation der Blase erforderlich waren. Sie bildeten sich abgesehen von wenigen Einzelfällen stets binnen 1–2 Wochen in befriedigendem Umfang zurück. Nur bei einer Patientin blieb postoperativ eine Streßinkontinenz. Das intraoperative Legen eines suprapubischen Katheters erleichtert die Behandlung postoperativer Blasenentleerungsstörungen und erlaubt das frühzeitige Erkennen der normalen bzw. ausreichenden Blasenfunktion.

Lymphzysten beobachteten wir in 4 %, Lymphoedeme in 3,1 % der Fälle. Die Ursache für ihr Auftreten ist letztlich nicht ganz klar. Ein besonders radikales Vorgehen bei der pelvinen Lymphonodektomie scheint zu ihrer Entstehung beizutragen. Bei Patientinnen mit Komplikationen im Bereich des Lymphsystems waren durchschnittlich 27,5 pelvine Lymphknoten entfernt worden, im Vergleich zu 20,0 Lymphknoten bei den komplikationsfreien Patientinnen. Eine sorgfältige Ligatur der durchtrennten Lymphgefäße scheint nicht zuverlässig vor dieser Komplikation zu schützen. Wahrscheinlich ist das retroperitoneale Einbringen von ausreichend großen Drainagen für 6–12 Tage hilfreich.

In neuerer Zeit wird die Vermutung geäußert, daß die perioperative Applikation von Heparin in die Beine, d. h. in die Quellgebiete der Lymphgefäße, ihre Verklebung verhindert und auf diese Weise die Entstehung der Lymphzysten begünstigt [15]. Diese Theorie findet eine Bestätigung in unserem Krankengut insofern, als Lymphzysten ausschließlich bei Patientinnen auftraten, die intraoperativ Heparin erhalten hatten. In der Vergleichsgruppe, die zur Thromboseprophylaxe intraoperativ mit Macrodex und ab dem 3. Tag mit Sintrom (Acenocoumarol) behandelt worden war, konnte keine einzige Lymphzyste nachgewiesen werden.

Eine trotz mehrfacher Punktion persistierende Lymphzyste auf der Beckenwand beobachteten wir in einem einzigen Fall. Sie wurde durch eine intraabdominale Eröffnung im Sinne einer Marsupialisation erfolgreich behandelt.

Von den insgesamt 10 beobachteten Lymphödemen bildeten sich 9 spontan zurück oder besserten sich innerhalb von 1–2 Jahren zufriedenstellend. Nur in einem Fall blieb das Lymphödem dauernd in erheblichem Umfang bestehen. Inwieweit das Auftreten eines Lymphödems der Operation oder der postoperativen Strahlentherapie anzulasten ist, läßt sich anhand unseres Krankengutes nicht abschätzen (Tabelle 8).

Diskussion

Die Therapie des Zervixkarzinoms in den Stadien I und II war in den letzten Jahrzehnten in unserer Klinik einem Wandel unterworfen, dessen Ausmaß und Konsequenzen wir allmählich zu begreifen beginnen. Da die Heilungsergebnisse unverändert sind und sich das operativ orientierte Behandlungskonzept der primären Strahlentherapie in den Stadien I und II als ebenbürtig erweist, gewinnt die Frage nach den Vor- und Nachteilen der einzelnen Behandlungsarten eine zunehmende Bedeutung.

Bei der bis Ende der 70er Jahre üblichen postoperativen Nachbestrahlung war klar, daß die Indikation für die Operation im wesentlichen in der Kontraindikation gegen die primäre Strahlentherapie zu sehen war. Nachdem wir gelernt haben, daß bei umschriebenen, auf die Zervix begrenzten Karzinomen eine postoperative Nachbestrahlung nutzlos ist, leitet sich die Indikation zur Radikaloperation, zumindest im FIGO-Stadium I b, II a und evtl. auch im günstigen Stadium II b (mit geringer parazervikaler Induration) aus den Vorteilen der Radikaloperation im Vergleich zur primären Strahlentherapie ab. Damit sind gemeint: Vermeidung der Kastration bei jungen Frauen, Verkürzung der Behandlungszeit um etwa die Hälfte und Vermeidung der Nebenwirkungen und Spätfolgen einer Strahlentherapie.

Von diesen Vorteilen profitierten im Stadium I b 69 % (164 von 237) der operierten Frauen. Bei den restlichen 31 % bleibt unklar, ob auch für sie die Operation von Nutzen war. Dies hängt davon ab, ob eine postoperative Nachbestrahlung durchgeführt wurde. Bisher wurden in unserer Klinik alle Patientinnen mit einem über die Zervix hinausreichenden Karzinom postoperativ nachbestrahlt. Damit verbunden ist bei dieser Patientinnengruppe eine Verlängerung der Therapiedauer im Vergleich zur alleinigen Strahlentherapie sowie das zusätzliche Risiko der Operation. Ob diese Patientinnen von einer postoperativen Nachbestrahlung profitieren, wissen wir gegenwärtig noch nicht. Möglicherweise lassen sich gleich gute Ergebnisse erzielen, wenn lediglich engmaschige Kontrollen mit Bestimmung der Tumormarker zur frühzeitigen Erfassung der Rezidive durchgeführt werden.

Entschließt man sich zum Verzicht auf eine postoperative Nachbestrahlung, dann erscheint eine engmaschige und konsequente Nachkontrolle mit begleitender Bestimmung der Tumormarker SCC und CEA besonders wichtig, da ein eventuelles Weiterwachsen bzw. ein Rezidiv möglichst frühzeitig erkannt und therapiert werden sollte. Eine Strahlentherapie kann in diesen Fällen kurativ sein.

Möglicherweise kann auch bei Vaginalbefall auf eine Nachbestrahlung verzichtet werden, wenn gesichert ist, daß der Tumor mit einer ausreichenden Sicherheitsmanschette im gesunden Gewebe reseziert wurde (vgl. Beitrag Baltzer, S. 33). Bei einem zervixnahen Befall der Parametrien und angemessener operativer Technik erscheint der Verzicht auf eine Nachbestrahlung ebenfalls vertretbar.

Als Problem- oder „Hochrisikogruppe" verbleiben Patientinnen, bei denen zusätzlich ein pelviner Lymphknotenbefall nachgewiesen wird oder bei denen die Abtragungsränder der Parametrien, der Parakolpien oder der Vagina nicht ausreichend tumorfrei sind. Auch Patientinnen mit einem paraaortalen Befall sind hier einzuordnen (vgl. Beiträge Teufel u. Fraedrich, S. 190, Bauer u. a. S. 256).

Vereinzelt wurden bei Lymphknotenbefall zwischen Operation und Nachbestrahlung einige Zyklen Chemotherapie mit cisplatin- und bleomycinhaltigen Kombinationen eingefügt (vgl. Beitrag Meerpohl u. a. S. 298). Der

Tabelle 9. Radikaloperation und Nachbestrahlung von Zervixkarzinomen in Abhängigkeit von der Tumorausdehnung

	FIGO-Stadium	
	I b[b] [%]	II b[c] [%]
Keine Bestrahlung		
Zervix[a]	69	27
Bestrahlung bisher		
Zervix + Vagina[a]	7	14
Zervix + Parametrien[a]	6	14
Zervix + Vagina + Parametrien[a]	4	17
Pelvine Lymphknoten 1–3	13	20
Pelvine Lymphknoten > 3	2	8

[a] Pelvin nodal negativ   [b] $n = 237$ [c] $n = 88$

Nutzen einer Kombination von Operation, Chemotherapie und nachfolgender Bestrahlung ist noch nicht abzuschätzen. Sie ist nach unseren ersten Erfahrungen jedoch mit einer relativ hohen Rate schwerwiegender Darmkomplikationen verbunden.

Im Stadium II b stehen wir prinzipiell vor dem gleichen Problem wie im Stadium I b. Lediglich die Anteile der einzelnen Gruppen sind anders. Auf eine postoperative Bestrahlung konnte aufgrund unserer eigenen Erfahrungen nur in 27 % der Fälle verzichtet werden, in denen der Tumor auf die Zervix begrenzt war. Entschließt man sich auch bei den Fällen auf eine Bestrahlung zu verzichten, bei denen die subtile Aufarbeitung des Operationspräparates nur eine zusätzliche Beteiligung der Vagina bei ausreichend resezierter Scheidenmanschette erwiesen hat, so könnte man es bei insgesamt 41 % mit der alleinigen Radikaloperation bewenden lassen (Tabelle 9).

Sollte auch bei Befall des Parametriums auf eine Strahlentherapie verzichtet werden können, so würden insgesamt 62 % der Patientinnen im Stadium II b mit der Radikaloperation allein bestmöglich behandelt sein. Inwieweit ein solches Vorgehen erlaubt ist, läßt sich derzeit noch nicht genau beurteilen. Wahrscheinlich ist die Antwort z. T. abhängig von der operativen Technik d. h. vom Ausmaß und der Subtilität der Resektion der Parametrien [2–5, 7].

Ein pelviner Lymphknotenbefall ist im Stadium II b in 28 % und im Stadium I b in 15 % der Fälle nachweisbar. Jeder zusätzlich befallene Lymphknoten erhöht das Risiko eines Rezidivs. Die Lymphonodektomie, insbesondere bei geringem Tumorbefall kann kurativ sein [3].

Patientinnen mit einem über die Zervix hinaus ausgedehnten Karzinom haben ein erhöhtes Rezidivrisiko. Die Zusammensetzung dieser „Hochrisikogruppe" ist relativ heterogen. Ihre bestmögliche Therapie ist heute noch unklar. Insbesondere läßt sich der Nutzen einer postoperativen Bestrahlung oder einer zusätzlichen Chemotherapie nicht zweifelsfrei nachweisen.

Eine Klärung dieser wichtigen Fragestellung scheiterte bisher an den relativ kleinen Fallzahlen in dieser Gruppe. Hinzu kommt, daß die Situation durch mehrfache Modifikationen der Bestrahlung in dem untersuchten Zeitraum kompliziert wurde.

Die zunehmende Tendenz zur Radikaloperation in den Stadien I und II führt nun zwangsläufig dazu, daß die Zahl der Fälle in dieser sogenannten „Hochrisikogruppe" zunimmt, so daß die Frage nach der optimalen postoperativen Behandlung im Rahmen einer prospektiven, randomisierten kooperativen Studie untersucht werden könnte.

Zuerst wäre dann zu klären, ob die generelle Nachbestrahlung dieser „Hochrisikogruppe" bessere Ergebnisse zeigt als die alleinige, sorgfältige und engmaschige Nachkontrolle mit begleitender Bestimmung der Tumormarker SCC und CEA. Letzteres Vorgehen hätte den Vorteil, daß Patientinnen, bei denen der Tumor nicht weiterwächst bzw. ein Rezidiv nicht auftritt, nicht bestrahlt würden.

Festzuhalten bleibt, daß in unserer Klinik der Trend zur operativen Therapie des kleinen Zervixkarzinoms erheblich zugenommen hat. Damit verbunden sind eine Vielzahl neuer Fragen nach der im Einzelfall optimalen operativen Strategie. Konsens besteht heute weitgehend darüber, daß die Radikaloperation bei Karzinomen, die auf die Zervix begrenzt sind und die Bestrahlung bei sehr ausgedehnten Karzinomen als Methode der Wahl gelten dürfen [13, 14]. Dazwischen liegt eine Grauzone, bei der sich Vor- und Nachteile der verschiedenen Behandlungskonzepte nicht genau definieren lassen. Will man hier Antworten erhalten, erscheint in den Stadien II b und III die Erprobung verschiedener Therapiekonzepte auf der Basis einer sorgfältigen Erfassung der realen Tumorausdehnung mittels Radikaloperation oder Staginglaparotomie unumgänglich [1, 21, 25, 30]. Auch wenn solche Untersuchungen möglicherweise nicht zu einer Verbesserung der Prognose führen sollten, könnte sich doch die Chance ergeben, unnötige Behandlungen zu vermeiden [1, 16, 17, 19].

Diese Fragen werden die Arbeiten über die Optimierung der Therapie des Zervixkarzinoms in nächster Zeit sicherlich wesentlich bestimmen. Vorläufig bleibt nur, den Patientinnen vor der Behandlung den aktuellen Wissensstand darzulegen und sie bei der Wahl des individuellen Therapiekonzeptes zu beraten.

Literatur

1. Averette HE, Sevin BU, Girtanner RE, Ford JH (1981) Prätherapeutische Staging-Laparotomie beim Zervixkarzinom. Gynäkologe 14:164–169
2. Baltzer J, Köpcke W, Lohe KJ, Kaufmann C, Ober KG, Zander J (1984) Die operative Behandlung des Zervixkarzinoms. Geburtshilfe Frauenheilkd 44:279–285
3. Baltzer J, Lohe KJ, Zander J (1988) Postoperative Strahlentherapie beim primär operierten Zervixkarzinom, ja oder nein? In: Hepp H, Scheidel P, Monaghan JM (Hrsg) Die paraaortale Lymphonodektomie. Urban & Schwarzenberg, München Wien Baltimore, S 102–108

4. Bernaschek G, Schaller A (1983) Operieren oder Bestrahlen des Zervixkarzinoms im Stadium II b. Geburtshilfe Frauenheilkd 43:755–758
5. Bleker OP, Ketting BW, van Wayjen-Eecen B, Kloosterman GJ (1983) The significance of microscopic involvement of the parametrium and/or pelvic lymph nodes in cervical cancer stages I b and II a. Gynecol Oncol 16:56–62
6. Boice JD, Day NE, Andersen A, et al. (1984) Cancer risk following radiotherapy of cervical cancer: a preliminary report. In: Boice DJ, Fraumeni JF (eds) Radiation cancerogenesis: epidemiology and biological significance. Raven, New York, pp 161–179
7. Combes PF, Daly NJ, Horiot JC et al. (1985) Results of radiotherapy alone in 581 patients with stage II carcinoma of the uterine cervix. Int J Oncol Biol Phys 11:463–471
8. DiSaia P (1981) Surgical aspects of cervical carcinoma. Cancer 48:548–559
9. Grimm D, Glaser FH, Heider KM, Salewski D (1984) Zur Strahlentherapie des Zervixkarzinoms – Behandlungsergebnisse und intestinale Nebenwirkungen. Radiobiol Radioth (Berl) 25:263–271
10. Gynning I, Johnsson JE, Alm P, Tropé C (1983) Age and prognosis in stage I b squamous cell carcinoma of the uterine cervix. Gynecol Oncol 15:18–20
11. Hansen MK (1981) Surgical and combination therapy of cancer of the cervix uteri stages I b and II a. Gynecol Oncol 11:275–287
12. Hogan WM, Littman P, Griner L, Miller CL, Mikuta JJ (1982) Results of radiotherapy given after radical hysterectomy. Cancer 49:1278–1285
13. Inoue T, Morita K (1988) 5-year-survival of postoperative extended-field irradiation on 76 patients with nodal metastases from cervical carcinoma stages I b to III b. Cancer 61:2009–2014
14. Iversen T (1985) Carcinoma of the cervix stage IV treatment problems. Gynecol Oncol 21:42–45
15. Jäger N (1987) Maßnahmen zur Vermeidung und Behandlung von Lymphozelen nach retroperitonealer Lymphadenektomie (Symposium, Fibrinklebung in der Frauenheilkunde und Geburtshilfe, Heidelberg, 20. 3. 1987)
16. Lagasse LD, Creasman WT, Shingleton HM, Ford JD, Blessing JA (1980) Results and complications of operative staging in cervical cancer: Experience of the Gynecologic Oncology Group. Gynecol Oncol 9:90–98
17. LaPolla JP, Schlaerth JB, Gaddis O, Morrow CP (1986) The influence of surgical staging in the evaluation and treatment of patients with cervical carcinoma. Gynecol Oncol 24:194–206
18. Larson DM, Stringer CA, Copeland LJ, Gershenson DM, Malone JM, Rutledge FN (1987) Stage I cervical carcinoma treated with radical hysterectomy and pelvic lymphadenectomy: role of adjuvant radiotherapy. Obstet Gynecol 69:378–381
19. Morrow CP (1980) Is pelvic radiation beneficial in the postoperative management of stage I b squamous cell carcinoma of the cervix with pelvic node metastasis treated by radical hysterectomy and pelvic lymphonodectomy? Panel report. Gynecol Oncol 10:105–110
20. Murohashi I (1985) Leukemia in patients following radiotherapy for malignant neoplasms in the pelvic region. Leuk Res 9:1201–1208
21. Noguchi H, Shiozawa K, Tsukamoto T, Tsukahara Y, Iwai S, Fukuta T (1983) The postoperative classification for uterine cervical cancer and its clinical evaluation. Gynecol Oncol 16:219–231
22. Ober KG (1978) Die abgestufte operative Therapie des Zervixkarzinoms. Geburtshilfe Frauenheilkd 38:671–684
23. Prempree T, Amornmarn R, Wizenberg M (1985) A therapeutic approach to primary adenocarcinoma of the cervix. Cancer 56:1264–1268
24. Sardi JE, DiPaola GR, Cachau A et al. (1986) A possible new trend in the management of the carcinoma of the cervix uteri. Gynecol Oncol 25:139–149
25. Sevin BU (1988) Die prätherapeutische Staginglaparotomie. In: Hepp H, Scheidel P, Monaghan JM (Hrsg) Die paraaortale Lymphonodektomie. Urban & Schwarzenberg, München Wien Baltimore, S 19–31

26. Stanhope CR, Smith JP, Wharton JT, Rutledge FN, Fletcher GH, Gallager HS (1980) Carcinoma of the cervix: the effect of age on survival. Gynecol Oncol 10:188–193
27. Streyker AJ, Bartholomew M, Velkley DE, Cunningham DE, Mortel L, Craycraft G, Shaffer J (1988) Bladder and rectal complications following radiotherapy for cervix cancer. Gynecol Oncol 29:1–11
28. Teufel G, Pfleiderer A, Ladner HA (1985) Die Operation nach Wertheim-Meigs bei Zervixkarzinomen und das Problem der Nachbestrahlung. In: Kaiser R (Hrsg) Klinische Forschung in der Gynäkologie und Geburtshilfe. Thieme, Stuttgart, S 86–87
29. Teufel G, Schwörer D, Kleine W, Senst A, Kaufmehl K, Pfleiderer A (1988) Die Radikaloperation im Therapiekonzept des invasiven Zervixkarzinoms. In: Hilgarth M, Mönig-Schuth M (Hrsg) Festschrift 65. Geburtstag Prof. Hillemanns, Druckerei am Fischmarkt, Konstanz, S 497–509
30. Welander CE, Pierce VK, Nori D, Hilaris BS, Kosloff C, Clark DGC, Jones WB, Kim WS, Lewis JL (1981) Pretreatment laparotomy in carcinoma of the cervix. Gynecol Oncol 12:336–347

Operative Therapie des Zervixkarzinoms in der Univ.-Frauenklinik Erlangen

A.H. Tulusan, T. Wilczek-Engelmann, W. Kaufmann, H. Schmidt,
A. Altendorf, M. Di Paolo, N. Lang

Einleitung

In den letzten 100 Jahren sind zahlreiche Untersuchungen über den Erfolg der operativen Therapie des Zervixkarzinoms publiziert worden. Wie in vielen anderen medizinischen Zentren Europas wird das Zervixkarzinom der Stadien pT1 und pT2 in der Universitätsfrauenklinik Erlangen durch die radikale Hysterektomie operativ behandelt.

Die moderne operative Behandlung von Karzinompatientinnen berücksichtigt im Regelfall in ihrer Radikalität die individuellen Eigenschaften des Karzinoms. Auch für das Zervixkarzinom gelten diese Prinzipien. Noch unklar ist, inwieweit man die klassische radikale Hysterektomie und pelvine Lymphonodektomie (Wertheim-Meigs) in ihrer Radikalität individuell dem Tumorstadium und den histologischen Eigenschaften entsprechend anpassen kann. Unsere nachfolgende Analyse versucht, den Zusammenhang zwischen den pathologisch-anatomischen Gegebenheiten und der operativen Therapie bei der Behandlung des Zervixkarzinoms zu untersuchen und die Möglichkeiten der Individualisierung der operativen Radikalität zu begründen.

Material und Methodik

Zwischen 1975 und 1985 wurden 326 Patientinnen mit invasivem Plattenepithelkarzinom der Zervix durch die radikale Hysterektomie in der Universitätsfrauenklinik Erlangen behandelt. Die histologische Untersuchung erfolgte nach einer Methode, die von Huhn (1965) und von Baltzer u. Koepke (1979) beschrieben wurde. Es werden ausschließlich Großflächenschnitte hergestellt (Abb. 1a–c). Die pathologisch-anatomischen Stadien von den 326 Patientinnen sind: 13% (41) pT1a, 47% (155) pT1b, 12% (38) pT2a und 28% (92) pT2b. Die Häufigkeit von Lymphknotenmetastasen in diesen verschiedenen pathologisch-anatomischen Stadien sind: 3% in pT1a, 29% in pT1b, 34% in pT2a und 57% in pT2b, wobei hier nur die Lymphknotenmetastasen in den pelvinen Lymphknoten berücksichtigt wurden (Tumorzellembolien wurden ausgeschlossen).

Ergebnisse

Die 5- und 7-Jahres-Überlebensrate (Kaplan-Meier) von allen Patientinnen ist 85 % bzw. 79 % (Abb. 2). Den Einfluß des pathologisch-anatomischen Stadiums auf das Überleben der Patientinnen zeigt Abb. 3. Mit Zunahme des pathologisch-anatomischen Stadiums nimmt auch die Überlebenswahrscheinlichkeit der Patientinnen ab.

Durch Herstellung von Semiseriengroßflächenschnitten vom Operationspräparat läßt sich eine genauere Messung der Tumorgröße und des Tumorvolumens bei fast allen operativ behandelten Patientinnen durchführen. Patientinnen mit einer präoperativen Strahlentherapie oder Konisation sind dabei ausgeschlossen. Die Volumenbestimmung wurde nach der Formel von Baltzer u. Koepke (1979) berechnet. Damit läßt sich das Karzinom in 3 Hauptkategorien unterteilen: A: Tumoren mit einem Volumen bis 1,49 cm^3; B: Tumoren mit einem Volumen von 1,50–6,49 cm^3 und C: Tumoren mit einem Volumen größer als 6,5 cm^3.

Die Karzinomvolumenbestimmung zeigt die enge Korrelation zwischen Tumorvolumen und der Häufigkeit der Lymphknotenmetastasen (Abb. 4). Entsprechend zeigen die Überlebenskurven der Patientinnen in diesen 3 verschiedenen Gruppen einen deutlichen Unterschied, abhängig von ihrer Volumengröße (Abb. 5). Wichtig ist, daß auch Patientinnen mit einem Tumordurchmesser größer als 6,5 cm^3 und einer Häufigkeit von Lymphknotenmetastasen von 57 % noch eine rezidivfreie 7-Jahres-Überlebensrate von 58 % haben.

Eine der wichtigsten Fragen für die Anpassung der operativen Radikalität zu dem Tumorstadium, vor allem bei der Entfernung der parametranen Gewebe und Lig. cardinale ist die Wahrscheinlichkeit von Lymphknotenmetastasen in diesem Gebiet. Für diese Untersuchung wurden die Semiseriengroßflächenschnitte des parametranen Gewebes analysiert. Lokalisation und Häufigkeit des Nachweises von Lymphknoten in dem parametranen Gewebe wurden dokumentiert und ihr Abstand zur Grenzzone (Ober u. Huhn 1962) gemessen. Nur in rund 40 % der Fälle konnten wir Lymphknoten im parametranen Gewebe nachweisen. Die meisten Lymphknoten liegen innerhalb der 1,5-cm-Grenze von der Grenzzone im parametranen Gewebe. Nur 7 % liegen außerhalb dieser 1,5-cm-Grenze (Abb. 6a, b). Bei negativem Nachweis von Metastasen in den pelvinen Lymphknoten sind nur 2–3 % der parametranen Lymphknoten auch von Karzinomzellen metastatisch befallen. Davon liegen 1 % über dieser 1,5-cm-Grenze. Bei positivem Nachweis von Metastasen in den pelvinen Lymphknoten zeigen 10 % der parametranen Lymphknoten auch Metastasen. Nur 3 % der metastatisch befallenen parametranen Lymphknoten befinden sich außerhalb der 1,5-cm-Grenze. Die Häufigkeit von parametranen Lymphknoten im Stadium pT1b und pT2b zeigt Abb. 7. Auch für Karzinome des Stadiums pT2b, bei denen eine beginnende Infiltration des parametranen Gewebes nachweisbar war, fanden sich nur in 2,3 % der Fälle parametrane Lymphknotenmetastasen über 1,5 cm von der Grenzzone entfernt im Parametriumgewebe.

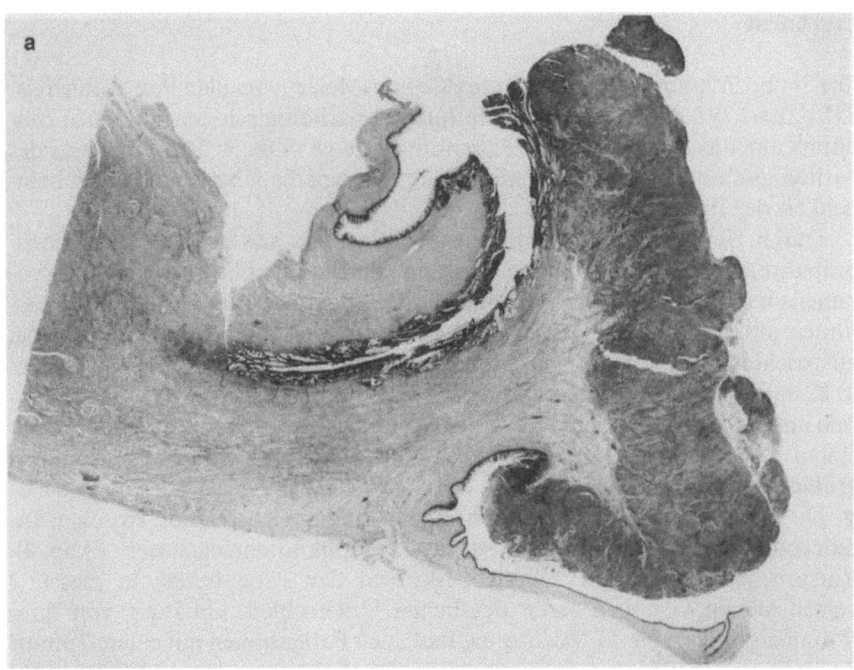

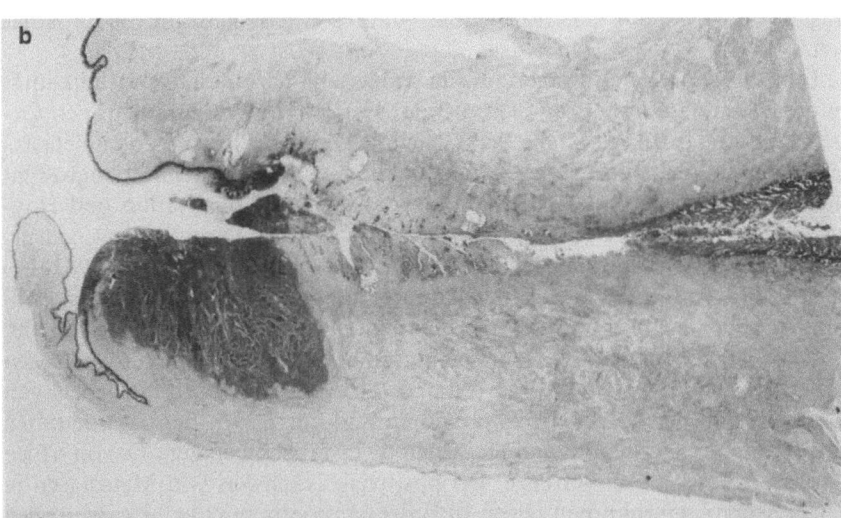

Abb. 1a–c. Großflächenschnitte von 3 invasiven Zervixkarzinomtypen. **a** Exophytisches Zervixkarzinom (pT1b), **b** endophytisches Zervixkarzinom (pT1b), **c** tonnenförmiges endophytisches Zervixkarzinom („barrel-shape"/pT2b)

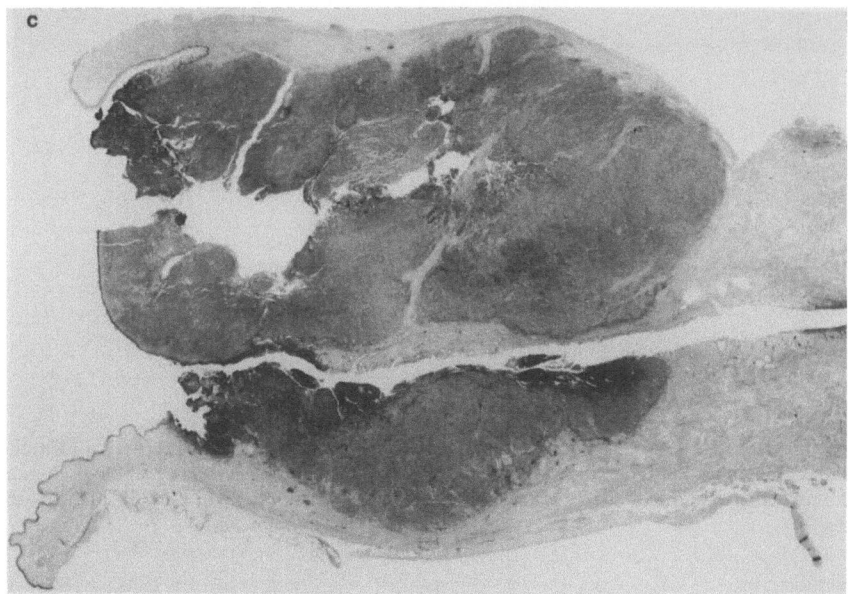

Abb. 1 c

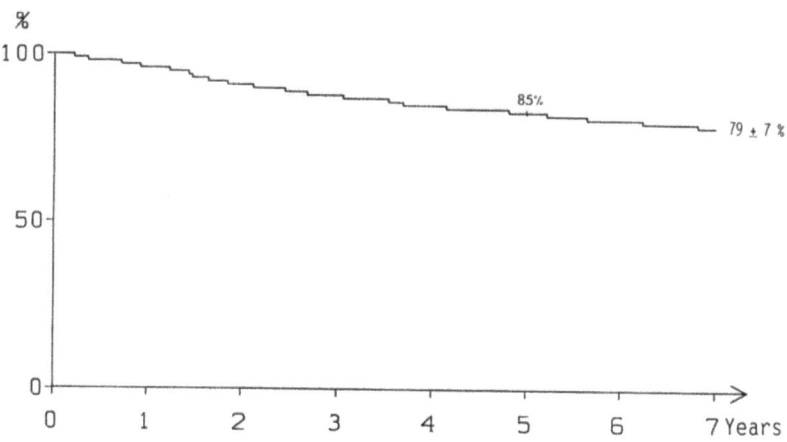

Abb. 2. Kumulative Überlebensrate (1975 bis 1985; 31. 12. 1985) für alle Patientinnen
($n = 326$) mit invasivem Plattenepithelkarzinom der Zervix

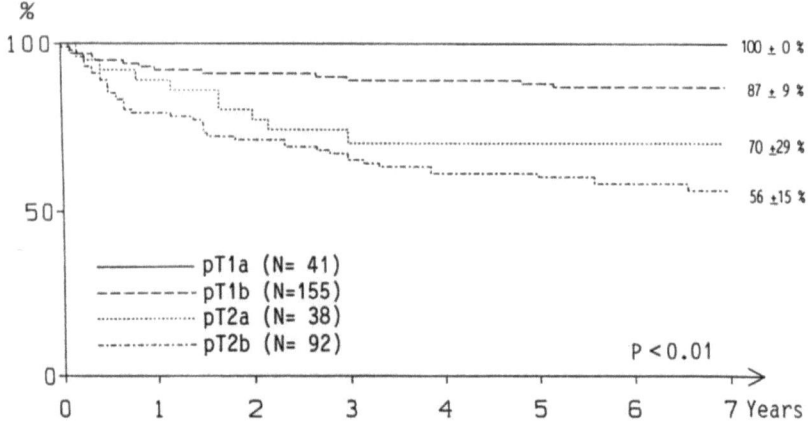

Abb. 3. Kumulatives rezidivfreies Überleben (1975 bis 1985; 31. 12. 1985) ($n = 326$) für alle Patientinnen mit Plattenepithelkarzinom der Zervix, unterteilt nach ihrem pathologisch-anatomischen Stadium. (——) pT1a, $n = 41$; (– – –) pT1b, $n = 155$; (· · ·) pT2a, $n = 38$; (– · –) pT2b, $n = 92$

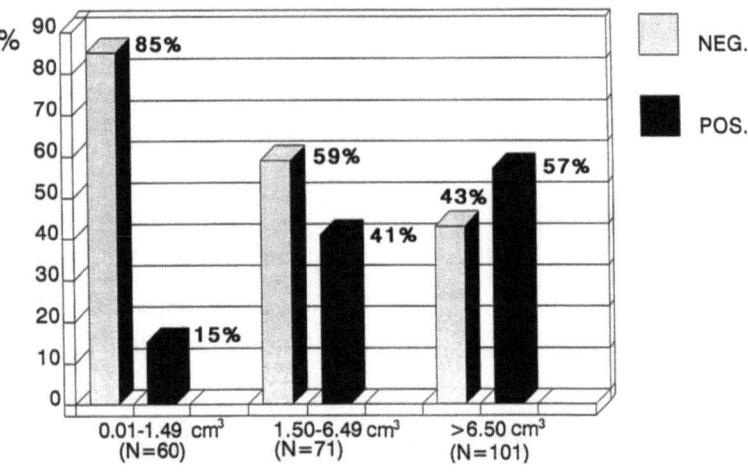

Abb. 4. Korrelation zwischen verschiedenen Tumorvolumen des Plattenepithelkarzinoms und der Häufigkeit von pelvinen Lymphknotenmetastasen

Abb. 6a, b. **a** Schema von parametranem Gewebe mit den hierin befindlichen parametranen Lymphknoten, **b** die meisten parametranen Lymphknoten ($n = 309$) liegen innerhalb 1,5 cm von der Zervixgrenzzone (A: innerhalb 1,5 cm von der Zervixgrenzzone, B: außerhalb 1,5 cm von der Zervixgrenzzone)

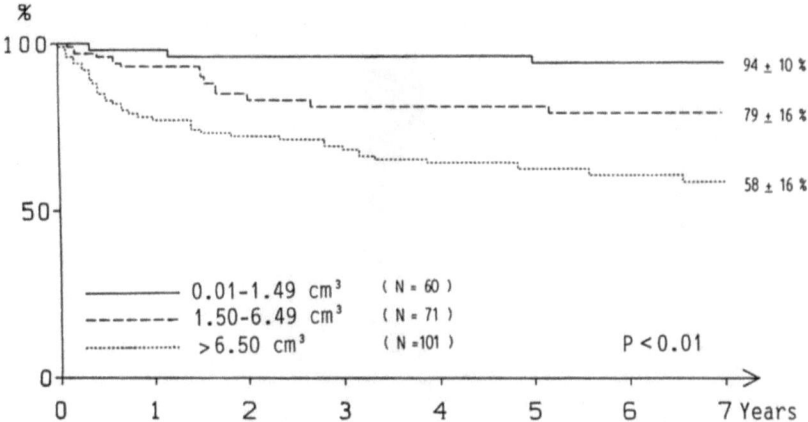

%
100

94 ± 10 %

79 ± 16 %

58 ± 16 %

50

───────── 0.01-1.49 cm³   (N = 60)
─ ─ ─ ─ ─ 1.50-6.49 cm³   (N = 71)
.... >6.50 cm³   (N =101)   P < 0.01

0

0   1   2   3   4   5   6   7 Years

Abb. 5. Kumulatives rezidivfreies Überleben der Patientinnen mit invasivem Zervixkarzinom bei verschiedenen Tumorvolumen (1975 bis 1985; 31. 12. 1985)

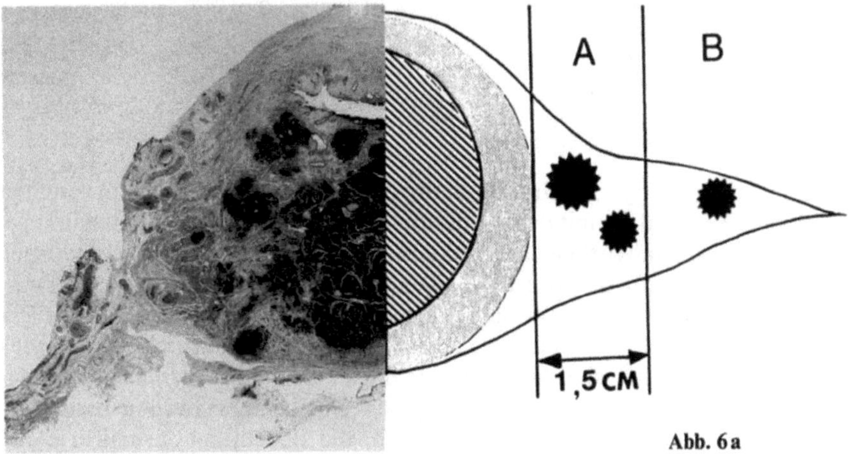

A   B

1,5 CM

Abb. 6 a

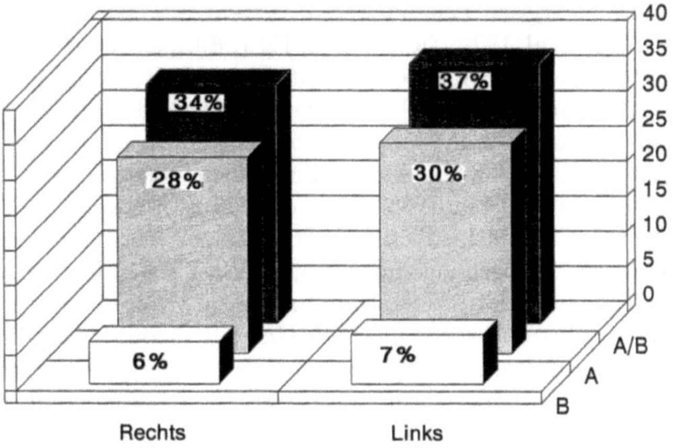

34%

37%

28%

30%

6%

7%

40
35
30
25
20
15
10
5
0

A/B

A

B

Rechts   Links   **Abb. 6 b**

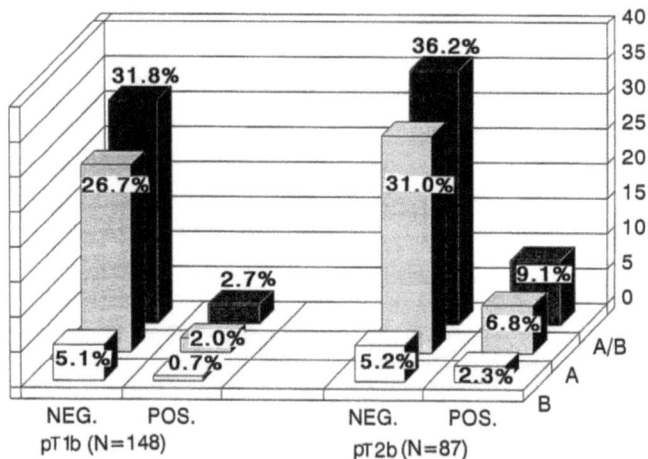

Abb. 7. Häufigkeit von parametranen Lymphknotenmetastasen beim invasiven Plattenepithelkarzinom der Zervix Stadium pT1b (2,7%; A: 2,0%, B: 0,7%) und Stadium pT2b
(9,1%; A: 6,8%, B: 2,3%)

Diskussion

Die genaue histologische Untersuchung und Berechnung des Tumorvolumens
und seine Korrelation mit dem Lymphknotenbefall im parametranen und pelvinen Bereich ermöglichen eine exaktere Festlegung der Erkrankungsausdeh-
nung (Kindermann u. Ober 1972). Die sehr niedrige Inzidenz von pelvinen
Lymphknotenmetastasen für das Mikrokarzinom (pT1a) zeigt, daß für dieses
Stadium im Regelfall die radikale Hysterektomie und pelvine Lymphonodektomie nicht essentiell sind. Andererseits zeigen die guten Überlebensraten von
Patientinnen mit sehr großen Karzinomen und beginnender Ausbreitung in
das parametrane Gewebe (Stadium pT2b) die Bedeutung der chirurgischen
Therapie des Zervixkarzinoms. Das Ergebnis unseres Materials ist vergleichbar mit allen anderen chirurgisch behandelten Zervixkarzinompatientinnen
(Symmonds 1975; Sanford et al. 1979; Zander et al. 1981; Burghardt 1985) und
zumindest ebenso gut wie die Ergebnisse der Strahlentherapie (Rutledge et al.
1976). Wobei für die nur durch Strahlentherapie behandelten Fälle durch das
Fehlen der pathologisch-anatomischen Tumorstadien ein wirklicher Vergleich
nicht möglich ist. Es ist bekannt, daß die klinischen Stadien von den tatsächlichen pathologisch-anatomischen Stadien in 30% der Fälle differieren.
    Zur Notwendigkeit der unterschiedlichen Radikalität bei der operativen
Therapie sind verschiedene Überlegungen bekannt (Di Saia 1987). Die ersten
Ergebnisse über die Verteilung der metastatisch befallenen Lymphknoten im
parametranen Gewebe sind von Burghardt (1985). Unsere Ergebnisse verdeutlichen die möglichen Lokalisationen solcher parametranen Lymphknotenmetastasen bei verschiedenen pathologisch-anatomischen Tumorstadien und bei
den Patientinnen mit oder ohne pelvine Lymphknotenmetastasen. Die Wahr-

scheinlichkeit, daß sich nur in höchstens 2–3 % der Fälle metastatisch befallene parametrane Lymphknoten außerhalb eines 1,5-cm-Abstandes der Grenzzone im parametranen Gewebe befinden, erklärt die Notwendigkeit oder Nichtnotwendigkeit von maximaler operativer Radikalität bei der Entfernung des parametranen Gewebes. So ist für die meisten Zervixkarzinomfälle (Stadium pT1b) bei einer Wahrscheinlichkeit von parametranen Lymphknotenmetastasen außerhalb des 1,5-cm-Bereiches von kleiner als 1 % die klassische Wertheim-Operation im Regelfall ausreichend. Für das Stadium pT2b mit einem höheren Risiko eines parametranen Lymphknotenbefalls außerhalb des 1,5-cm-Abstandes von der Grenzzone ist das mehr radikalere Verfahren nach Latzko wohl angezeigt. Im Regelfall haben Patientinnen mit einem großen endophytisch wachsenden Zervixkarzinom (Tumorvolumen größer als 6,5 cm³, Stadium pT2b) ein verkürztes Parametrium, das selten länger als 2 cm ist (Grenzzone – laterale Beckenwand).

Das Überleben der Patientinnen in unserem Untersuchungsmaterial, bei dem diese risikoadaptierte Radikalität angewandt wurde, unterstreicht die Möglichkeit einer mehr individuell dem Tumorstadium angepaßten chirurgischen Behandlung. So läßt sich durch die Anpassung der operativen Radikalität zum Tumorstadium (Ober u. Meinrenken 1964; Piver et al. 1974; Symmonds 1975; Di Saia 1987) und durch die bessere postoperative Versorgung der Patientinnen die radikale Hysterektomie zu einem sichereren Behandlungsverfahren mit einem niedrigen Morbiditäts- und Mortalitätsrisiko entwickeln (Riss et al. 1988). Wir haben bei unseren 326 Patientinnen keine postoperative Mortalität innerhalb der ersten 30 Tage und eine sehr niedrige Morbidität mit einer Fistelfrequenz von kleiner als 0,5 % beobachtet.

Zusammenfassung

An der Universitätsfrauenklinik Erlangen wurden 326 Patientinnen mit Plattenepithelkarzinom der Zervix durch eine radikale Hysterektomie und Lymphonodektomie behandelt und ein ihren histologischen Eigenschaften und Überlebensraten analysiert. Es besteht eine gute Korrelation zwischen dem pathologisch-anatomischen Stadium, dem Tumorvolumen, der Häufigkeit der Lymphknotenmetastasen und der Überlebensrate der Patientinnen. Auch große Karzinome mit hohem Tumorvolumen (Stadium pT2b) und hoher Frequenz von pelvinen Lymphknotenmetastasen haben noch ein sehr gutes operatives Behandlungsergebnis. Die Untersuchung der parametranen Lymphknoten ermöglicht die Anpassung der operativen Radikalität an das jeweilige Tumorstadium. Sie erlaubt, eine möglichst niedrige Morbidität bei gleichbleibenden optimalen operativen Therapieergebnissen zu erreichen.

Literatur

Baltzer J, Koepke W (1979) Tumor size and lymph node metastases in squamous cell carcinoma of the uterine cervix. Arch Gynecol 227:271–278

Burghardt E (1985) Zur Frage der Radikalität bei der operativen Behandlung gynäkologischer Malignome. In: Spezielle Gynäkologie und Geburtshilfe. Springer, Wien New York, p 72

Di Saia PJ (1987) The case against surgical concept of enbloc dissection for certain malignancies of the reproductive tract. Cancer 60:2025–2034

Huhn FO (1965) Die Lymphknotenveränderungen beim Zervixkarzinom und die Beziehungen Tumorgröße und lymphogene Tumorausbreitung. Habilitationsschrift, Medizinische Fakultät der Universität Köln

Kindermann G, Ober KG (1972) Ausbreitung des Zervixkrebses. In: Käser O, Friedberg V, Ober KG, Thomsen K, Zander J (Hrsg) Gynäkologie und Geburtshilfe, Bd 3. Thieme, Stuttgart

Ober KG, Huhn FO (1962) Die Ausbreitung des Cervixkrebses auf die Parametrien und die Lymphknoten der Beckenwand. Arch Gynecol 197:262–290

Ober KG, Meinrenken H (1964) Gynäkologische Operationen. In: Guleche N, Zenker R (Hrsg) Allgemeine und spezielle chirurgische Operationslehre. Springer, Berlin Göttingen Heidelberg New York

Piver MS, Rutledge F, Smith JP (1974) Five classes of extended hysterectomy for women with cervical cancer. Obstet Gynec 44:265–272

Riss P, Koelbl H, Neunteufel W, Janisch H (1988) Wertheim radical hysterectomy 1921–1986: Changes in urologic complications. Arch Gynec 241:249–255

Rutledge FN, Wharton JF, Fletcher GH (1976) Clinical studies with adjunctive surgery and irradiation therapy in the treatment of carcinoma of the cervix. Cancer 38:596–602

Sanford S, Pineda AA, Calanog A, Heller P, Greenberg H (1979) Surgical treatment of stages I b and II a invasive carcinoma of the cervix by radical abdominal hysterectomy. Am J Obstet Gynecol 135:442–446

Symmonds RE (1975) Some surgical aspects of gynecologic cancer. Cancer 36:649–660

Zander J, Baltzer J, Lohe K, Ober KG, Kaufmann C (1981) Carcinoma of the cervix: An attempt to individualize treatment. Am J Obstet Gynecol 139:752–760

Die operative Therapie des Zervixkarzinoms an der Univ.-Frauenklinik Graz

R. Winter, H. Pickel, M. Lahousen, J. Haas

Einleitung

Die Klassifikation des Zervixkarzinoms ist die Basis für die Auswertung der Behandlungsergebnisse. Die klinische Stadieneinteilung der FIGO, die dazu herangezogen wird, unterliegt jedoch einer subjektiven Beurteilung. Auf die große Diskrepanz zwischen den Stadien, die durch Palpation erhoben werden und der tatsächlichen Ausbreitung der Erkrankung, die pathologisch-anatomisch festgestellt werden kann, ist immer wieder hingewiesen worden. Trotzdem muß an dieser prätherapeutischen Klassifikation festgehalten werden, da sie für den Strahlentherapeuten gewöhnlich die einzige Möglichkeit darstellt, sein Behandlungsergebnis mit dem des Gynäkologen zu vergleichen.

In Amerika wurden Behandlungskonzepte entwickelt, die klinische Klassifikation durch ein chirurgisches Staging zu erweitern (Nelson et al. 1974; Averette et al. 1972). Dabei können wertvolle Informationen über den Lymphknoten- oder Parametrienbefall in die therapeutischen Überlegungen einbezogen werden. Der Nachteil der Methode liegt jedoch darin, daß in erster Linie Makrometastasen entdeckt werden, während nicht vergrößerte Lymphknoten, die ebenfalls von Karzinom befallen sein können, dem Operateur entgehen. Somit kann ein falscher Eindruck über die tatsächliche Ausbreitung der Erkrankung entstehen. Der für die Prognose wichtige Parameter der Tumorgröße bleibt jedoch auch bei dieser Methode unberücksichtigt.

Bei der operativen Behandlung können wohl die genauesten Daten über die Tumorausbreitung erhoben werden (Burghardt et al. 1987). Die Vermessung der Tumorgröße am fixierten Operationspräparat in 2 Ebenen ermöglicht eine exakte Klassifizierung der Fälle. Setzt man die Tumorgröße in Beziehung zur Zervixgröße, so ergibt sich daraus der Tumor-Zervix-Quotient, der makroskopisch erhoben werden kann.

Aufgrund' morphometrischer Daten, deren Erhebung zu standardisieren wäre, können reproduzierbare und damit vergleichbare Ergebnisse gewonnen werden.

Material und Methode

Die Technik der abdominalen Radikaloperation des Zervixkarzinoms ist an der Grazer Frauenklinik seit Jahren standardisiert. Nach Eröffnung des para-

182   R. Winter et al.

vesikalen Raumes und nach flüchtiger Darstellung des Ureters wird mit der pelvinen Lymphadenektomie begonnen, die vom Anulus femoralis bis zur Bifurkation der Aorta reicht. Das Lymphfettgewebe wird zwischen und hinter den großen Gefäßen mit größter Sorgfalt bis zum Beckenboden entfernt. Ohne Rücksicht auf das klinische Stadium erfolgt die Resektion des Parametriums bei allen Fällen dicht an der Beckenwand. Dabei werden die parametranen Gefäße freipräpariert und mit Hämoclips ligiert. Seit Oktober 1985 wurde bei insgesamt 45 Fällen des Stadiums I b mit positiven pelvinen Lymphknoten und beim Stadium II b die pelvine Lymphadenektomie auf die paraaortale Region bis zum Nierenstiel erweitert (Winter et al. 1988).

Von Januar 1971–März 1988 wurden 896 Patientinnen mit einem Zervixkarzinom im Stadium I b–II b der Grazer Klinik zugewiesen. 606 Frauen sind einer operativen Behandlung zugeführt worden, während 277 Patientinnen wegen ihres fortgeschrittenen Alters oder ihres schlechten Allgemeinzustandes primär bestrahlt wurden. 13 Frauen blieben unbehandelt (Tabelle 1). Die Altersgrenze für ein operatives Eingreifen liegt bei 65 Lebensjahren. Im vorliegenden Kollektiv hatten 14 Patientinnen dieses Limit überschritten und wurden aufgrund ihres guten Allgemeinzustandes trotzdem operativ behandelt. In 70 Fällen des Stadiums I b erfolgte wegen eingeschränkter Operationstauglichkeit oder Fettleibigkeit eine radikale vaginale Hysterektomie. Bei 536 Patientinnen wurde eine radikale abdominale Hysterektomie durchgeführt. In 7 Fällen ist während der Laparotomie ein Stadium III b mit Beckenwandbefall festgestellt worden.

Von 529 Patientinnen, die abdominal operiert wurden, konnten in 381 Fällen histologische Großflächenschnitte des Operationspräparates (Abb. 1) angefertigt werden. Die histologische Technik wurde bereits beschrieben (Burghardt u. Pickel 1978). Auch an den Lymphknoten sind Serienschnittuntersuchungen gemacht worden. Die Überlebensdaten wurden auf 376 Fälle bezogen, da 5 Frauen (1,3%) innerhalb von 28 Tagen nach der Operation verstorben sind.

Die Verteilung der klinischen Stadien und die Frequenz des Lymphknotenbefalles sind aus Tabelle 2 ersichtlich. Bemerkenswert ist der hohe Anteil des Stadiums II b am Gesamtkollektiv, während die Daten des Stadiums II a aufgrund der geringen Fallzahl zu vernachlässigen sind.

Tabelle 1. Behandlung des Zervixkarzinoms, Stadium I b–II b, Graz 1971–1988

Operativ behandelt	606
rad. abd. Hysterektomie	536
rad. vag. Hysterektomie	70
Primäre Bestrahlung	277
Unbehandelt	13
Gesamtzahl der Patienten	896

Tabelle 2. Verteilung der Stadien und Frequenz des Lymphknotenbefalles beim Zervixkarzinom

Stadium	n	Pelv. Lymphknoten [%]
I b	142	45 (31,7)
II a	8	2 (25,0)
II b	231	110 (47,6)

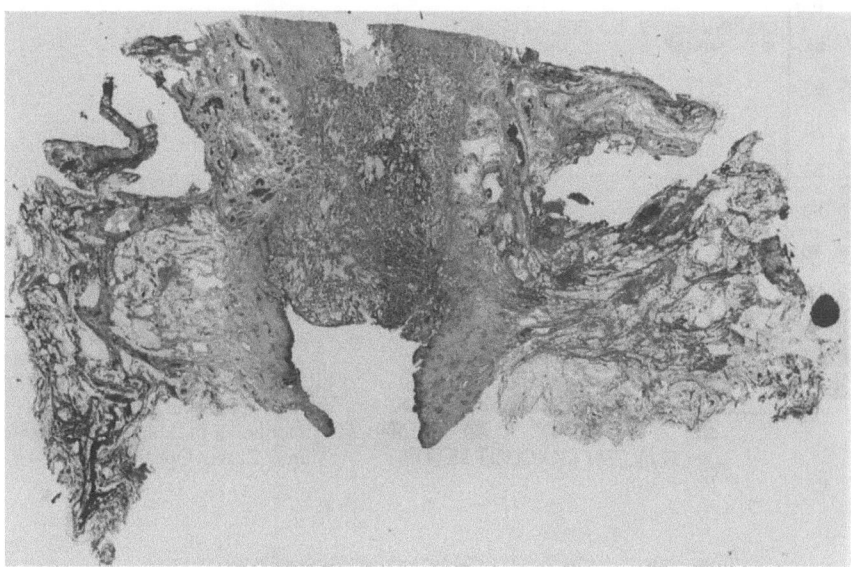

Abb. 1. Zervixkarzinom; histologischer Großflächenschnitt mit einer Lymphknotenmetastase am parametranen Resektionsrand

Tabelle 3. Tumor-Zervix-Quotient

Quotient [%]	n
< 20	61
20 – 40	77
40 – 60	97
60 – 80	89
> 80	57

Tabelle 3 zeigt die Aufteilung der 381 Fälle nach der Tumorgröße. Bezogen auf den Tumor-Zervix-Quotienten nimmt in der Mehrzahl der Fälle der Tumor mehr als 40 % des Zervixvolumens ein.

In Abb. 2 ist die Frequenz an positiven Lymphknoten in Abhängigkeit von der Tumorgröße zu sehen. Die Zunahme des Lymphknotenbefalles bei größer werdendem Tumor-Zervix-Quotienten läßt deutlich die Wichtigkeit des Tumorvolumens als Prognosefaktor erkennen.

Bis zum Jahre 1977 wurden von 381 Patientinnen 134 postoperativ einer perkutanen Strahlentherapie unterzogen. Von 1978–1986 sind nur 35 Patientinnen bestrahlt worden, die positive Lymphknoten aufwiesen. Seit 1984 haben wir die Radiotherapie in zunehmendem Maße verlassen und sie durch eine Chemotherapie ersetzt (Lahousen et al. 1988). Die 5-Jahres-Überlebensrate wurde nach der Produkt-Limit-Schätzung von Kaplan-Meier berechnet. Die

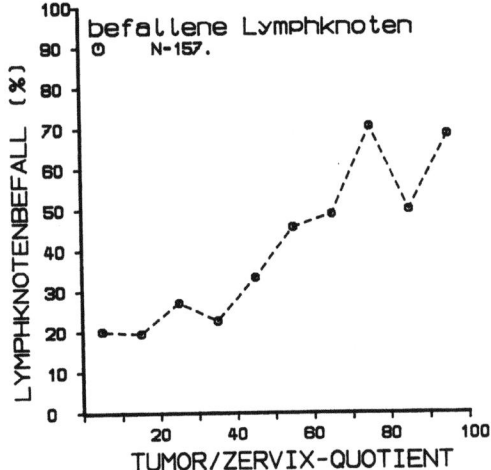

Abb. 2. Zervixkarzinom; Lymph-knotenbefall in Abhängigkeit vom Tumor-Zervix-Quotienten

Überlebenskurven sind nach dem modifizierten Wilcoxon-Test erstellt worden. Die Berechnung der Signifikanz erfolgt mit einer Irrtumswahrscheinlichkeit von 5 %.

Ergebnisse

Die Altersverteilung der 381 Frauen, die einer radikalen abdominalen Hysterektomie unterzogen wurden und von denen auswertbare histologische Großflächenschnitte vorliegen, ist aus Abb. 3 ersichtlich. 81,8 % der Operierten lagen in der Altersgruppe von 30–60 Lebensjahren, während 4,5 % der Patientinnen jünger als 30 Jahre waren. Hingegen lagen 13,7 % der Patientinnen über dem 60. Lebensjahr.

Aus der Verteilung des behandelten Kollektives ist zu erkennen, daß in 37,3 % der Fälle ein klinisches Stadium I b vorlag, während 60,6 % dem Stadium II b zugeordnet wurden. Das Stadium II a (2,1 %) ist wegen der geringen Fallzahl zu vernachlässigen (Tabelle 2).

Die Behandlungsergebnisse werden deutlich von der Frequenz der befallenen Lymphknoten beeinflußt. Im eigenen Kollektiv konnten im Stadium I b in 31,7 % und im Stadium II b in 47,6 % der Fälle Metastasen nachgewiesen werden (Tabelle 2). Die Frequenz an positiven Lymphknoten im paraaortalen Bereich ist für 45 Fälle der entsprechenden Stadien aus Tabelle 4 ersichtlich.

Das vorliegende Krankengut läßt sich nach dem Tumor-Zervix-Quotienten weit genauer klassifizieren als durch die klinischen Stadien. Nur 16 % der Fälle wiesen einen Quotienten bis zu 20 % auf. Bei 20,2 % der Patientinnen nahm der Tumor 20–40 % der Zervix ein, während bei 63,8 % der Fälle 40 % und mehr des Zervixvolumens von Karzinom ersetzt war.

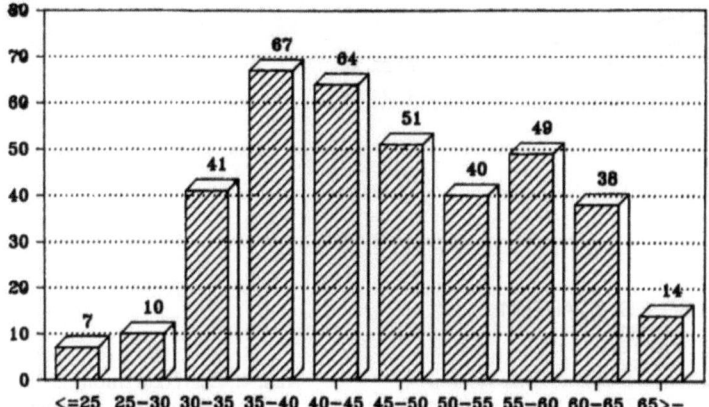

Abb. 3. Zervixkarzinom; Altersverteilung von 381 Patientinnen mit radikaler abdominaler Hysterektomie

Tabelle 4. Paraaortaler Lymphknotenbefall beim Zervixkarzinom

Stadium	*n*	Paraaortaler Lymphknoten- befall [%]
I b	9	1 (11,1)
II b	36	8 (22,2)
Gesamt	45	9 (20,0)

Auf die Wichtigkeit des Tumorvolumens als Prognosefaktor wurde bereits hingewiesen. In Abb. 2 ist die Zunahme der Metastasenhäufigkeit mit ansteigendem Tumor-Zervix-Quotienten graphisch dargestellt. Im vorliegenden Material konnte bei einem Quotienten von 70–80% die höchste Rate an Metastasen mit 68,3% gefunden werden, während der kleinste Tumor, bei dem positive Lymphknoten festgestellt wurden, nur 9% des Zervixvolumens einnahm.

Durch die histologische Aufarbeitung in Großflächenschnitte ist eine genaue Beurteilung des Tumorwachstums bzw. der Tumorausbreitung in die Parametrien möglich. Ein kontinuierliches Einwachsen ist nur bei 29 der 381 Fälle (7,6%) beobachtet worden. Von diesen 29 Patientinnen wiesen 22 (75,9%) positive pelvine Knoten auf. In 302 histologischen Präparaten (79,3%) wurden parametrane Lymphknoten gefunden. Bei 70 Fällen (23,2%) waren diese Knoten von Krebs befallen. Mehr als die Hälfte dieser Metastasen lag in der lateralen Hälfte des Parametriums, zum Teil knapp am Abtragungsrand (Abb. 1).

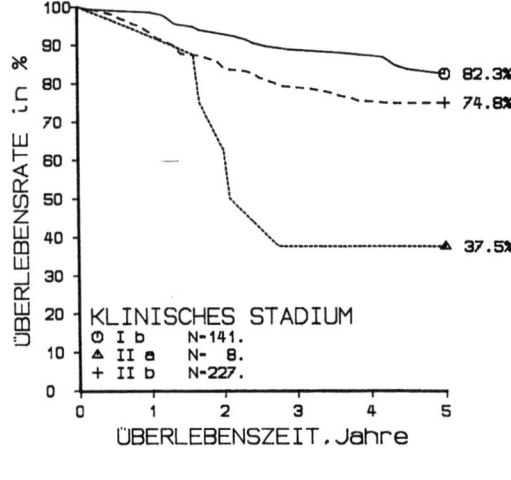

Abb. 4. Zervixkarzinom; 5-Jahres-Überlebensraten, bezogen auf das klinische Stadium

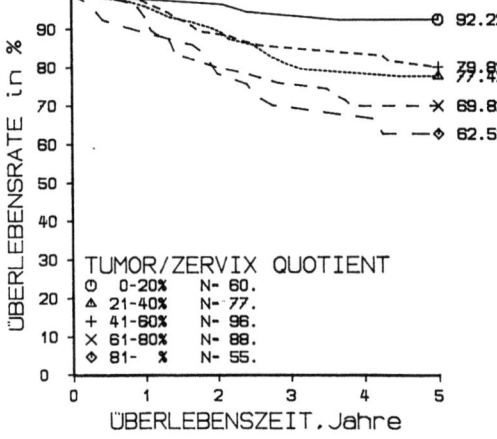

Abb. 5. Zervixkarzinom; 5-Jahres-Überlebensraten, bezogen auf den Tumor-Zervix-Quotienten. Die Ergebnisse von 20–100 % unterscheiden sich untereinander nicht signifikant

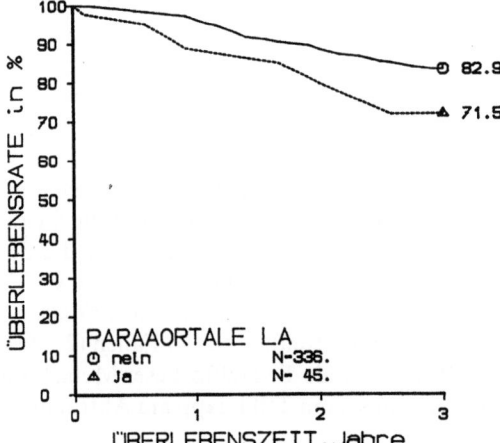

Abb. 6. Zervixkarzinom; 3-Jahres-Überlebensraten bei Patientinnen mit paraaortaler Lymphadenektomie

Die Ergebnisse der 5-Jahres-Überlebensrate, bezogen auf das klinische Stadium sowie den Tumor-Zervix-Quotienten gehen aus Abb. 4 und Abb. 5 hervor. Für 45 Fälle mit paraaortaler Lymphadenektomie, die seit November 1985 durchgeführt wird, liegen wegen der kleinen Fallzahl erst 3-Jahres-Überlebensdaten mit einem Standardfehler von ±0,1 vor (Abb. 6).

Diskussion

Bei der Behandlung des Zervixkarzinoms ist ein Vergleich von Resultaten nur dann möglich, wenn das Krankengut genau definiert ist. Der Befall der Parametrien und der Lymphknoten, der Tumoreinbruch in Blut- und Lymphgefäße sowie die Tumorgröße sind Faktoren, die die Prognoses beeinflussen (Burghardt et al. 1987; Baltzer et al. 1988). Werden z. B. beim Stadium I b in 4 % (Masubuchi et al. 1969), 15 % (Shingleton et al. 1983) oder in 31,7 % der Fälle (Tabelle 2) Metastasen gefunden, so handelt es sich kaum um ein vergleichbares Krankengut, denn die Frequenz positiver Lymphknoten steht in direktem Zusammenhang mit der Tumorgröße (Abb. 2). Es müssen somit in dem einen Kollektiv eher Patientinnen mit kleineren Tumoren, im anderen Kollektiv eher solche mit größeren Tumoren behandelt worden sein.

Bei der operativen Therapie hat man die Möglichkeit, am histologischen Präparat meßbare Daten zu erheben, die eine exakte Klassifikation ermöglichen.

Das vorliegende Krankengut der Grazer Klinik wurde nach derselben operativen Methode behandelt. Die Parametrien werden beim Stadium I b sowie beim Stadium II b direkt an der Beckenwand abgetragen, so daß ihre Länge je nach Tumorgröße am Nativpräparat 4–7 cm beträgt. Aufgrund der hohen Frequenz an Lymphknoten im Parametrium (79,3 %) und der Tatsache, daß mehr als die Hälfte dieser Knoten im lateralen Teil des Bandapparates liegen, scheint es sinnvoll, das gesamte Parametrium zu entfernen, in welchem sich Metastasen befinden können.

Dieselben Überlegungen gelten für die Lymphadenektomie. Es sollen dabei alle erreichbaren Strukturen erfaßt werden, die möglicherweise von Karzinom befallen sein können. Nach unserer Ansicht ist dieser Operationsakt mit größter Sorgfalt auszuführen, so daß er als therapeutische Maßnahme zu betrachten ist. Dies geht auch aus der durchschnittlichen Zahl der entfernten Lymphknoten hervor, die im eigenen Kollektiv mit 35,1 Knoten pro Patientin höher liegt als bei anderen Autoren (Ferraris et al. 1988; Winter et al. 1988; Kjorstad et al. 1984).

Betrachtet man die 5-Jahres-Überlebensergebnisse bezogen auf das klinische Stadium, so läßt sich kein signifikanter Unterschied erkennen (Abb. 4). Dies bedeutet, daß das Stadium I b mit dem gleichen Erfolg behandelt wurde wie das Stadium II b. Dabei sei jedoch nochmals auf die hohe Frequenz an positiven Knoten von 31,7 % beim Stadium I b und 47,6 % Metastasen beim Stadium II b hingewiesen.

Eine weit genauere Differenzierung der Überlebensdaten kann auf der Basis des Tumor-Zervix-Quotienten getroffen werden. Bei den kleinsten Tumoren, die bis zu 20 % der Zervix einnahmen, war mit 92,2 % eine hohe Überlebensrate zu erzielen. Die Untergruppen von 20–100 % unterschieden sich jedoch untereinander nicht signifikant. In der Gruppe der größten Tumoren mit einer Frequenz an positiven Lymphknoten von 50–70 % (Abb. 2) waren immerhin 5-Jahres-Überlebensraten von 69,8 % bzw. 62,5 % zu erzielen (Abb. 5). Die Frage, ob mit der Strahlentherapie die gleichen Resultate zu erreichen sind wie mit der chirurgischen Behandlung, kann erst dann beantwortet werden, wenn eine prätherapeutische Klassifizierung der Fälle möglich ist. Die ersten Egebnisse, das klinische Zervixkarzinom präoperativ mit dem „Magnetic-Resonance-Imaging" (MRI) zu vermessen und das Tumorvolumen zu bestimmen, sind sehr ermutigend (Hofmann et al. 1988). Bisher haben morphologische Vergleichsdaten von Operationspräparaten gefehlt. Durch die bereits erwähnte histologische Aufarbeitung des eigenen Materials war es erstmals möglich geworden, die klinischen Daten den morphologischen Daten gegenüberzustellen. Es besteht eine signifikante Korrelation der Tumorvolumina, die präoperativ mittels MRI und am histologischen Großflächenschnitt des Operationspräparates erhoben wurden. Damit scheint künftig eine Objektivierung der Behandlungsergebnisse möglich zu werden.

Ein besonderes Problem beim Zervixkarzinom stellt der Lymphknotenbefall der paraaortalen Region dar. Nach einer Literaturübersicht liegt die Frequenz an positiven Knoten beim Stadium I b bei 7,5 %, während beim Stadium II b in 19,6 % Metastasen gefunden werden können (Winter et al. 1988). Die Therapie bestand bei solchen Fällen bisher in einer Bestrahlung der paraaortalen Region, die jedoch eine hohe Rate an Komplikationen zur Folge hatte und die Überlebensrate nicht verbesserte (Piver 1987). Seit 1985 haben wir aus diesem Grund bei 36 Fällen des Stadiums II b nach negativer Skalenusbiopsie und bei 9 Patientinnen im Stadium I b, bei welchen intraoperativ Metastasen im kleinen Becken nachgewiesen werden konnten, die systematische paraaortale Lymphadenektomie bis zum Nierenstiel gemacht. Alle Patientinnen erhielten postoperativ eine adjuvante Chemotherapie. Die Frequenz an positiven Knoten ist aus Tabelle 4 ersichtlich. Für 45 Fälle dieses eher negativ selektierten Krankengutes liegen Überlebenskurven vor, die jedoch wegen der relativ kurzen Beobachtungszeit als vorläufiges Ergebnis zu betrachten sind (Abb. 6). Nachdem mit der Radiotherapie die Resultate offensichtlich nicht beeinflußt werden können (Shingleton u. Orr 1987), bleibt die Hoffnung, daß mit der systematischen pelvinen und paraaortalen Lymphadenektomie in Kombination mit der radikalen Entfernung des Primärtumors das Ergebnis verbessert werden kann.

Literatur

Averette HE, Dudan RC, Ford JH (1972) Exploratory celiotomy for surgical staging of cervical cancer. Am J Obstet Gynecol 113:1090–1096

Baltzer J, Ober KG, Zander J (1988) Adjuvant radiotherapy in patients with surgical treatment of carcinoma of the cervix. In: Burghardt E, Monagham JM (eds) Operative treatment of cervical cancer. Baillière's Clinical Obstetrics and Gynecology, vol 2, 4:999–1011

Burghardt E, Pickel H (1978) Local spread and lymph node involvement in cervical cancer. Obstet Gynecol 52:138–141

Burghardt E, Pickel H, Haas J, Lahousen M (1987) Prognostic factors and operative treatment of stages I b to II b cervical cancer. Am J Obstet Gynecol 156/4:988–996

Ferraris G, Lanza A, D'Addato F (1988) Techniques of pelvic and para-aortic lymphadenectomy in the surgical treatment of cervix carcinoma. Eur J Gynaecol Oncol 9:83–86

Hofmann HMH, Ebener F, Haas J et al. (1988) Magnetic resonance imaging in clinical cervical cancer: pretherapeutic tumour volumetry. In: Burghardt E, Monagham JM (eds) Operative treatment of cervical cancer. Baillière's Clinical Obstetrics and Gynecology, vol 2, 4:789–802. Baillière Tindall, London Philadelphia Sydney Tokyo Toronto

Kjorstad KE, Kolbenstvedt A, Strickert T (1984) The value of complete lymphadenectomy in radical treatment of cancer of the cervix, stage I b. Cancer 54:2215–2219

Lahousen M, Pickel H, Haas J (1988) Adjuvant chemotherapy after radical hysterectomy for cervical cancer. In: Burghardt E, Monagham JM (eds) Operative treatment of cervical cancer. Baillière's Clinical Obstetrics and Gynecology, vol 2, 4:1049–1057. Baillière Tindall, London Philadelphia Sydney Tokyo Toronto

Masubuchi K, Tenjin Y, Kubo H, Kimura M (1969) Five-year cure rate for carcinoma of the cervix uteri. Am J Obstet Gynecol 103:566–570

Nelson JH, Macasaet MA, Lu T et al. (1974) The incidence and significance of paraaortic lymph node metastases in late invasive carcinoma of the cervix. Am J Obstet Gynecol 118:749–756

Piver MS (1987) Current management of lymph node metastasis in early and locally advanced cervical cancer. In: Annual Clinical Conference on Cancer, vol 29, Gynecologic Cancer: Diagnosis and Treatment Strategies. The University of Texas System Cancer Center, pp 251–264

Shingleton MH, Gore H, Soong SJ, Orr JW (1983) Tumour recurrence and survival in stage I b cancer of the cervix. Am J Clin Oncol 6:265–269

Shingleton MH, Orr JW (1987) Diagnosis, staging and selection of treatment for invasive tumors. In: Shingleton HM, Orr JW (eds) Cancer of the cervix. Churchill Livingstone, Edinburgh London Melbourne New York, pp 94–131

Winter R, Petru E, Haas J (1988) Pelvic and para-aortic lymphadenectomy in cervical cancer. In: Burghardt E, Monagham JM (eds) Operative treatment of cervical cancer. Baillière's Clinical Obstetrics and Gynecology, vol 2, 4:857–866. Baillière Tindall, London Philadelphia Sydney Tokyo Toronto

Paraaortale Lymphonodektomie bei Zervixkarzinomen

G. Teufel, G. Fraedrich

Der paraaortale Lymphknotenbefall und seine prognostische Bedeutung

Die lymphogene Metastasierung der Zervixkarzinome ist vor allem von der Größe des lokalen Tumorvolumens abhängig. Sie erfolgt primär in die pelvinen und nachfolgend in die paraaortalen bzw. supraklavikularen Lymphknoten. Auch in den Leisten ist mit Lymphknotenmetastasen zu rechnen [10].

Die Metastasierung verläuft meist kontinuierlich. Alle Untersuchungen stimmen dahingehend überein, daß pelvine Lymphknoten häufiger als paraaortale, und paraaortale wiederum häufiger als supraklavikulare Lymphknoten befallen sind (Tabellen 1 und 2). Eine direkte Metastasierung der Primärtumoren in die paraaortalen Lymphknoten ohne Befall der pelvinen Lymphknoten scheint selten zu sein. Genaue Daten über den isolierten Lymphknotenbefall der paraaortalen Lymphknoten bei pelvin nodal negativen Lymphknoten fehlen noch.

Bei den supraklavikularen Lymphknoten haben wir analoge Verhältnisse. Mit einer Metastasierung muß vor allem bei paraaortalem Befall gerechnet werden. Sind die paraaortalen Lymphknoten befallen, so findet man in 34 – 50 % der Fälle Metastasen im Skalenusbereich links.

Beim Befall der paraaortalen Lymphknoten ist neben dem häufigeren Befall der supraklavikularen Lymphknoten auch mit einem vermehrten Auftreten anderer Metastasen zu rechnen. So lassen sich etwa in der Hälfte der paraaortal positiven Fälle weitere Metastasen nachweisen, bei nodal negativen jedoch nur in einem Viertel der Fälle [8].

Unser derzeitiges Wissen über das Wachstum der Zervixkarzinome, die Bedeutung der Tumorausdehnung für die Prognose und die Therapiemöglichkeiten ist noch unzureichend. Dies gilt insbesondere für die ausgedehnteren Tumoren, die bislang überwiegend primär bestrahlt wurden, wobei in der Regel keine operative und damit auch keine histopathologische Abklärung der Tumorausdehnung im Abdomen und im Retroperitoneum erfolgte. Die klinisch faßbare Tumorausdehnung (FIGO-Stadium) entspricht der histopathologisch nachweisbaren Tumorausdehnung jedoch nur in einem Teil der Fälle. So trifft die klinische FIGO-Klassifizierung z. B. in unserem Krankengut im Stadium I b nur in 164 von 237 (69 %) und im Stadium II b gar nur in 27 von 88 (31 %) Fällen zu. Auch die Erfahrungen anderer Arbeitsgruppen bei Staginglaparotomien, insbesondere bei ausgedehnteren Zervixkarzinomen, zeigen eindeutig, daß mit der FIGO-Klassifizierung eine hinreichend genaue Beschreibung der wirklichen Tumorausdehnung nicht möglich ist. Hieraus ergibt sich zwangsläufig, daß die bisherige Therapieplanung, zumindest die der ausgedehnteren Zervixkarzinome, auf einer unzureichenden bzw. einer sehr ungenauen Erfassung der Tumorausdehnung basiert.

Die nichtinvasiven diagnostischen Methoden zur Erfassung der Tumorausdehnung wie Ultraschall, Computertomographie, Kernspintomographie oder bipedale Lymphographie können in vielen Fällen einen Hinweis auf die Tumorausdehnung geben. Sie sind jedoch insgesamt nicht sehr zuverlässig. Insbesondere bei kleineren Metastasen im Retroperitoneum oder im Abdomen erreichen diese Methoden aufgrund ihres zu geringen Auflösungsvermögens ihre technischen Grenzen. Bei Verdacht auf Tumorbefall größerer Gefäße soll-

Tabelle 1. Lokale Tumorausdehnung bei Zervixkarzinomen und pelviner Lymphknotenbefall (FIGO-Stadium I b $n=237$, II a $n=15$, II b $n=88$)

Tumorausdehnung lokal	n	Zahl der befallenen Lymphknoten pelvin		
		0 [%]	1–3 [%]	>3 [%]
Zervix ·	206	92	5	2
Zervix u. Vagina	38	84	13	3
Zervix u. Parametrium[a]	42	62	33	5
Zervix u. Vagina u. Parametrium[a]	54	48	39	13
	340	80,6	15,0	4,4

[a] Tumorbefall ein- oder beidseitig

Tabelle 2. Zusammenfassende Literaturübersicht des paraaortalen Lymphknotenbefalls bei Zervixkarzinomen in Abhängigkeit vom FIGO-Stadium

FIGO-Stadium	Paraaortaler Lymphknotenbefall [%]	Referenzen
I b	5,5 (86/1572)	Averette et al. 1981 [2] Ballon et al. 1981 [3]
II a	11,4 (22/193)	Berman et al. (GOG) 1984 [5] Buchsbaum 1979 [6]
II b	19,0 (127/667)	Chung et al. 1980 [9] Friedberg 1988 [12]
III	28,5 (219/769)	Hughes et al. 1980 [14] Lagasse et al. 1980 [16]
IV	37,6 (38/101)	Nelson et al. 1977 [19] Sundarsaman et al. 1978 [25] Welander et al. 1981 [26]

ten invasive Verfahren (Phlebographie, Angiographie oder digitale Subtraktionsangiographie) erwogen werden.

Will man die Tumorausdehnung im Retroperitoneum und Abdomen hinreichend genau erfassen, ist eine Staginglaparotomie mit paraaortaler und pelviner Lymphonodektomie sowie sorgfältiger Revision des Abdomen unumgänglich und die Methode der Wahl [1, 15, 24].

Die nachweisbare Tumorausdehnung entspricht um so genauer der tatsächlich vorhandenen, je sorgfältiger die methodischen Probleme beachtet werden. Voraussetzung für eine exakte Erfassung der lymphogenen Metastasierung ist die Lymphonodektomie. Lymphknoten, die vom Operateur, aus welchen Gründen auch immer, in situ belassen wurden, entziehen sich naturgemäß der pathohistologischen Aufarbeitung und Abklärung. In den entfernten Lymphknoten wird man um so häufiger Metastasen finden, je sorgfältiger sie aufgearbeitet werden. Wünschenswert ist eine Aufarbeitung in 15–20 Stufen, damit auch kleinste Metastasen gefunden werden.

Prognose bei paraaortalem Lymphknotenbefall

Das operative Ziel der paraaortalen Lymphonodektomie besteht einerseits in der möglichst genauen Erfassung der Tumorausdehnung und andererseits in der definitiven Heilung der Patientin. Die eminente Bedeutung des paraaortalen Lymphknotenbefalls für die Prognose wurde von mehreren Arbeitsgruppen bestätigt. Nodal positive Patientinnen haben bei gleicher lokaler Tumorausdehnung eine erheblich schlechtere Prognose als nodal negative. Nach Manetta et al. (1986) vermindert sich im Stadium I b bei Befall der paraaortalen Lymphknoten die 4-Jahres-Überlebensrate von 86 % auf 38 % und in den Stadien II–IV von 67% auf 20%.

Offensichtlich ist der paraaortale Lymphknotenbefall von noch größerer prognostischer Bedeutung als die Ausdehnung des lokalen Tumorbefalls. Mikrometastasen scheinen prognostisch nicht günstiger zu sein als Makrometastasen. Über die Bedeutung der Zahl der befallenen paraaortalen Lymphknoten liegen noch keine exakten Beobachtungen vor. Wahrscheinlich wird man jedoch in Analogie zu der Situation bei den pelvinen Lymphknoten davon ausgehen können, daß sich die Prognose mit jedem zusätzlich befallenen paraaortalen Lymphknoten weiter verschlechtert. Eine Heilung wird man nur beim Befall weniger Lymphknoten erwarten dürfen.

Die vorliegenden Erfahrungen beim Befall der paraaortalen Lymphknoten zeigen eindeutig, daß eine 5-Jahres-Heilung möglich ist. Nach 5 Jahren leben je nach Zusammensetzung des Krankengutes und der durchgeführten Therapie noch 10–41 % der nodal positiven Patientinnen (Tabelle 3). Ohne Behandlung ist die Prognose infaust.

Für die Behandlung eines paraaortalen Lymphknotenbefalls stehen uns die Lymphonodektomie, evtl. in Kombination mit einer intraoperativen oder einer externen postoperativen Bestrahlung, sowie die alleinige externe Bestrahlung zur Verfügung. Die Kombination von Operation und Bestrahlung führt erfah-

Tabelle 3. Prognose bei Zervixkarzinomen mit Befall der paraaortalen Lymphknoten

Referenzen	Überlebensrate		Beobachtung
	[%]	n	[Jahre]
Averette et al. 1981 [2]	41[a]	17	5
Ballon et al. 1981 [3]	23	18	5
Buchsbaum et al. 1979 [6]	24	21	5
Hughes et al. 1980 [14]	29	22	5
Piver et al. 1981 [21]	10[b]	31	5
Manetta et al. 1986 [17]	20	?	4
Berman et al. (GOG) 1984 [5]	25	98	3

[a] Nur Stadien I b und II a
[b] 74% an Tumor, 16% an Bestrahlungsfolgen gestorben (60 Gy)

rungsgemäß zu einer sehr hohen Rate oft letaler Komplikationen, wobei Darmkomplikationen im Vordergrund stehen. Mit ähnlichen Komplikationen ist bei einer alleinigen hochdosierten (mehr als 50 Gy) externen Strahlentherapie zu rechnen. Dosen zwischen 42 und 50 Gy dürften derzeit das Optimum darstellen [3, 14, 20–23]. Die Risiken der operativen Entfernung der Lymphknoten sind dagegen vergleichsweise gering.

Zur Technik des operativen Eingriffs

Unter dem Begriff der „paraaortalen Lymphonodektomie" werden Operationen im Bereich der paraaortalen Region mit sehr unterschiedlicher Ausdehnung verstanden.

Entsprechend der Ausdehnung des operativen Eingriffes lassen sich unterscheiden:

1. gezielte Exzision von Lymphknoten,
2. Sampling
   (orientierende Entnahme von Lymphknoten),
3. eingeschränkt radikale Lymphonodektomie
   a) retrokavale Lymphonodektomie eingeschränkt
   b) Lymphonodektomie nur im Bereich der kaudalen Aorta,
4. komplett radikale Lymphonodektomie
   (Entfernung der retrokavalen Lymphknoten bis zur V. renalis links),
5. superradikale Lymphonodektomie
   (Entfernung der Lymphknoten zwischen V. renalis und Zwerchfell zusätzlich).

Bei der Auswahl des Eingriffes wird man sich von der Situation im Einzelfall leiten lassen. Mit zunehmender Radikalität wachsen die technischen Anforde-

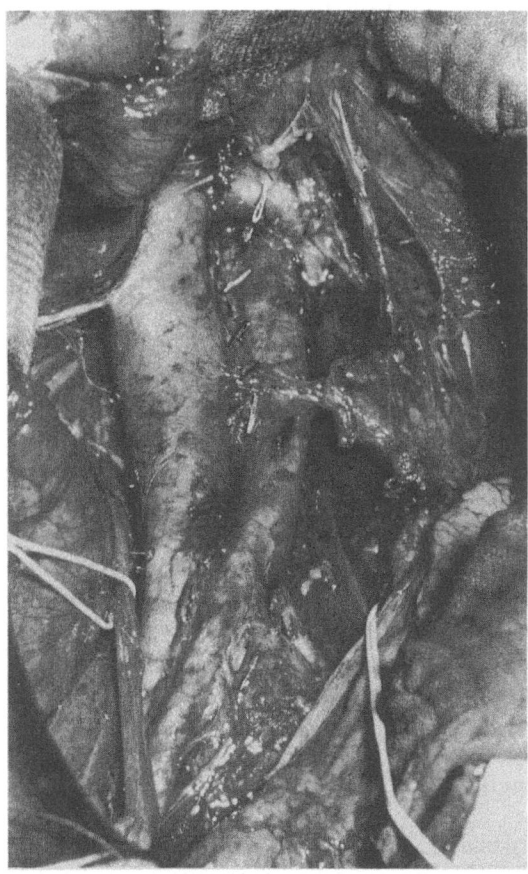

Abb. 1. Radikale paraaortale Lymphonodektomie mit weitgehender Entfernung der retrokavalen Lymphknoten bis zur vena renalis links. Operationssitus

rungen an das Operationsteam. Darüber hinaus sollte man bedenken, daß die Häufigkeit intra- und postoperativer Komplikationen nicht nur von der Erfahrung des Operateurs, sondern auch vom Ausmaß der Radikalität der paraaortalen Lymphonodektomie abhängt (Abb. 1).

Entscheidend für das Gelingen des Eingriffes ist ein ausreichender Zugang zum Operationsgebiet. Neben der Erleichterung des operativen Eingriffes ist er auch Voraussetzung für eine sachgerechte Behandlung möglicher Gefäßkomplikationen, mit denen stets gerechnet werden muß.

Wir eröffnen deshalb das Abdomen von der Symphyse bis zum Xyphoid unter Umschneidung des Nabels. Das Retroperitoneum wird über der Iliaca communis rechts und der Aorta bis zur V. renalis links eröffnet. Es folgt die weiträumige Mobilisierung des Zökums. Dies erleichtert den Zugang zum Operationsgebiet und die Lagerung der Dünndarmschlingen außerhalb des Abdomens in einem Intestinalsack zum Schutz gegen Austrocknung. Befürchtungen, während der Operation könnte es zu einer Vermehrung von Keimen und damit zu einer Infektion kommen, können wir nicht bestätigen. Um diese denkbare Gefahr gering zu halten, führen wir den Eingriff unter einer Antibio-tikaprophylaxe („single shot") durch und begrenzen die Auslagerung des Dar-mes auf das notwendige Minimum, d. h. in der Regel auf ca. 1 h.

Beide Ureteren werden sorgfältig dargestellt und zur besseren Handhabung mit einem Silikonschlauch („vessel loop") umschlungen. Die Ureteren bilden die lateralen Begrenzungen des Operationsgebietes. Wir beginnen mit der Prä-paration von kaudal, d. h. im Bereich der A. iliaca communis rechts und entfernen dann die paracavalen, die präkavalen, die interaortokavalen, die präaortalen und die paraaortalen Lymphknoten. Andere Autoren beginnen die paraaortale Lymphonodektomie kranial in Höhe der V. renalis und präpa-rieren nach kaudal. Wahrscheinlich sind beide Arten der Lymphknotenpräpa-ration gleichwertig. Die entfernten paraaortalen Lymphknoten werden in Kompartimente eingeteilt (Abb. 2) und sorgfältig in Stufen aufgearbeitet. Die-ses Vorgehen ermöglicht später eine genaue Lokalisation befallener Lymph-knoten. Der Lymphgefäßstrang wird beim Unterkreuzen der V. renalis links abgesetzt und sorgfältig ligiert, um die Entstehung eines Aszites zu verhindern.

Die Anatomie des Retroperitoneums läßt unschwer erkennen, daß im Ver-lauf der paraaortalen Lymphonodektomie mit verschiedenen Risiken und Pro-blemen zu rechnen ist. Im Vordergrund steht zunächst die Vermeidung einer Verletzung der großen Gefäße, die u. U. letal sein könnte.

In gleicher Weise gilt dies für die A. mesenterica superior. Die Präparation und Darstellung der A. mesenterica superior muß bei der suprahilären Lym-phonodektomie (zwischen V. renalis und Zwerchfell) mit äußerster Sorgfalt erfolgen, um eine Verletzung absolut zu vermeiden, deren Konsequenz eine letale Gangrän des Darmes wäre.

Bei der paraaortalen Lymphonodektomie beschränken wir uns in der Regel auf die Entfernung der kaudal der Vv. renales liegenden Lymphknoten. Eine suprahiläre Lymphonodektomie kann jedoch gelegentlich notwendig sein, wenn sich in diesem Bereich suspekte Knoten finden. Nur wenige Operateure wie z. B. Di Re (Mailand) entfernen auch die suprahilären Lymphknoten routi-nemäßig. Die Frage, ob eine Entfernung der suprahilären Lymphknoten sinn-voll ist, muß derzeit noch unbeantwortet bleiben.

Eine Verletzung der A. mesenterica inferior hat meistens keine nachteiligen Folgen. Dennoch sollte sie ebenfalls sorgfältig präpariert und unverletzt erhal-ten bleiben, da bei ihrer Ligatur bzw. Durchtrennung in etwa 1,5 – 6,8 % der Fälle mit einer ischämischen Kolitis zu rechnen ist, die mit erheblichen und langwierigen Beschwerden einhergehen kann [13]. Mit derartigen Komplika-tionen ist in erster Linie bei Patientinnen mit präexistenten Gefäßschäden zu rechnen.

Die Entfernung der retrokavalen Lymphknoten wird durch den dorsalen Abgang der Vv. lumbales rechts und links aus der V. cava erschwert. Manche Operateure durchtrennen diese Venen, um eine komplette Entfernung der retrokavalen Lymphknoten zu gewährleisten. Ob sich dieser Aufwand lohnt, ist fraglich. Wir helfen uns in dieser Situation dadurch, daß mit Gefäßhaken die V. cava zur Seite gezogen und damit ein ausreichender Zugang zu den retrokavalen Lymphknoten möglich wird (Abb. 3).

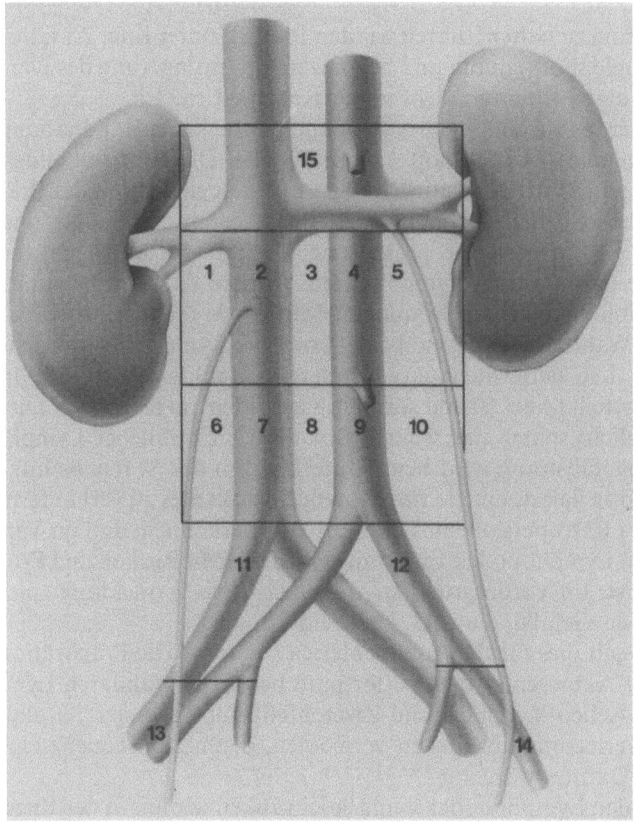

Abb. 2. Topographische Zuordnung retroperitonealer Lymphknotenmetastasen: 15. Suprahilär; 1. Parakaval superior; 2. Präkaval superior; 3. Intraaortokaval superior; 4. Präaortal superior; 5. Paraaortal superior; 6. Parakaval inferior; 7. Präkaval inferior; 8. Interaortokaval inferior; 9. Präaortal inferior; 10. Paraaortal inferior; 11. Iliacal communis rechts; 12. Iliacal communis links; 13. Iliacal extern rechts; 14. Iliacal extern links

Unsere eigenen Erfahrungen bei insgesamt 38 paraaortalen Lymphadenektomien zeigen, daß dieser Eingriff die Radikaloperation um etwa 1–2 h verlängert. Die intra- und perioperativen Komplikationen sind erstaunlich gering. Dies gilt únter der Bedingung, daß diese Operation von einem erfahrenen, in der Zusammenarbeit geübten Team durchgeführt wird.

Während der „Lernphase" mußte wegen des Ausreißens kleiner Venen aus der V. cava in 3 Fällen ein Gefäßchirurg hinzugezogen werden. Die Versorgung dieser Gefäßläsionen gelang in allen Fällen ohne weitere Folgen. Andere nennenswerte intraoperative Komplikationen traten nicht auf. Postoperativ war in einem Fall ein chylöser Aszites zu beobachten, der spontan wieder verschwand. Als Ursache kann eine ungenügende Ligatur der nach kranial unter der V. renalis links hinwegziehenden Lymphbahnen vermutet werden. Eine

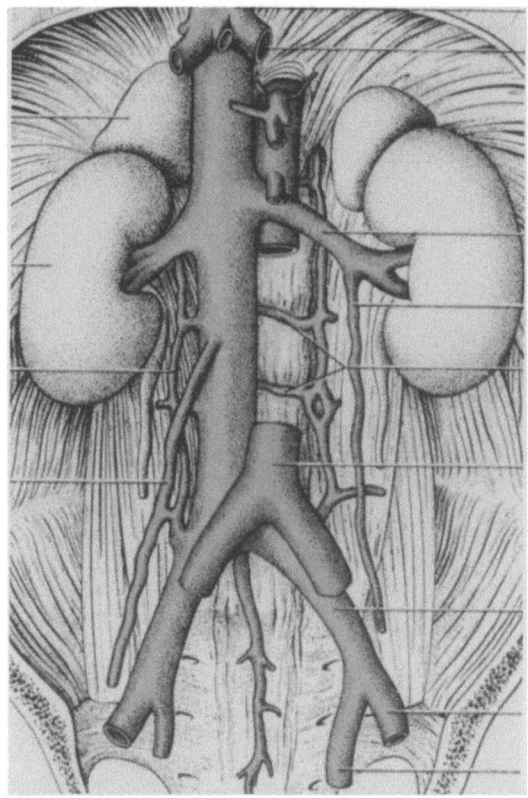

Abb. 3. Anatomie des Retro-
peritonealraumes und Verlauf
der Vv. lumbales

Patientin klagt über gelegentliche geringe Beinödeme. Da bei ihr gleichzeitig
auch eine pelvine Lymphonodektomie durchgeführt wurde ist unklar, inwieweit diese Beschwerden der paraaortalen Lymphonodektomie zuzurechnen
sind.

Management von intraoperativen Gefäßkomplikationen

Die Präparation der Lymphbahnen im Retroperitonealraum ist mit dem Risiko einer Verletzung der größeren Gefäße verbunden. Gefäßchirurgisch nicht
speziell trainierte gynäkologisch-onkologische Operateure stehen deshalb vor
der Frage, wie derartige, oft bedrohliche Notfälle beherrscht werden können.
Die Beherrschung solcher Komplikationen wird nur dann gelingen, wenn sich
der Operateur präoperativ mit ihrer Behandlung auseinandergesetzt [18] hat
und ein geeignetes Instrumentarium bereit liegt (Abb. 4 und 5). Zusätzliche
Sicherheit bei einer paraaortalen Lymphonodektomie gibt die Möglichkeit,
kurzfristig Hilfe von gefäßchirurgischer Seite in Anspruch nehmen zu können.

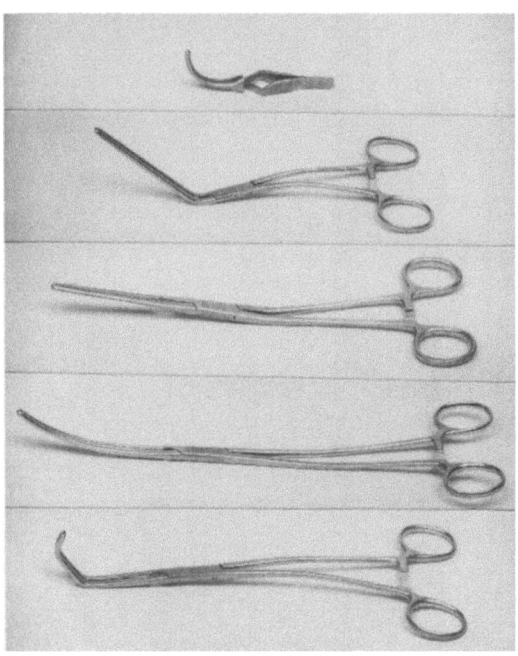

Abb. 4. Gefäßklemmen nach DeBakey. Von oben: Bulldogklemme gebogen, Periphergefäßklemme gewinkelt, Aortenklemme gerade, Aortenklemme gebogen, Satinsky-Klemme

Abb. 5. Pruitt Irrigations- und Okklusionskatheter
▼

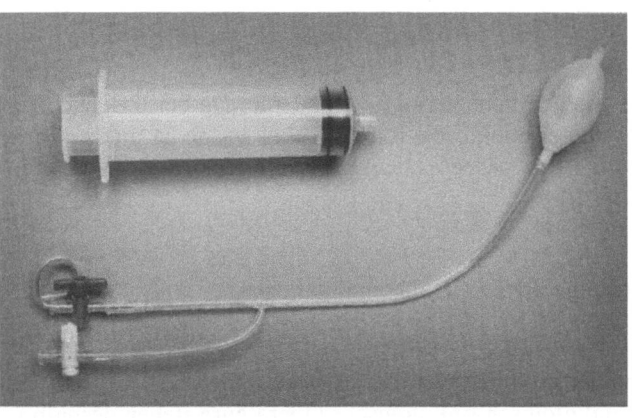

Erfahrungsgemäß kommen Verletzungen der Aorta oder der Aa. iliacae sehr selten vor. Die relativ stabile Gefäßwand bietet einen gewissen Schutz gegen unbeabsichtigte Verletzungen. Häufiger ist mit Verletzungen der V. cava, der Vv. lumbales und der Vv. iliacae zu rechnen. Die Wände dieser Gefäße sind dünner und leichter verletzlich, so daß eher mit Gefäßeinrissen zu rechnen ist. Solche Verletzungen der Venen können sich zu lebensbedrohlichen Blutungen entwickeln und sind vor allem in der „Lernphase" zu fürchten. Verletzungen der Vv. lumbales sind besonders störend, da die Verletzungsstelle meist an der dorsalen Wand der V. cava liegt und dort schlecht zugänglich ist. Eine geduldige und subtile Präparation der Lymphbahnen sowie der Einsatz von Gefäßclips, entweder aus Titan oder aus resorbierbarem Material (PDS), mindern das Risiko eines Ausreißens kleiner Gefäße aus der V. cava.

Für den gynäkologischen Operateur wird es bei bedrohlichen Gefäßverletzungen darauf ankommen, zunächst eine provisorische bzw. temporäre Blutstillung zu erreichen. Dies geschieht am besten, einfachsten und schonendsten durch die digitale Kompression oder die Kompression mit einem Tupfer. In solchen, oft angespannten Situationen sollte unbedingt das hektische Setzen womöglich scharfer Klemmen vermieden werden, damit die Chancen für die Rekonstruktion des verletzten Gefäßes nicht beeinträchtigt werden.

Kleinere Gefäße können mit Bulldogklemmen abgeklemmt werden. Für größere Gefäße, bei denen eine Unterbrechung des Blutstromes fatal wäre, bietet sich bei einer umschriebenen Verletzung das Ausklemmen der Verletzungsstelle mittels einer Satinskyklemme an. Eine weitere Möglichkeit stellt das Einbringen eines Ballonkatheters in das verletzte Gefäß dar (Abb. 4 und 5).

Voraussetzung für eine Rekonstruktion eines verletzten Gefäßes ist die sorgfältige Präparation und Freilegung des Gefäßes. Bei ausgedehnteren Rekonstruktionen ist eine Blutstromunterbrechung anzustreben. Die Naht sollte spannungsfrei angelegt werden. Als Fadenmaterial kommen bei einer Naht der V. cava oder der Vv. iliacae doppelt armierte monofile Fäden ($4-6 \times 0$) zur Anwendung. Um eine Thrombosierung des Gefäßes während der Rekonstruktion zu verhindern, ist eine komplette Hemmung der Blutgerinnung mit 5000 IE Heparin i.v. erforderlich.

Gegenwärtiger Stellenwert der paraaortalen Lymphonodektomie

Historisch betrachtet, kann man in der paraaortalen Lymphonodektomie eine konsequente Weiterentwicklung der Radikaloperation des Zervixkarzinoms sehen. Am Anfang dieser Entwicklung stand zunächst die lokale Exstirpation des Tumors (Wertheim, Schauta). Die zusätzliche Entfernung der pelvinen Lymphknoten wurde 1951 von Meigs etabliert. Seitdem ist die pelvine Lymphonodektomie weltweit akzeptiert, obwohl der Nutzen eines solchen Vorgehens für die Patientinnen zunächst nicht offensichtlich war, da die meisten Arbeitsgruppen bis zu Beginn der 80er Jahre die Patientinnen postoperativ einer Bestrahlung unterzogen. Knapp 40 Jahre nach der Einführung der pelvinen Lymphonodektomie gibt es jedoch Argumente, die die operative Entfernung der pelvinen Lymphknoten rechtfertigen. Dieses Beispiel verdeutlicht, daß sich in der operativen Onkologie die Bedeutung einer Behandlung oftmals erst nach längerer Zeit abschätzen läßt.

Heute ist klar, daß eine Heilung bei pelvinem Lymphknotenbefall allein durch die Operation möglich ist. Das Ergebnis der pelvinen Lymphonodektomie ist für die weitere Therapieplanung bzw. die Unterlassung einer nachfolgenden Strahlen- oder Chemotherapie bedeutsam. Bei genauerer Betrachtung wird jedoch erkennbar, daß der kurative Effekt der pelvinen Lymphonodektomie nicht sehr groß ist. Nodal negative Patientinnen haben von dieser Erweiterung des operativen Eingriffs keinen Nutzen, nodal positive überleben in unserem Krankengut in 66 % der Fälle. Hieraus errechnet sich im Stadium I b eine Verbesserung der Heilungsrate durch die pelvine Lymphonodektomie von etwa 4 % und im Stadium II b von 12 %.

Geht man davon aus, daß die Entwicklung der operativen Therapie des Zervixkarzinoms richtig war, ergibt sich zwangsläufig die Frage, ob nicht auch die Exstirpation der weiteren Lymphknotenstationen gerechtfertigt und sinnvoll ist. Eine Antwort unter den heute gegebenen Möglichkeiten der ergänzenden Strahlen- und Chemotherapie ist angesichts der vorliegenden Daten und Erfahrungen nur mit Vorbehalten möglich.

Die Bedeutung der paraaortalen Lymphonodektomie kann unter dem Gesichtspunkt der Prognose, der Heilung oder auch der Vermeidung oft gravierender Komplikationen gesehen werden.

Einige amerikanische Arbeitsgruppen [2, 24] sehen in der paraaortalen Lymphonodektomie vor allem eine diagnostische Maßnahme. Sie beginnen die Radikaloperation vom Querschnitt aus in der Paraaortalregion und setzen die Lymphonodektomie pelvin fort. Letztendlich werden die Parametrien biopsiert. Das entnommene Gewebe wird sofort mit Schnellschnitt untersucht. Findet sich Tumor paraaortal, pelvin oder parametran, wird die Operation abgebrochen bzw. im Sinne einer Staginglaparotomie beendet und die Patientin der Strahlentherapie zugeführt. Bei diesem Konzept werden somit ausschließlich auf die Zervix begrenzte Tumoren radikal operiert.

Wohl die überwiegende Zahl der europäischen Arbeitsgruppen [7, 11] verfolgt ein prinzipiell anderes Konzept. Tumoren, die makroskopisch komplett entfernbar erscheinen, werden radikal operiert, unabhängig davon, ob das Parametrium, die pelvinen Lymphknoten oder die paraaortalen Lymphknoten befallen sind. Intraoperativ entferntes Gewebe, insbesondere auch die Lymphknoten, werden postoperativ in Stufenschnitten aufgearbeitet. In diesem Konzept rechtfertigt der Befall der pelvinen Lymphknoten die paraaortale Lymphonodektomie. Dies gilt immer nur unter der Voraussetzung, daß sich die Tumoren makroskopisch im Gesunden entfernen lassen.

Im europäischen Raum wird nicht nur der diagnostische Aspekt dieses Eingriffes gesehen, sondern auch die kurative Perspektive. Die Hoffnung auf eine kurative Wirkung der paraaortalen Lymphonodektomie gründet auf der Prognose von paraaortal nodal positiven Patientinnen, die nach optimaler Therapie in 23–41 % der Fälle 5 Jahre überleben (Tabelle 3). Ein

Vergleich beider Behandlungskonzepte ist gegenwärtig kaum möglich, da die Qualität der pathohistologischen Erfassung der Tumorausdehnung unterschiedlich ist. Wird die Operation beim Nachweis paraaortaler Metastasen abgebrochen und nachfolgend eine Strahlentherapie durchgeführt, können nur unzureichende Aussagen über die wirkliche Tumorausdehnung gemacht werden. Der kurative Effekt von Operation und Strahlentherapie ließe sich nur vergleichen, wenn sich auch die Tumorausdehnung in den einzelnen Gruppen entspräche.

Beide Behandlungskonzepte können kurativ sein. Die Strahlentherapie scheint nur beim Vorliegen weniger, kleiner Metastasen erfolgversprechend zu sein. Größere isolierte Metastasen sollten deshalb besser operiert werden [24]. Eine Nachbestrahlung der paraaortalen Region nach einer radikalen Lymphonodektomie sollte wegen der zu erwartenden erheblichen Komplikationen vermieden werden.

Der Nachteil der Strahlentherapie besteht bei Verdacht auf paraaortalen Lymphknotenbefall darin, daß derzeit nur in den seltensten Fällen der paraaortale Lymphknotenbefall pathohistologisch gesichert wird. Die Lymphographie ist bei Verdacht auf Lymphknotenbefall relativ unzuverlässig und insofern eine schlechte Basis für die Planung der Strahlentherapie. In erster Linie sind bei einer derartigen Nachbestrahlung Darmkomplikationen mit einem sehr belastenden Verlauf zu erwarten.

Die Erkenntnis, daß ein Teil der Patientinnen mit paraaortalem Lymphknotenbefall geheilt werden kann (Tabelle 3), sollte Anlaß sein, die paraaortale Lymphonodektomie als Erweiterung der Radikaloperation in Erwägung zu ziehen.

Der doch recht große operative Aufwand einer paraaortalen Lymphonodektomie wirft die Frage auf, ob bei allen Zervixkarzinomen im Rahmen der Radikaloperation die paraaortalen Lymphknoten mit dem Ziel der Kuration entfernt werden sollten. Eine Einschränkung der Indikationsstellung erscheint notwendig, da dem überwiegenden Teil der Patientinnen vor allem in den frühen, paraaortal tumorfreien Stadien, unnötigerweise ein großer operativer Eingriff zugemutet würde und bei ausgedehntem Befall kein therapeutischer Nutzen zu erwarten wäre. Das Verhältnis von Nutzen zu Aufwand und Risiko wäre sonst noch ungünstiger als bei der pelvinen Lymphonodektomie.

Aufgrund dieser Überlegungen sehen wir derzeit eine Indikation für eine paraaortale Lymphonodektomie, wenn ein pelviner Lymphknotenbefall vorliegt, paraaortale Knoten tastbar vergrößert sind oder ein lymphographischer Verdacht auf Tumorbefall besteht. Ziel ist die vollständige Entfernung der Lymphknoten kaudal der Nierenvenen, möglichst unter Einschluß der retrokaval gelegenen Lymphknoten.

Liegen dagegen ein supraklavikularer Befall, Fernmetastasen oder eine ausgedehnte paraaortale Metastasierung vor, wird man in der Regel von einer paraaortalen Lymphonodektomie keinen Vorteil für die Patientin erwarten dürfen. In solchen Fällen sollte man sich auf eine gezielte Biopsie bzw. Exstirpation einzelner Lymphknoten zum Nachweis des Tumorbefalls beschränken oder evtl. ganz auf die paraaortale Diagnostik verzichten, da von einer systemischen Krankheit ausgegangen werden muß, bei der lokale Maßnahmen nicht mehr erfolgreich sind. Auch bei lokal sehr ausgedehnten Tumoren wird die Indikation sehr sorgfältig zu stellen sein.

Eine weitere Präzisierung der Indikationsstellung zur paraaortalen Lymphonodektomie wird einzelnen Kliniken auf absehbare Zeit nicht gelingen. Sie wird nur möglich werden, wenn mehrere Behandlungszentren mit größerem Krankengut zusammenarbeiten.

Literatur

1. Ashraf M, Elyaderani MK, Gabriele OF, Krall JM (1982) Value of lymphangiography in the diagnosis of paraaortic lymph node metastases from carcinoma of the cervix. Gynecol Oncol 14:96–104
2. Averette HE, Sevin BU, Girtanner RE, Ford JH (1981) Prätherapeutische Staging-Laparotomie beim Zervixkarzinom. Gynakologe 14:164–169
3. Ballon SC, Berman ML, Lagasse LD, Petrilli ES, Castaldo TW (1981) Survival after extraperitoneal pelvic and paraaortic lymphadenectomy and radiation therapy in cervical carcinoma. Obstet Gynecol 57:90–95
4. Belinson JL, Goldberg MI, Averette HE (1979) Paraaortic lymphadenectomy in gynecologic cancer. Gynecol Oncol 7:188–198
5. Berman ML, Keys H, Creasman W, DiSaia P, Bundy B, Blessing J (1984) Survival and patterns of recurrence in cervical cancer metastatic to periaortic lymph nodes. Gynecol Oncol 19:8–16
6. Buchsbaum HJ (1979) Extrapelvic lymph node metastases in cervical carcinoma. Am J Obstet Gynecol 133:814–824
7. Burghardt E, Lahousen M (1988) Therapeutic results of cervical cancer treatment. What is the importance of paraaortic lymphonodectomy? (Int. Symp: Diagnostik u. Therapie des Zervixkarzinoms. Erlangen 8. 4. 1988)
8. Burke TW, Heller PB, Hoskins WJ, Weiser EB, Nash JD, Park RC (1987) Evaluation of the scalene lymph nodes in primary and recurrent cervical carcinoma. Gynecol Oncol 28(3):312–317
9. Chung CK, Nahhas WA, Stryker JA, Curry LS, Mortel R (1980) Analysis of factors contributing to treatment failures in stages I b and II a carcinoma of the cervix. Am J Obstet Gynecol 138:550–556
10. Dargent D, Frobert JL, Beau G (1985) V Factor (Tumor volume) and T Factor (FIGO classification) in the assessment of cervix cancer prognosis: The risk of lymph node spread. Gynecol Oncol 22:15–22
11. Di Re F (1988) Paraaortic lymphonodectomy in cervical cancer. (Int. Symp: Diagnostik und Therapie des Zervixkarzinoms. Erlangen 8. 4. 1988)
12. Friedberg V (1988) Indikationen und operatives Vorgehen bei der paraaortalen Lymphonodektomie. In: Hepp H, Scheidel P, Monaghan JM (Hrsg) Lymphonodektomie in der gynäkologischen Onkologie. Urban & Schwarzenberg, München Wien Baltimore, S 49–56
13. Hagihara PF, Ernst CB, Griffen WO (1979) Incidence of ischemic colitis following abdominal aortic reconstruction. Surg Gynecol Obstet 149:571–573
14. Hughes RR, Brewlington KC, Hanjani P et al. (1980) Extended field irradiation for cervical cancer based on surgical staging. Gynecol Oncol 9:153–161
15. Küffer GV (1988) Klinische Wertigkeit radiologischer Verfahren zur präoperativen Lymphknotendiagnostik in der Gynäkologie. In: Hepp H, Scheidel P, Monaghan JM (Hrsg) Lymphonodektomie in der gynäkologischen Onkologie. Urban & Schwarzenberg, München Wien Baltimore, S 3–18

16. Lagasse LD, Creasman WT, Shingleton HM, Ford JD, Blessing JA (1980) Results and complications of operative staging in cervical cancer: Experience of the Gynecologic Oncology Group. Gynecol Oncol 9:90–98
17. Manetta A, Delgado G, Petrilli E, Hummel S, Barnes W (1986) The significance of paraaortic node status in carcinoma of the cervix and endometrium. Gynecol Oncol 23:284–290
18. Müller-Wiefel H (1981) Gefäßchirurgische Akutsituationen. Langenbecks Arch Chir 355:373–377
19. Nelson JH, Macasaet MA, Lu T, Bohorquez JF, Smart GE, Nicastri AD, Fruchter R (1977) Incidence, significance and follow-up of para-aortic lymph node metastases in late invasive carcinoma of the cervix. Am J Obstet Gynecol 128:336–340
20. Nori D, Valentine E, Hilaris BS (1985) The role of paraaortic node irradiation in the treatment of cancer of the cervix. Int J Radiat Oncol Biol Phys 11:1469–1473
21. Piver MS, Barlow JJ, Krishnamsetty R (1981) Five-year survival (with no evidence of disease) in patients with biopsy-confirmed aortic node metastasis from cervical carcinoma. Am J Obstet Gynecol 139:575–578
22. Potish R, Adcock L, Jones T, Levitt S, Prem K, Savage J, Twiggs L (1983) The morbidity and utility of periaortic radiotherapy in cervical carcinoma. Gynecol Oncol 15:1–9
23. Rubin SC, Brookland R, Mikuta JJ, Mangan C, Sutton G, Danoff B (1984) Para-aortic nodal metastases in early cervical carcinoma: long-term survival following extended-field radiotherapy. Gynecol Oncol 18:213–217
24. Sevin BU (1986) Die prätherapeutische Staging-Laparotomie beim Zervixkarzinom. Gynakologe 19:62–66
25. Sudarsanam A, Charyulu K, Belinson J, Averette H, Goldberg M, Hintz B, Thirumala M, Ford J (1978) Influence of exploratory celiotomy on the management of carcinoma of the cervix. Cancer 41:1049–1053
26. Welander CE, Pierce VK, Nori D et al. (1981) Pretreatment laparotomy in carcinoma of the cervix. Gynecol Oncol 12:336–347

Die Skalenusbiopsie: Eine Erweiterung der Ausbreitungsdiagnostik beim Zervixkarzinom

M. Di Paolo, C. Breuel, T. W. Engelmann, A. H. Tulusan, N. Lang

Bei intrathorakalen Erkrankungen wird die Skalenusbiopsie bereits seit 1949 als zusätzliche diagnostische Methode eingesetzt. Dieses von Daniels [2] inaugurierte Verfahren hatte sich als einfache und weitgehend sichere Methode zur Evaluierung der präskalenen Lymphknoten erwiesen. Später wurde die Methode von Ketscham [6] in die präoperative Diagnostik des Kollumkarzinoms aufgenommen. Zunächst wurde die Skalenusbiopsie nach Daniels bei Patientinnen mit fortgeschrittenem, aber klinisch operablem Kollumkarzinom durchgeführt. In vielen Fällen ließen sich damit okkulte Lymphknotenmetastasen im präskalenen Fettgewebe nachweisen. Angeregt durch diese Ergebnisse wurden entsprechende Untersuchungen von mehreren Arbeitsgruppen durchgeführt [1, 3, 6–8]. Die Ergebnisse dieser Untersuchungen waren jedoch recht kontrovers.

In der UFK Erlangen wurde die Skalenusbiopsie bei Patientinnen mit fortgeschrittenen Kollumkarzinomen durchgeführt, für die sich postoperativ die Frage einer Nachbestrahlung stellte. Durch die Skalenusbiopsie sollte die Frage der lokalen Kurabilität geklärt werden. Erste Ergebnisse über den Nutzen dieser zusätzlichen Untersuchungsmethode für die weiteren therapeutischen Entscheidungen stammen von Egger [4]. Später wurde die Indikation zur Skalenusbiopsie erweitert. Der Eingriff wurde vor einer Therapieentscheidung bei klinisch operablen, aber fortgeschrittenen Kollumkarzinomen oder Rezidivtumoren nach bestrahlten oder operierten Kollumkarzinomen durchgeführt.

Insgesamt wurden seit 1973 an der UFK Erlangen 204 Eingriffe dieser Art vorgenommen, davon 112 beim Kollumkarzinom (Abb. 1).

Diese Operation, die zunächst von Kollegen der Hals-Nasen-Ohrenklinik durchgeführt wurde, haben erfahrene Mitarbeiter unserer Klinik nach sorgfältiger Einarbeitung in einer Modifikation der Technik nach Daniels selbst übernommen. Die relevanten Lymphknoten finden sich im sogenannten Trigonum omoclaviculare in unmittelbarer Nähe des Venenwinkels und werden zur Kette der tiefen unteren Halslymphknoten (Lymphonoduli cervicales profundes inferiores) gerechnet. Im erweiterten Sinn sind die präskalenen Lymphknoten an der Vereinigungsstelle von Lymphgefäßsystem und Blutkreislauf als regionäre Station für den Gesamtorganismus anzusehen [5]. Der Zugang zum Trigonum omoclaviculare erfolgt über einen etwa 5–7 cm langen Hautschnitt parallel zur linken Clavicula. Nach Durchtrennung des Platysma mit dem Skalpell folgt die Präparation des Fettgewebes mit der Schere und die Darstellung des

Venenwinkels. Nach Aufsuchen des M. omohyoideus, der die kraniale Begrenzung darstellt, wird das Fett- und Lymphdrüsengewebe über kleine Klemmen abgesetzt. Die Lymphbahnen werden ligiert. Nachdem sämtliches auf dem M. scalenus anterior gelegenes Fett- und Lymphdrüsengewebe unter Schonung des Truncus thyreocervicalis entfernt wurde, erfolgt das Einlegen einer Mini-Redon-Drainage. Die Wundhöhle wird erst nach Adaptation des Platysma verschlossen.

Die Komplikationsmöglichkeiten dieses Operationsverfahrens sind unschwer aus der Topographie abzuleiten. Allerdings sind Verletzungen größerer Gefäße, wie der V. jugularis interna, der V. subclavia und des Truncus thyreocervicalis selten. Theoretisch möglich sind Verletzungen des Plexus brachialis und des N. phrenicus. Im Vordergrund stehen jedoch kleinere Komplikationen wie Lymphzysten oder die Entwicklung einer Lymphfistel bei Verletzung des Ductus thoracicus. Operative Revisionen sind jedoch in den seltensten Fällen notwendig. Die Komplikationsrate dieses allgemein als komplikationsträchtig geltenden Eingriffes beträgt an unserer Klinik insgesamt 6 % (Tabelle 1).

Von den 112 beim Kollumkarzinom durchgeführten Skalenusbiopsien fanden sich in 22 Fällen (20 %) Metastasen in den Lymphknoten des präskalenen

Tabelle 1. Skalenusbiopsie an der UFK Erlangen, $n=204$ (1973–1987)

Komplikationen	n
Verletzung der Truncus thyreocervicalis	1
Verletzung der V. subclavia	1
Lymphfistel mit Spontanverschluß	5
Lymphfistel mit operativer Revision	4
	(6%) 11

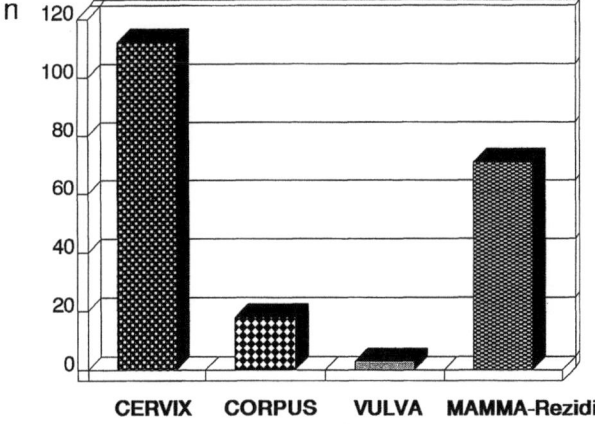

Abb. 1. Skalenusbiopsie an der UFK Erlangen, $n=204$ (1973–1987)

Fettgewebes (Abb. 2). Über ähnliche Erfahrungen berichten Buchsbaum et al. [1]. Durchgeführt wurden die Skalenusbiopsien in 11 Fällen eines Rezidivs nach bestrahltem Zervixkarzinom, in 57 Fällen bei Rezidiv nach operiertem Zervixkarzinom, in 17 Fällen im Anschluß an die primäre operative Therapie und in 27 Fällen vor der Primärtherapie. Die Beobachtung des weiteren Krankheitsverlaufs bei diesen Patientinnen zeigte, daß bei Karzinombefall der präskalenen Lymphknoten die mittlere Überlebenszeit 10 Monate betrug (Abb. 3). Die minimale Überlebenszeit lag bei 1 Monat, die maximale Überle-

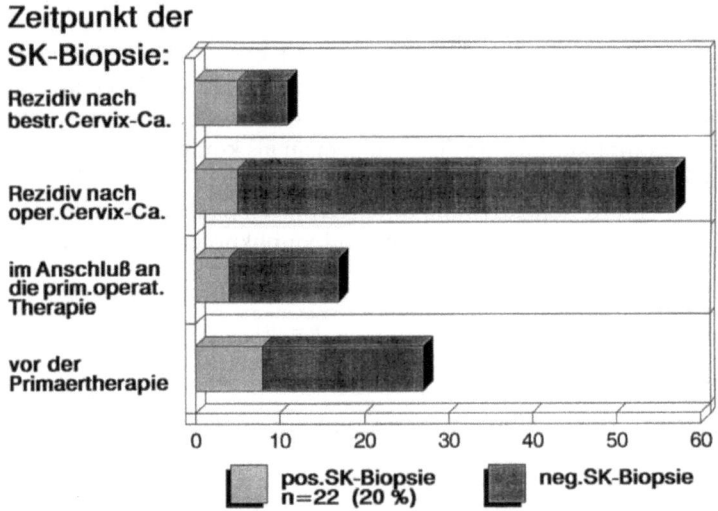

Abb. 2. Durchführung der Skalenusbiopsien zu verschiedenen Zeitpunkten, $n = 112$ (1973–1987)

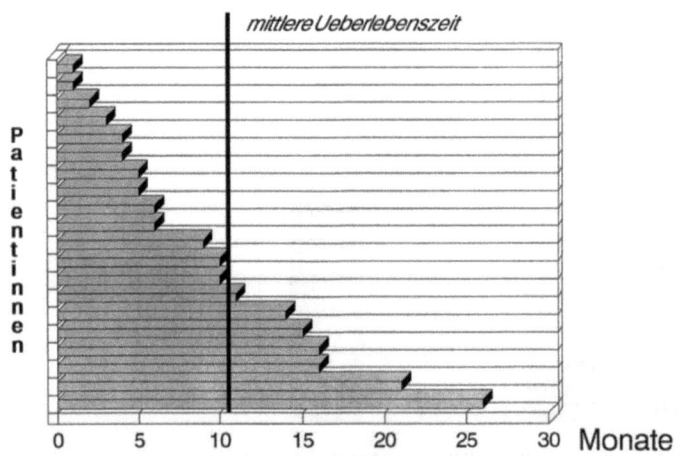

Abb. 3. Überlebenszeit der Patientinnen nach positiver Skalenusbiopsie an der UFK Erlangen (1973–1987)

benszeit bei über 36 Monaten. Diese Überlebenszeiten ergaben sich unabhängig von dem Ausmaß der lokalen Therapie.

In 20 Fällen konnte die Skalenusbiopsie in Beziehung zum paraaortalen Lymphknotenstatus gesetzt werden. Dabei zeigte sich, daß bei Karzinombefall der präskalenen Lymphknoten in jedem Fall auch Metastasen in den paraaortalen Lymphknoten vorlagen. Bei negativer Skalenusbiopsie fand sich in ca. 40 % der Fälle ein karzinomatöser Befall der paraaortalen Lymphknoten, bei 60 % der Patientinnen mit positiven paraaortalen Lymphknoten waren die präskalenen Lymphknoten tumorfrei (Tabelle 2).

Die lymphogene Ausbreitung des Kollumkarzinoms geht, wie aus diesen Ergebnissen ersichtlich, schrittweise vor sich. Bei fortgeschrittenem Kollumkarzinom muß man mit einem Befall der paraaortalen Lymphknoten in 30–40 % der Fälle rechnen. Als Folge können Tumorzellen mit den efferenten Lymphbahnen von der Cysterna chyli in den Ductus thoracicus und präskalene Lymphknoten verschleppt werden. Sind die Lymphknoten des präskalenen Fettgewebes befallen, so muß von einer systemischen Ausbreitung des Kollumkarzinoms ausgegangen werden. In diesem Fall kann die Erkrankung weder chirurgisch noch strahlentherapeutisch kurativ behandelt werden. In Kenntnis der wahrscheinlichen systemischen Ausbreitung der Erkrankung kann der Patientin eine belastende und risikoreiche Therapie erspart werden, die aller Voraussicht nach nicht mehr zu einer Heilung führt. In solch einem Fall wird man sich auf palliative Maßnahmen beschränken.

Nicht unerwähnt bleiben sollte, daß in Einzelfällen auch bei positiver Skalenusbiopsie längere Überlebenszeiten beobachtet wurden. So ist uns eine Patientin bekannt, die nach histologischer Sicherung von Lymphknotenmetastasen im präskalenen Fettgewebe bereits 37 Monate tumorfrei überlebt hat. Diese Patientin wurde am 1. 10. 1985 im Alter von 68 Jahren wegen eines Kollumkarzinoms nach Wertheim-Meigs operiert und adnexektomiert. Gleichzeitig wurde die paraaortale Lymphonodektomie durchgeführt. Histologisch ergab sich ein endozervikales, wenig differenziertes Plattenepithelkarzinom, das lokal im gesunden Gewebe exzidiert worden war. Die entfernten Lymphknoten des kleinen Beckens waren fast alle metastatisch befallen. Zusätzlich fanden sich Lymphknotenmetastasen links paraaortal. Am 21. 10. 85 wurde vor der Entscheidung zur Nachbestrahlung eine Skalenuslymphknotenbiopsie durchgeführt. Histologisch wurden Metastasen eines Plattenepithel-

Tabelle 2. Beziehung zwischen präskalenen und paraaortalen Lymphknoten (1973–1987)

Skalenusbiopsien		Paraaortale Lymphknoten	
$n=20$	16 neg.	6 pos.	(37,5 [%])
		10 neg.	(62,5 [%])
	4 pos.	4 pos.	(100 [%])
		0	

karzinoms nachgewiesen. Anschließend erfolgte keine weitere Behandlung. Der Patientin geht es gut. Klinisch konnte bisher kein Hinweis für ein Tumorrezidiv gefunden werden. Allerdings zeigen die Tumormarker seit Oktober 1988 einen signifikanten Anstieg (CEA 109 ng/ml polyklonal, 23 ng/ml monoklonal).

Zusammenfassend läßt sich feststellen, daß vor einer Therapieentscheidung beim fortgeschrittenen Kollumkarzimon oder bei Kollumkarzinomrezidiven der Einsatz der Skalenuslymphknotenbiopsie sinnvoll erscheint. Da seit einiger Zeit erste ermutigende Ergebnisse durch den Einsatz der Chemotherapie beim Kollumkarzinom vorliegen, bietet sich hier die Möglichkeit einer systemischen Behandlung bei Patientinnen mit positivem präskalenem Lymphknotenbefund.

Zusammenfassung

Bei 112 Skalenuslymphknotenbiopsien fanden sich in 22 Fällen (20 %) Metastasen in den Lymphknoten des präskalenen Fettgewebes. In diesen Fällen muß von einer systemischen Erkrankung ausgegangen werden, bei der die Überlebenszeit durch lokale Therapiemaßnahmen nicht wesentlich zu beeinflussen ist. Unsere Untersuchungen zeigten bei Nachweis von Metastasen in den Skalenuslymphknoten unabhängig von den Therapiemaßnahmen eine mittlere Überlebenszeit von 10 Monaten. In Kenntnis der systemischen Ausbreitung des Kollumkarzinoms wird man in solchen Fällen den Patientinnen weitere belastende und mit hohen Risiken verbundene therapeutische Maßnahmen ersparen und lediglich palliative Eingriffe durchführen.

Literatur

1. Buchsbaum HJ, Lifshitz S (1976) The role of scalene lymph node biopsy in advanced carcinoma of the cervix uteri. Surg Gynaecol Obstet 143:246−248
2. Daniels AC (1949) A method of biopsy useful in diagnosing certain intrathoracic diseases. Dis Chest 16:360−367
3. Delgado G, Smith JP, Ballantyne AJ (1975) Scalene node biopsy in carcinoma of the cervix. Cancer 35:784−786
4. Egger H, Kupka K (1978) Die Skalenusbiopsie beim Zervixkarzinom. Geburtsh Frauenheilk 38:853−857
5. Herberhold C (1968) Die Biopsie der Skalenus-Lymphknoten nach Daniels. Med Welt 19:315′−326
6. Ketscham AS et al. (1973) Occult metastases to the scalene lymph nodes in patients with clinically operable carcinoma of the cervix. Cancer 31:180−183
7. Ketscham AS, Sindelar WF, Feux EL, Bagley DH (1976) Diagnostic scalene node biopsy in the preoperative evaluation of the surgical cancer patient. Cancer 38:948−952
8. Perez-Mesa C, Sparatt JS (1976) Scalene node biopsy in the pretreatment staging of carcinoma of the cervix uteri. Am J Obstet Gynaecol 125:93−95

Strahlentherapie

Behandlungsergebnisse des Zervixkarzinoms. Erkenntnisse aus dem FIGO-Jahresbericht *

F. Pettersson

Einleitung

Im Jahre 1928, vor 60 Jahren, wurde die radiologische Unterkommission der „Gesundheitsorganisation der Liga der Nation" gebeten, über die Möglichkeit zu berichten, einheitliche statistische Aussagen der durch strahlentherapeutische Behandlung des Zervixkarzinoms erreichten Ergebnisse zu präsentieren [1]. Man erkannte, daß es nur dann verläßliche Informationen der mit verschiedenen Methoden erreichten Ergebnisse geben kann, wenn diese Ergebnisse auf einheitliche Weise aufgezeichnet werden. Im Juli 1934 rief diese Gesundheitsorganisation eine Tagung früherer Mitglieder der Kommission und anderer Experten in Zürich zusammen, um Empfehlungen zur weiteren Vorgehensweise zu erstellen. Diese Konferenz empfahl, einen jährlichen Bericht durch die Gesundheitsorganisation herauszugeben, der die Strahlentherapieergebnisse beim Zervixkarzinom analysiert. Die ersten 3 dieser Berichte erschienen in den Jahren 1937, 1938 und 1939. Die Weltgesundheitsorganisation zeichnete 1949 und 1950 für diesen Bericht verantwortlich, ab 1958 wurde er unter der Schirmherrschaft der „International Federation of Gynaecology and Obstetrics" herausgegeben [2].

Gesammelte Daten

Insgesamt wurden dem Herausgeber des jährlichen Berichtes 476 767 Zervixkarzinomfälle mitgeteilt, welche zwischen 1913 und 1983 behandelt wurden.

Trends bei der Verteilung von Tumorstadien und 5-Jahres-Überlebensrate

47 Kliniken trugen zu den Berichten in den Bänden 12–20 bei, was den Behandlungsergebnissen der Fälle entspricht, die zwischen 1950–1954 und 1979–1981 behandelt wurden. Abbildung 1 zeigt, daß während dieser Zeit eine wichtige Änderung der Stadienverteilung auftrat, d. h. der prozentuale Anteil der Fälle im Stadium I nahm entscheidend zu. Dagegen blieb jedoch der

---

* Ins Deutsche übertragen von F. Kommoss, Freiburg.

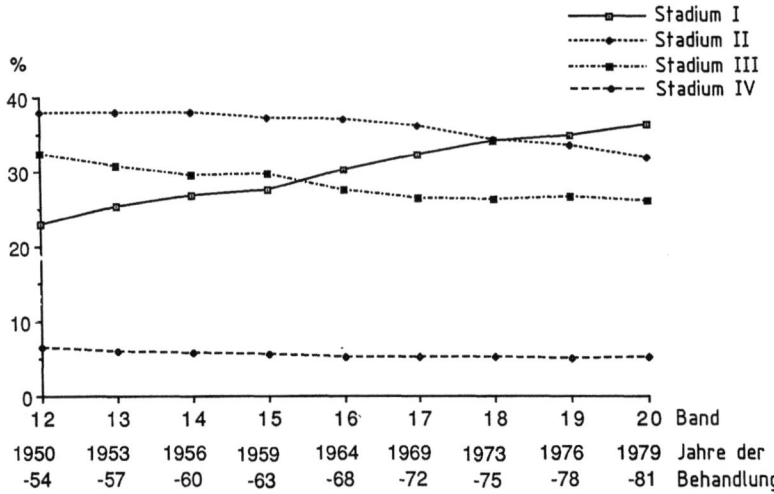

Abb. 1. Zervixkarzinom. Verteilung der Tumorstadien in Prozent der Gesamtzahl behandelter Fälle an 47 Institutionen, die an den Bänden 12–20 des Jahresberichtes mitarbeiteten

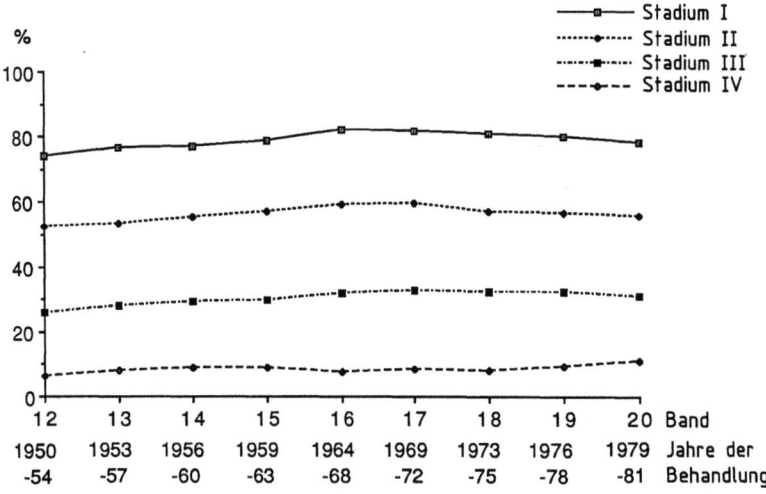

Abb. 2. Zervixkarzinom. 5-Jahres-Überlebensraten an 47 Institutionen, die an den Bänden 12–20 des Jahresberichtes mitarbeiteten

Prozentsatz der Fälle im Stadium IV praktisch gleich. In Abb. 2 ist zu sehen, daß sich die Ergebnisse, als 5-Jahres-Überlebensrate ausgedrückt, zwischen 1950–1954 sowie 1964–1968 verbesserten, danach konstant blieben und sogar für das Stadium I und II wieder schlechter wurden. Wir müssen diese Abbildungen genauer betrachten, um diese Entwicklung zu erklären. Praktisch alle Kliniken, welche zu dieser Studienserie beitrugen, befanden sich in Gegenden,

Tabelle 1. 5-Jahres-Überlebensrate bei frühen Stadien des Zervixkarzinoms in Abhängigkeit von der Behandlungsart

Sta-dium	Histologie	Bestrahlung allein			Operation allein		
			5-Jahres-Über-lebensrate			5-Jahres-Über-lebensrate	
		n	n	[%]	n	n	[%]
I a	Plattenepithelkarzinom	89	61	68,5	1320	1162	88,3
	Adenokarzinom	8	2	–	59	46	78,0
I b	Plattenepithelkarzinom	1886	1254	66,5	1447	1197	82,7
	Adenokarzinom	187	98	52,4	263	211	80,2
II a	Plattenepithelkarzinom	1200	647	53,9	113	79	69,9
	Adenokarzinom	62	23	37,1	20	14	70,0
II b	Plattenepithelkarzinom	3453	1787	51,8	170	131	77,1
	Adenokarzinom	253	93	36,8	34	23	67,6

Tabelle 2. 5-Jahres-Überlebensrate bei frühen Stadien des Zervixkarzinoms in Abhängigkeit von der Behandlungsart

Sta-dium	Histologie	Operation und Be-strahlung			Bestrahlung und Opera-tion		
			5-Jahres-Über-lebensrate			5-Jahres-Über-lebensrate	
		n	n	[%]	n	n	[%]
I a	Plattenepithelkarzinom	143	121	84,6	69	62	89,9
	Adenokarzinom	13	10		12	11	–
I b	Plattenepithelkarzinom	1164	803	69,0	1071	832	77,7
	Adenokarzinom	233	137	58,8	195	137	70,3
II a	Plattenepithelkarzinom	231	138	59,7	374	244	65,2
	Adenokarzinom	33	18	54,5	51	34	66,7
II b	Plattenepithelkarzinom	362	206	56,9	517	324	62,7
	Adenokarzinom	51	26	51,0	70	34	48,6

in denen ein effektives Screeningprogramm durchgeführt wurde. Ein Screeningprogramm bewirkt u. a., daß das Plattenepithelkarzinom leichter entdeckt wird als Adenokarzinome, woraus folgt, daß die relative Häufigkeit der Adenokarzinome vielerorts von 5 % auf bis zu 20 % anstieg [3].

Tabelle 1 und 2 zeigen, daß die 5-Jahres-Überlebensrate bei den Adenokarzinomen der Cervix uteri schlechter ist als bei den entsprechenden Plattenepithelkarzinomen. Dies gilt für alle Stadien und unabhängig von der Behandlungsmethode.

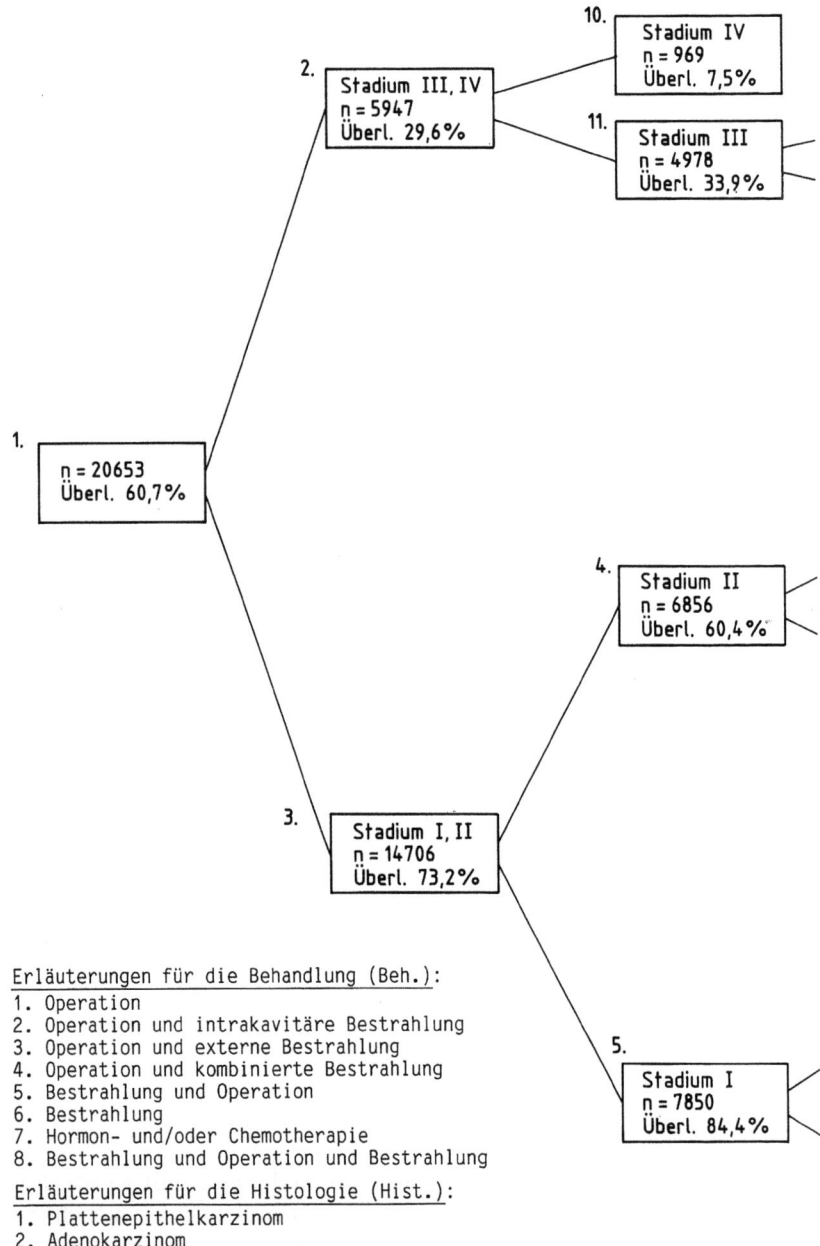

10.
Stadium IV
n = 969
Überl. 7,5%

2.
Stadium III, IV
n = 5947
Überl. 29,6%

11.
Stadium III
n = 4978
Überl. 33,9%

1.
n = 20653
Überl. 60,7%

4.
Stadium II
n = 6856
Überl. 60,4%

3.
Stadium I, II
n = 14706
Überl. 73,2%

5.
Stadium I
n = 7850
Überl. 84,4%

Erläuterungen für die Behandlung (Beh.):
1. Operation
2. Operation und intrakavitäre Bestrahlung
3. Operation und externe Bestrahlung
4. Operation und kombinierte Bestrahlung
5. Bestrahlung und Operation
6. Bestrahlung
7. Hormon- und/oder Chemotherapie
8. Bestrahlung und Operation und Bestrahlung

Erläuterungen für die Histologie (Hist.):
1. Plattenepithelkarzinom
2. Adenokarzinom
3. Adeno-squamöses Karzinom
4. Klarzellkarzinom
8. Andere

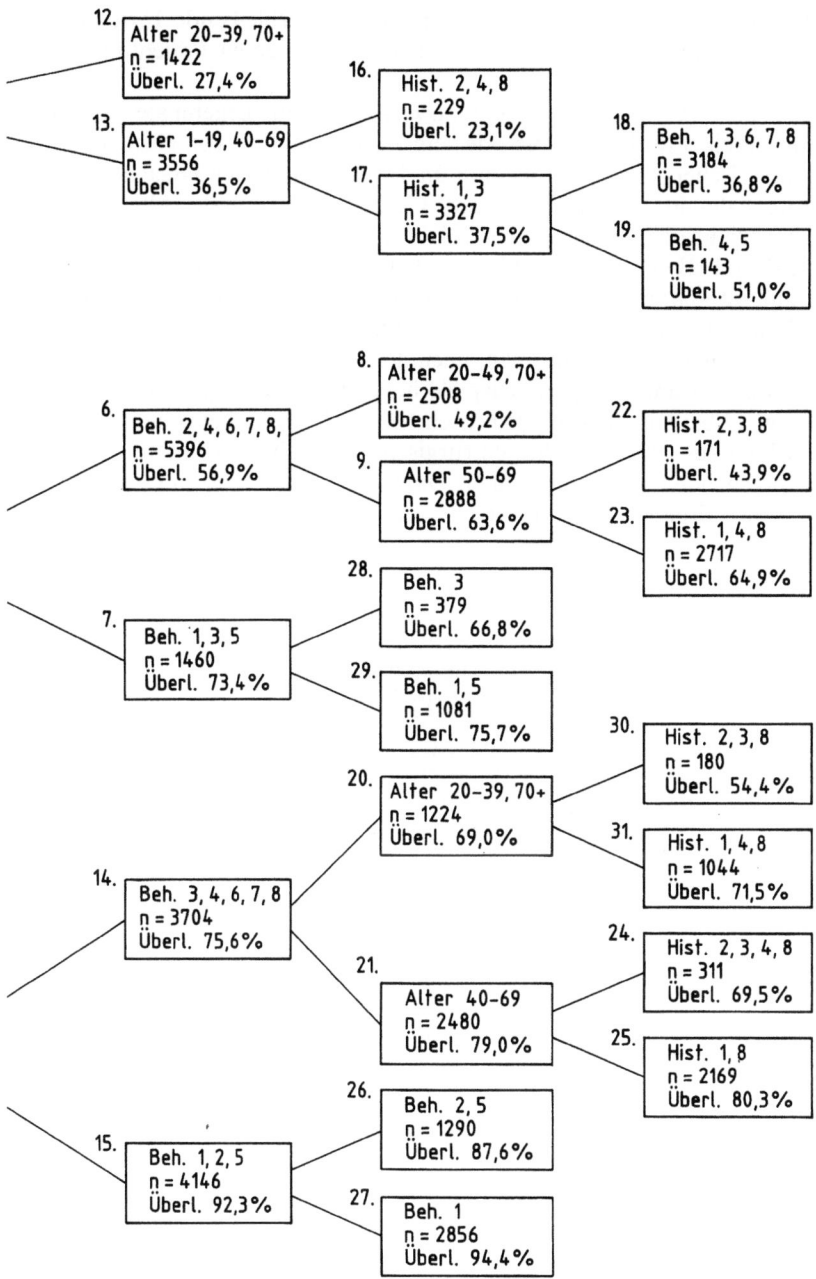

Abb. 3. Zervixkarzinom 1979–1981. Mehrvariantenanalyse der 5-Jahres-Überlebensraten

Die Zielgruppe vieler Screeningprogramme waren 30- bis 60jährige Frauen, und in der Folge ist die Verringerung von Inzidenz und Mortalität in dieser Altersgruppe auch besonders beeindruckend. Die verbleibende Inzidenz ist mehr in der Gruppe der älteren sowie in der der jüngeren Patientinnen zu finden.

Eine Mehrvariantenanalyse scheint zu zeigen, daß die Ergebnisse nach Behandlung durch Strahlentherapie oder einer Kombination von chirurgischer und radiologischer Therapie im Stadium I aus ungeklärter Ursache in der Altersgruppe der 40- bis 69jährigen um 10 % besser ist als in der Altersgruppe der 20- bis 39jährigen sowie der über 70jährigen. Eine ähnliche Tendenz ist im Stadium II und III erkennbar (Abb. 3). Ist es möglich, Schlüsse bezüglich der Behandlungsmodalitäten aus den Ergebnissen der Jahresberichte zu ziehen?

Abbildung 4 zeigt die Überlebensrate und den Prozentsatz der chirurgischen Eingriffe in 19 Institutionen, nach dem Prozentsatz des chirurgischen Vorgehens angeordnet. Es gibt Beispiele hervorragender Ergebnisse im Stadium I sowohl bei Kliniken mit praktisch 100 % chirurgischem Eingreifen als auch bei Kliniken ohne jegliches chirurgisches Vorgehen. Abbildung 5 zeigt das Entsprechende für das Stadium II. Daraus kann geschlossen werden, daß hervorragende Ergebnisse durch verschiedene Behandlungsarten erreicht werden können.

Stadium I

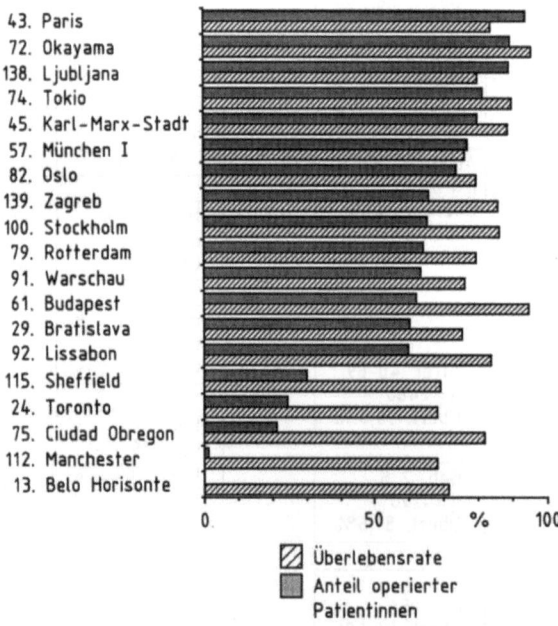

Abb. 4. Zervixkarzinom 1979–1981. 19 Institutionen, welche über mindestens 100 behandelte Fälle im Stadium I berichten, angeordnet nach dem Prozentsatz ausgedehnter chirurgischer Eingriffe als Teil der Primärtherapie. Die 5-Jahres-Überlebensraten sind ebenfalls angegeben

Tabelle 1 und 2 weisen bei den frühen Stadien des Zervixkarzinoms auf unterschiedliche Überlebensraten, je nach Behandlungsstrategie, hin. Es scheint, daß sich mit der Operation allein oder mit Operation plus Bestrahlung oder Bestrahlung plus Operation bessere Ergebnisse erreichen lassen als mit der Bestrahlung allein. Wir müssen jedoch die Tabellen 3 und 4 im Auge behalten, welche das durchschnittliche Patientenalter nach Behandlungsmethode und Histopathologie aufgeschlüsselt zeigen. Die Patientinnen, welche ausschließlich einer Strahlentherapie unterzogen wurden, waren im Schnitt älter als solche, die ausschließlich chirurgisch oder mit einer Kombination von Operation und Bestrahlung behandelt wurden; dies zeigt, daß eine erhebliche Selektion der Fälle vorlag.

Selektive Mechanismen der verschiedenen klinischen Studien erschweren die Schlußfolgerung, ob chirurgische Therapie allein oder eine Kombination von chirurgischer und Bestrahlungstherapie die besten Behandlungsmethoden in frühen Stadien sind. Hinzu kommen noch Schwierigkeiten bei der klinischen Stadieneinteilung. Abbildung 6 zeigt die Verteilung der 5-Jahres-Überlebensrate in bezug auf das Stadium aus 73 Institutionen, welche jeweils von mindestens 15 behandelten Zervixkarzinomfällen im Stadium I, II und III berichteten, wobei weniger als 10 % der Patienten für die Nachsorge nicht zur

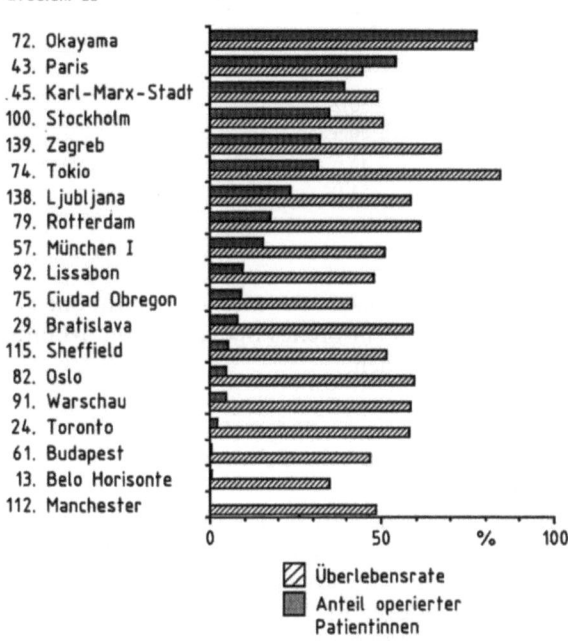

Abb. 5. Zervixkarzinom 1979–1981. 19 Institutionen, welche über mindestens 100 behandelte Fälle im Stadium II berichten, angeordnet nach dem Prozentsatz ausgedehnter chirurgischer Eingriffe als Teil der Primärtherapie. Die 5-Jahres-Überlebensraten sind ebenfalls angegeben

Tabelle 3. Mittleres Alter (Jahre) bei frühen Stadien des Zervixkarzinoms in Abhängigkeit von der Behandlungsart

Sta-dium	Histologie	Bestrahlung allein	Operation allein
I a	Plattenepithelkarzinom	59,7	42,5
	Adenokarzinom	63,5	46,3
I b	Plattenepithelkarzinom	56,7	43,8
	Adenokarzinom	57,6	43,3
II a	Plattenepithelkarzinom	60,1	49,5
	Adenokarzinom	61,9	47,3
II b	Plattenepithelkarzinom	57,7	51,4
	Adenokarzinom	58,7	44,7

Tabelle 4. Mittleres Alter (Jahre) bei frühen Stadien des Zervixkarzinoms in Abhängigkeit von der Behandlungsart

Sta-dium	Histologie	Operation und Bestrahlung	Bestrahlung und Operation
I a	Plattenepithelkarzinom	51,6	48,9
	Adenokarzinom	56,1	52,3
I b	Plattenepithelkarzinom	48,3	45,8
	Adenokarzinom	47,5	47,9
II a	Plattenepithelkarzinom	50,3	50,2
	Adenokarzinom	47,2	50,4
II b	Plattenepithelkarzinom	50,2	49,9
	Adenokarzinom	52,2	51,0

Verfügung standen. Die Behandlungsergebnisse der meisten Institutionen lagen eng beieinander. Allerdings ist doch ein breites Spektrum von 5-Jahres-
Überlebensraten in allen Stadien vorhanden.

Spezielle Beobachtungen an mit Bestrahlung behandelten Fällen

Die Daten des Jahresberichtes ermöglichen auch, das Behandlungsergebnis
nach den verschiedenen Arten der Strahlentherapie aufzuschlüsseln. Tabelle 5
deutet an, daß die Afterloadingtechnik der konventionellen intrakavitären
Radiotherapie anscheinend nicht unterlegen ist. Diese Daten müssen mit Vorsicht betrachtet werden, da selektive Mechanismen schwer ausschließbar sind.

Tabelle 6 zeigt operierte Fälle von Zervixkarzinom im Stadium I b und II a
und die 5-Jahres-Überlebensrate im Verhältnis zur Beteiligung der regionären
Lymphknoten. Im Stadium I b ergab sich bei 2456 Frauen ohne Beteiligung der

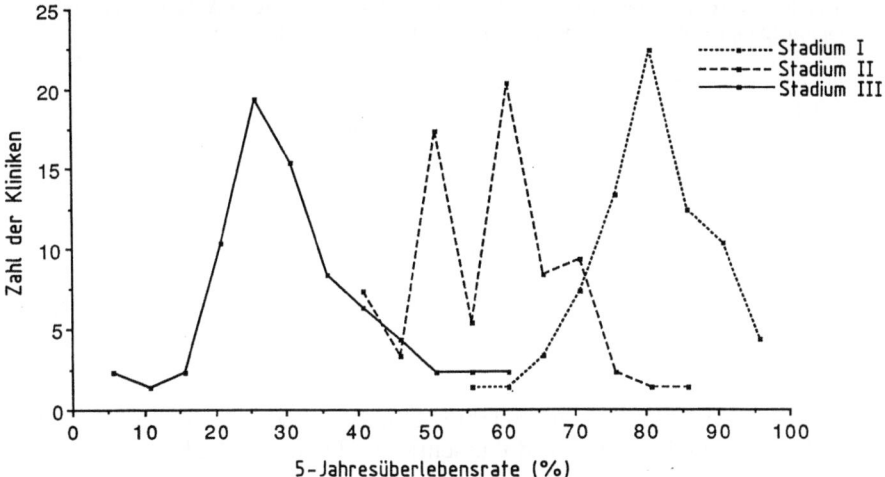

Abb. 6. Zervixkarzinom 1979–1981. Verteilung der 5-Jahres-Überlebensraten in Abhängigkeit vom Tumorstadium, Ergebnisse aus 73 Kliniken

Tabelle 5a, b. Zervixkarzinome 1979–1981. 5-Jahres-Überlebensrate abhängig von der Art der Bestrahlung. 10 287 Patientinnen mit Plattenepithelkarzinom wurden nicht operiert, sondern intrakavitär bestrahlt. **a** Afterloadingtechnik, **b** konventionelle Bestrahlungstherapie

a	Stadium	Intrakavitäre Afterloadingbestrahlung „low-dose-rate"			Intrakavitäre Afterloadingbestrahlung „high-dose-rate"		
			5-Jahres-Überlebensrate			5-Jahres-Überlebensrate	
		n	n	[%]	n	n	[%]
	I	422	302	71,6	160	123	76,9
	II	796	433	54,4	358	208	58,1
	III	588	226	38,4	386	147	38,1
	IV	66	10	15,2	50	5	10,0
	Insgesamt	1872	971	51,9	954	483	50,6

b	Stadium	Konventionelle intrakavitäre Bestrahlung			Intrakavitäre Afterloadingbestrahlung (NOS)		
			5-Jahres-Überlebensrate			5-Jahres-Überlebensrate	
		n	n	[%]	n	n	[%]
	I	1233	807	65,5	148	90	60,8
	II	2896	1542	53,2	261	121	46,4
	III	2559	823	32,2	99	35	35,4
	IV	195	14	7,2	14	5	–
	Insgesamt	6883	3186	46,3	522	251	48,1

Tabelle 6. Zervixkarzinome, 1979–1981. 5-Jahres-Überlebensrate in Abhängigkeit vom regionären Lymphknotenbefall operierter Patientinnen im Stadium I b und II a

Befall der regionären Lymphknoten	Stadium I b			Stadium II a		
		5-Jahres-Überlebensrate			5-Jahres-Überlebensrate	
	n	n	[%]	n	n	[%]
Nicht befallen	2456	2040	83,1	409	304	74,3
Klinisch verdächtig	62	40	64,5	10	5	
Histologisch gesichert	533	287	53,8	142	64	45,1

regionären Lymphknoten eine 5-Jahres-Überlebensrate von 83,1 %, während 533 Frauen mit histologisch dokumentierter Lymphknotenbeteiligung eine 5-Jahres-Überlebensrate von 53,8 % hatten. 409 Fälle im Stadium II a ohne Lymphknotenbeteiligung hatten eine 5-Jahres-Überlebensrate von 74,3 %, während 142 Fälle mit histologisch dokumentierter Lymphknotenbeteiligung eine 5-Jahres-Überlebensrate von 45,1 % aufwiesen.

Literatur

1. Heyman J (ed) (1952) Annual report on the results of radiotherapy of the uterine cervix. Stockholm
2. Pettersson F (ed) (1988) Annual report on the results of treatment in gynecological cancer, Vol 20. Statements of results obtained in patients treated in 1979 to 1981, inclusive 5-year survival up to 1986. Stockholm
3. Pettersson F (1988) Adenocarcinoma of the uterine cervix. Changes in incidence? A cancer registry study. (38th Annual Meeting, The Society of Pelvic Surgeons, Toronto, Canada, October 5–8, 1988)

Das aktuelle Therapiekonzept der Univ.-Frauen-Klinik Wien bei der Bestrahlung des Zervixkarzinoms

H. Kucera

Einleitung

Das Zervixkarzinom zählt sowohl mit Operation als auch mit Strahlentherapie zu den am besten behandelbaren Tumorleiden. Unterschiedliche Auffassungen, welchem von beiden Verfahren der Vorzug gegeben werden sollte, bestehen seit Beginn dieses Jahrhunderts und sind bis heute nicht endgültig geklärt, da durch die klinische Stadieneinteilung eine echte Vergleichbarkeit beider Therapiegruppen nicht gegeben ist. Das aktuelle Therapiekonzept bei der Bestrahlung des Zervixkarzinoms an der Wiener Universitätsfrauenklinik soll im folgenden anhand von eigenen Daten und Erfahrungen dargestellt und begründet werden.

Postoperative Bestrahlung

Trotz des Vorliegens eines exakten histologischen Operationsbefundes ist der Nutzen der postoperativen Strahlentherapie besonders schwer einzuschätzen. Weil kontrollierte und randomisierte Studien mit ausreichend großen Fallzahlen fehlen und Statistiken einzelner Kliniken nur einen begrenzten Aussagewert haben, läßt sich ihr Wert kaum quantifizieren. Es soll festgehalten werden, daß beim heute üblichen vorsichtigen und zurückhaltenden Umgang mit einer Behandlung durch ionisierende Strahlen eine Strahlentherapie nur dann indiziert ist, wenn dadurch ein besseres Heilungsergebnis zu erwarten ist. Dies gilt nicht nur für die Primärbestrahlung, sondern auch für die postoperative Bestrahlung, die von vielen Kliniken als unerläßliche Ergänzung zur Operation angesehen wird.

Indikation

Beim Zervixkarzinom des Stadiums 0 oder I a besteht keine Indikation für eine Nachbestrahlung, unabhängig von der Art des operativen Eingriffs. Im Zweifel sollte nachoperiert werden. Im Stadium I b hat die Operationsart für die Indikationsstellung eine gewisse Bedeutung: Wurde eine typische Operation mit obligatorischer Lymphonodektomie planmäßig durchgeführt, so hängt die Indikation für die postoperative Bestrahlung von der histologischen Untersuchung des Operationspräparates ab. Findet sich in den Lymphknoten und bei der Operation kein Anhaltspunkt dafür, daß das Karzinom die Grenzen der Cervix uteri überschritten hat, so ist keine Indikation für eine Nachbestrahlung gegeben, weder für eine perkutane Strahlentherapie noch für eine intravaginale Kontaktbestrahlung. Handelt es sich allerdings um ein Adenokarzinom der Cervix uteri oder findet sich ein frühzeitiger und histologisch eindeutiger Einbruch in Lymphspalten oder Blutgefäße, so sollte dennoch nachbestrahlt werden. Hat der Tumor die Grenzen der Zervix überschritten, so erfolgt in Wien wie in den meisten Kliniken eine Nachbestrahlung.

Technik der Nachbestrahlung

Die Angaben über die erforderliche Dosis bei der Perkutanbestrahlung schwanken zwischen 40 und 60 Gy. An unserer Klinik wurden die meisten Patientinnen 3–6 Wochen nach der Operation einer biaxialen Pendelbestrahlung mittels Kobalt 60 unterzogen. Da bei dieser Bestrahlung die Scheide im kranialen Bereich miterfaßt wird, ist eine lokale Radium- oder Afterloadingeinlage an das Scheidenende nicht prinzipiell nötig, doch führen wir sie an unserer Klinik routinemäßig durch, in der Hoffnung, dadurch Scheidenrezidive eher zu verhindern. Bei einer Achsendosis von 45 Gy erhält die Beckenwand 56 Gy bzw. der Punkt A 54 Gy. Die Bestrahlung des Scheidenendes erfolgt mittels „high-dose-rate" Iridium 192 im Afterloadingverfahren. Die intravaginale Kontaktbestrahlung erfolgt 2mal im wöchentlichen Abstand mit einer Einzeldosis von 5 Gy (im Abstand von 2 cm von der Applikatorachse).

Komplikationen

Die genaue Kenntnis der Komplikationsraten einer postoperativen Bestrahlung beim Zervixkarzinom ist nicht nur für die Beurteilung der postoperativen Bestrahlung an sich interessant, sondern sollte auch die primäre Entscheidung zur Operation oder zur ausschließlichen Bestrahlung beeinflussen.

Bei einer Untersuchung von 176 postoperativ bestrahlten Patientinnen mit Zervixkarzinom im Stadium I und II fanden sich irreversible Komplikationen im Sinne von Fistelbildungen in 7,4 % der Fälle. Bei einer Vergleichsgruppe von 329 ausschließlich bestrahlten Fällen im Stadium I und II fand sich aber eine Fistelfrequenz von nur 0,6 %. Der Unterschied war statistisch signifikant und zeigte deutlich den Komplikationsreichtum operierter und postoperativ bestrahlter Patientinnen. Bei ausschließlicher Bestrahlung von 374 Fällen der Stadien III und IV fand sich eine Fistelfrequenz von 3,2 %. Diese Gegenüberstellung soll zeigen, daß die kombiniert operativ-strahlentherapeutische Behandlung gegenüber der ausschließlichen Bestrahlung technisch operabler Zervixkarzinome mit einer signifikant höheren Komplikationsrate belastet ist. Ferner fällt diese Komplikationsrate der Kombinationsbehandlung noch wesentlich höher aus als dies bei der Bestrahlung von fortgeschrittenen Zervixkarzinomen zu erwarten ist. Für den Strahlentherapeuten gilt daher die Bestrahlung operierter Zervixkarzinome als relativ gefährlich, da sich die Behandlungsfolgen bei der Kombination einer besonders radikalen Operation und einer hochdosierten Bestrahlung zumindest addieren müssen [1].

Dieses höhere Risiko bei der postoperativen Bestrahlung des Zervixkarzinoms sollte dem davon erhofften Behandlungsgewinn angemessen sein. Einen solchen Behandlungsgewinn im Sinne einer verbesserten 5-Jahres-Überlebensrate konnten wir an unserer Klinik weder für das Stadium I noch für das Stadium II nachweisen [2].

Insgesamt ist der Wert einer vorsorglichen Bestrahlung nach Radikaloperation eines Zervixkarzinoms nicht geklärt. Es konnte zwar vereinzelt nachgewiesen werden, daß die Gruppe der vorsorglich bestrahlten Fälle geringfügig günstiger abschneidet, doch wird es nur durch große und randomisierte Studien möglich sein, die Verbesserung der Ergebnisse zu objektivieren. Um den möglichen Nutzen einer vorsorglichen Bestrahlung statistisch zu sichern, wären jedoch Behandlungen in randomisierten Gruppen mit jeweils ca. 1500 Patientinnen erforderlich. Auch wenn bei der Operation tumorbefallene Lymphknoten entfernt wurden oder wenn ein kontinuierlicher Parametriumbefall nachzuweisen ist, wird wohl immer nachbestrahlt werden, obwohl auch hier der statistisch sichere Nachweis anhand randomisierter Studien fehlt. Ohne Zweifel sprechen aber viele theoretische Erörterungen für den Wert der postoperativen Strahlentherapie in den Fällen, bei denen eine Vernichtung von zurückgelassenem Tumorgewebe oder von subklinischen Lymphknotenmetastasen erreicht werden soll. Auch an unserer Klinik werden solche Patientinnen so wie in den meisten Zentren nachbestrahlt.

Die Tatsache, daß die Kombination von Radikaloperation eines Zervixkarzinoms mit postoperativer Strahlentherapie eine größere Komplikationsrate aufweist, ohne daß ein Behandlungsgewinn statistisch sicher nachzuweisen wäre, sollte auch Konsequenzen für die Operationsindikation und die Indikation zur primären Bestrahlung mit sich bringen. Wir glauben, daß die Behandlung so geplant werden sollte, daß nach Möglichkeit ein Behandlungsverfahren zum Ziel führt, entweder die Bestrahlung oder die Operation. Bezüglich der 5jährigen symptomlosen Überlebenszeit ist keines der beiden Verfahren dem anderen sicher überlegen. Diese Tatsache allein reicht aber schon aus Gründen der Strahlenschutzbestrebungen nicht aus, um der Primärbestrahlung den Vorzug zu geben. Die Tatsache aber, daß bei Anwendung beider Verfahren gemeinsam mit einer wesentlich höheren Komplikationsrate zu rechnen ist, sollte bereits bei der Therapieplanung beachtet werden.

Während vor der Radikaloperation eines Gebärmutterhalskarzinoms im Stadium I mit einer 85 %igen Wahrscheinlichkeit mit negativen Lymphknoten gerechnet werden darf, trifft dies für das Stadium II nur mit einer Wahrscheinlichkeit von weniger als 50 % zu. Beim Stadium I darf also mit einer sehr hohen Wahrscheinlichkeit davon ausgegangen werden, daß die Radikaloperation alleine zur Heilung führen wird und nicht nachbestrahlt werden muß. Dies trifft für das Stadium II nicht zu. Es erhebt sich daher die Frage, ob beim Vorliegen des Stadiums II, vor allem bei parametraner Ausbreitung, der Operation wirklich der Vorzug zu geben sei oder nicht doch häufiger primär bestrahlt werden sollte. Ein solches Vorgehen ist nicht etwa mit mangelnder technischer Operationsmöglichkeit zu begründen, sondern mit der Tatsache, daß die alleinige Bestrahlung im Stadium II ein gleich gutes Behandlungsergebnis bietet, jedoch mit wesentlich geringerer Komplikationshäufigkeit als bei der kombiniert operativ-aktinischen Behandlung.

Primäre Bestrahlung

Indikation

Während der Wert der Primärbestrahlung des Zervixkarzinoms in den Stadien I und II kontrovers beurteilt wird, gilt die Primärbestrahlung für die fortgeschrittenen Karzinome der Stadien III und IV in der Regel als Verfahren der Wahl, und operative Maßnahmen werden nur in Ausnahmefällen diskutiert. Darüber hinaus ist sie für jene Fälle von besonderer Bedeutung, bei denen aufgrund des Allgemeinzustandes bei schweren internen Erkrankungen eine Operation nicht möglich scheint und die Primärbestrahlung eine in ihrer Wirkung ausgezeichnete Alternative darstellt. In diesem Zusammenhang soll auch darauf hingewiesen werden, daß etwa ein Drittel der Zervixkarzinomkranken bei Behandlungsbeginn bereits älter als 60 Jahre sind.

Technik der Primärbestrahlung

Bei der Primärbestrahlung des Zervixkarzinoms steht die lokale Anwendung eines Strahlers an erster Stelle. Obwohl es auch mit einer alleinigen perkutanen Bestrahlung gelingt, ein Zervixkarzinom zu heilen, muß das Bestreben, eine optimale Kontaktbestrahlung zu verwirklichen, im Vordergrund stehen, da nur durch die Kombination beider Verfahren ein bestmögliches Ergebnis erzielt wird. Für die Kontakbestrahlung wurde früher fast ausschließlich Radium verwendet, welches nun zunehmend durch das Afterloadingverfahren ersetzt wird. Die Radiumtherapie wurde nicht etwa aufgrund mangelnder Therapieergebnisse aufgegeben, sondern ausschließlich aus Gründen des Strahlenschutzes.

Das aktuelle Therapiekonzept beim Afterloadingverfahren mittels „high-dose-rate" Iridium 192 sieht 6 intrauterine Bestrahlungen in wöchentlichem Abstand vor. Die Isodose ist birnenförmig der Zervix angepaßt, so daß in diesem Bereich ein Dosismaximum erreicht wird. Die Einzeldosis beträgt jeweils 7 Gy mit 2 cm Abstand von der Applikatorachse. Zwischen den einzelnen intrauterinen Afterloadingbehandlungen erfolgt die Perkutanbestrahlungs mittels Kobalt 60 im Sinne einer bisektoralen Pendelbestrahlung, wobei die Beckenmitte nur ein Drittel der Beckenwanddosis erhält.

Behandlungsergebnisse

Da wir an den Wiener Frauenkliniken noch bis vor kurzem bei der primären Bestrahlung des Zervixkarzinoms an der konventionellen Radiumtherapie festhielten, verfügen wir noch nicht über eine ausreichend große Anzahl von Fällen, die mit dem Afterloadingverfahren behandelt wurden. Es soll daher im folgenden das Behandlungsergebnis der noch mittels Radium behandelten Patientinnen besprochen werden [3]. Dazu ist anzumerken, daß entsprechend der operativen Tradition der Wiener Frauenkliniken nur allgemein oder lokal inoperable Zervixkarzinome einer ausschließlichen Strahlenbehandlung unterzogen werden. Dies muß bei den Ergebnissen in Rechnung gestellt werden, da es sich ohne Zweifel bei unserem bestrahlten Patientengut um eine negative Auslese handelt. Beim größeren Teil unserer Patientinnen (58,8 %) handelte es sich bereits um lokal inoperable Stadien. Trotzdem lebten im Stadium I von 225 Patientinnen nach 5 Jahren 171 (76 %) und im Stadium II von 429 Patientinnen 227 (53 %). Im Stadium III lebten von 801 behandelten Patientinnen nach 5 Jahren 344 (43 %) und im Stadium IV von 131 Patientinnen noch 15 (11 %). Insgesamt lebten von 1586 Patientinnen nach 5 Jahren 757, was einer unbereinigten 5-Jahres-Überlebensrate quer durch alle Stadien von 47,7 % entspricht. Schließt man den Anteil der interkurrent verstorbenen Patientinnen und jener mit nur palliativer Behandlung aus, so ergeben sich bereinigte 5-Jahres-Überlebensraten im Stadium I von 85 %, im Stadium II von 65 % und im Stadium III von 50 %. Das bereinigte Behandlungsergebnis quer durch alle Stadien erreicht 57,8 %.

Auf die Behandlungskomplikationen wurde schon vorstehend hingewiesen, wobei wiederholt werden soll, daß schwerste Komplikationen im Sinne von Fistelbildungen bei 3,8 % der behandelten Fälle aufgetreten sind. Nochmals soll aber darauf hingewiesen werden, daß etwa 80 % der Komplikationen bei den lokal bereits fortgeschrittenen Karzinomen der Stadien III und IV auftraten.

Zusammenfassung

Die primäre Strahlenbehandlung des Zervixkarzinoms konkurriert nach wie vor mit dem operativen Behandlungsverfahren. Während in den Stadien I und II wahrscheinlich weder Bestrahlung noch Operation einen signifikanten Behandlungsvorsprung erreichen, scheint bei den fortgeschrittenen Stadien die Strahlentherapie der Operation deutlich überlegen zu sein. Eine endgültige Klärung der kontroversen Fragen ist vielleicht wirklich nur durch eine generelle Stagingoperation vor der eigentlichen Therapieentscheidung zu erzielen. Dabei darf aber nicht vergessen werden, daß ein solcher Eingriff sicher eine zusätzliche Belastung für die Patientinnen bedeutet und daß dadurch auch das Gesamtbehandlungsergebnis beim Zervixkarzinom gefährdet werden könnte.

Für die Operation sollte immer dann entschieden werden, wenn die Hoffnung besteht, durch die Radikaloperation eine Strahlenbehandlung mit entsprechenden Nebenwirkungen überhaupt vermeiden zu können.

Der Wert der postoperativen Strahlentherapie beim Zervixkarzinom wird angezweifelt. Der selbstkritische Strahlentherapeut kann sich daher Versuchen nicht widersetzen, die postoperative Bestrahlung etwa durch eine neoadjuvante Chemotherapie abzulösen, da er den zusätzlichen Wert der postoperativen Bestrahlung letztlich nicht beweisen kann.

Literatur

1. Kucera H, Skodler W, Weghaupt K (1984) Die postoperative Strahlentherapie des Zervix-Karzinoms: Komplikationen und Konsequenzen für die Operationsindikation. Wien Klin Wochenschr 96/12:451–456
2. Kucera H, Genger H, Wagner G (1986) Zur Wertigkeit der postoperativen Bestrahlung von Zervixkarzinomfällen des histologischen Stadiums I b mit ausgedehnter Infiltration (Stadium Ic). Wien Klin Wochenschr 98/23:785–788
3. Kucera H, Weghaupt K (1985) Primäre Strahlentherapie des Zervixkarzinoms. Gynäkol Praxis 9:529–534

Behandlung des Zervixkarzinoms am Radiumhemmet, Stockholm *

F. Pettersson

Einleitung

Karzinome der Cervix uteri werden am Radiumhemmet-Zentrum in Stockholm schon seit Anfang dieses Jahrhunderts behandelt. Das Radiumhemmet war während der ersten Jahrzehnte das einzige Behandlungszentrum in ganz Schweden, dem später weitere Institutionen folgten. Derzeit bestehen 7 Behandlungszentren, wobei jedes zwischen 700 000 und 1,6 Millionen Bürger versorgt. Durch diese Zentralisierung in der Behandlung des Zervixkarzinoms und der längerfristigen Nachsorge wurde eine solide Basis geschaffen, um Behandlungsmethoden zu entwickeln, sowie Behandlungsergebnisse und -komplikationen zu erfassen.

Methoden

Die klassische Stockholm-Behandlungsmethode

Die klassische Stockholm-Methode in der Behandlung des Zervixkarzinoms wurde während der 40er und 50er Jahre von James Heyman und Hans-Ludwig Kottmeier entwickelt [1–4]. Die primäre Behandlung bestand aus einer Kombination von intrakavitärem Radium mit externer konventioneller Röntgen- oder Telekobaltbestrahlung des Parametriums. In der jüngeren Vergangenheit wurden Betatronröntgenbestrahlung und Linearbeschleuniger eingeführt [5, 6]. Im Stadium I und II wurde die Radiumbehandlung meistens 2mal in 3wöchigem Intervall durchgeführt. Die Applikatoren wurden gleichmäßig mit 53–88 mg Radium oder einer entsprechenden Menge Cäsium geladen. Der intrauterine Applikator hatte eine aktive Länge von 44–60 mm mit einem 3 mm starken Bleifilter. Die Vaginalapplikatoren, die 60–90 mg Radium oder eine entsprechende Menge Cäsium enthielten, wurden so tumornah wie möglich plaziert. Die Anwendungszeit wurde individuell festgelegt (20–30 h). Die Blasen- und Rektumdosis dienten als Basis, um die Behandlungsdauer abzuschätzen. Die externe Bestrahlung ergab 35–40 Gy an der Beckenwand.

---

* Ins Deutsche übertragen von F. Kommoss, Freiburg.

Die moderne modifizierte Stockholm-Methode

In den 60er Jahren wurde das Behandlungskonzept am Radiumhemmet durch das operative Vorgehen von Zentren im Ausland beeinflußt. So besteht heute die modifizierte moderne Stockholm-Methode für das Stadium I b und II a bei operablen Patientinnen, d. h., Frauen bis zu 60 Jahren, aus einer Kombination von primärer Radiumbehandlung und nachfolgender Wertheim-Meigs-Operation mit Lymphknotendissektion. Die derzeitige Behandlung besteht aus 2 kombinierten Brachyradiumbehandlungen mit einer vaginalen und einer intrauterinen Applikation von jeweils ca. 70 mg Radium im Uterus- bzw. im Vaginalapplikator. Die Behandlung wird 2mal mit einem Abstand von jeweils 3 Wochen und einer Bestrahlungsdauer von 20–30 h wiederholt. Eine modifizierte Wertheim-Meigs-Operation mit pelviner Lymphknotendissektion wird 4 Wochen nach der letzten Radiumanwendung durchgeführt [7, 8]. Die Nachbehandlung hängt vom Zustand der pelvinen Lymphknoten ab. Im Falle positiver Lymphknoten wird, insbesondere wenn das extralymphatische Gewebe betroffen ist, eine externe Bestrahlung der Beckenwände mit 45 Gy durchgeführt. Patientinnen mit großem Tumorrest in der Zervix erhalten ebenfalls eine externe Bestrahlung.

Fälle im Stadium I a werden individuell behandelt, besonders wenn eine frühe Stromainvasion vorliegt. Bei einigen wird lediglich eine großzügige Konisation durchgeführt, bei manchen eine einfache Hysterektomie, bei ein paar wenigen eine primäre Wertheim-Meigs-Operation. Für ältere Frauen kommt eine 2malige ausschließlich lokale Brachyradiumbehandlung mit vaginaler und intrauteriner Applikation in 3wöchigem Intervall in Frage.

Fälle im Stadium II b werden vorzugsweise nicht operiert, man behandelt sie wie bei der alten klassischen Stockholm-Methode mit intrakavitärer Bestrahlungstherapie und externer Bestrahlung.

In fortgeschrittenen Fällen der Stadien II b, III und IV leitet man die Behandlung häufig mit einer externen Bestrahlung des Beckens ein, 30 Gy im Laufe von 3 ½ Wochen. Danach werden die Patientinnen untersucht und möglichst eine kombinierte Brachyradiumbehandlung durchgeführt, bevor eine weitere externe Bestrahlung bis zu einer Gesamtdosis von 55–60 Gy in den seitlichen Teilen des Beckens erfolgt.

Wenn möglich, werden auch ältere Frauen im Falle des Adenokarzinoms der Cervix uteri, des klarzelligen Karzinoms oder des Zervixstumpfkarzinoms nach primärer Radiotherapie operiert.

Zervixkarzinom während der Schwangerschaft

Die alte klassische Methode in Stockholm bestand darin, Frauen im ersten Trimester ohne Rücksicht auf die Schwangerschaft mit Radiumapplikation und externer Radiotherapie zu behandeln, während in der Spätschwangerschaft versucht wurde, einen lebensfähigen Feten durch Kaiserschnitt vor Beginn der Behandlung zur Welt zu bringen. In den letzten Jahren wird in der

Frühschwangerschaft und in frühen Krankheitsstadien sogar im 2. Trimester der Schwangerschaft primär nach Wertheim-Meigs operiert, gelegentlich mit nachfolgender Radiotherapie, gelegentlich mit nachfolgender Chemotherapie und, abhängig von der histopathologisch dokumentierten Aggressivität und der Ausdehnung des Tumors, bisweilen sogar ohne weitere Therapie [9].

Indikationen für eine externe Bestrahlungstherapie

Alle Zervixkarzinompatientinnen, bei denen eine operative Therapie nicht erfolgt, erhalten eine externe Bestrahlung. Eine Ausnahme wird bei mikroinvasiven Karzinomen gemacht. Fälle im Stadium I b und II a erhalten ebenfalls eine externe Bestrahlung, wenn nach vorhergehender lokaler intrakavitärer Strahlentherapie die Wertheim-Meigs-Operation mit Lymphknotendissektion Metastasen der Lymphknoten aufzeigt oder wenn Tumorgewebe in der Nähe der Resektionsränder gefunden wurde.

Indikationen für eine externe paraaortale Bestrahlung

Die nach Wertheim-Meigs mit Lymphknotendissektion operierten Patientinnen, bei denen ein massives invasives Wachstum in den iliakalen Lymphknoten gefunden wurde, oder bei denen paraaortale Lymphknoten beteiligt waren, erhalten sowohl pelvin als auch paraaortal eine externe Bestrahlung.

In fortgeschrittenen Stadien des Zervixkarzinoms wird ebenfalls eine paraaortale Bestrahlungstherapie durchgeführt, wenn die lokale pelvine Behandlung gut anspricht oder wenn eine paraaortale Lymphknotenbeteiligung vermutet bzw. durch CT oder Lymphangiographie u. ä. bewiesen wurde.

Planung der externen Bestrahlungstherapie

Die Planung der externen Bestrahlungstherapie basiert auf CT-Aufnahmen oder Röntgenbildern in 2 Ebenen. Das Zielvolumen für die Behandlung wird durch den gynäkologischen Onkologen angegeben, dieser entscheidet auch über die Tumordosis und die Fraktionierung der Bestrahlung. Der Strahlenphysiker entscheidet über die Behandlungstechnik wie z.B. Energie und Art des Gerätes. Nach einer gemeinsamen Besprechung von gynäkologischem Onkologen und Physiker wird der endgültige Behandlungsplan abgefaßt.

Behandeltes Patientengut

Ab 1914 wurden am Radiumhemmet 17 200 Zervixkarzinompatientinnen behandelt. Tabelle 1 zeigt, daß sich die Verteilung der Tumorstadien während dieser langen Zeit wesentlich änderte. Diese Veränderung war jedoch bei den Stadien I und II am ausgeprägtesten, was vermutlich auf den Einfluß der Screeningprogramme zurückzuführen ist.

Tabelle 1. Stadienverteilung von Zervixkarzinomen im Radiumhemmet, 1914–1981

Sta-dium	1914–1951	1952–1954	1955–1957	1958–1960	1961–1963	1964–1966	1967–1969	1970–1972	1973–1975	1976–1978	1979–1981
I	11,6	16,9	21,0	24,7	33,2	40,5	34,3	37,9	37,9	41,2	40,2
II	45,2	56,6	53,5	52,5	48,5	42,3	46,1	41,6	42,6	36,2	37,1
III	30,5	20,7	19,5	15,3	11,9	12,2	13,8	13,8	15,0	16,8	18,3
IV	12,7	5,7	6,0	7,6	6,4	5,1	5,8	6,8	4,5	5,8	4,4

Ergebnisse

Behandlungsergebnisse

Tabelle 2 zeigt eine stetige Verbesserung der 5- und 10-Jahres-Überlebensraten von den ersten Jahrzehnten dieses Jahrhunderts bis zu den 60er Jahren, danach tritt keine wesentliche Änderung mehr auf. Es liegen sogar Anzeichen für eine Verschlechterung der Ergebnisse während des letzten Jahrzehntes vor. Man sollte dabei jedoch bedenken, daß der Prozentsatz der Adenokarzinome während der letzten 20 Jahre von etwa 5 % auf bis zu über 20 % zugenommen hat [10]. Diese Veränderung ist zweifellos eine Auswirkung des Zervixkarzinom-screenings, welches die Plattenepithelkarzinome effektiver erkennt als die Adenokarzinome [11]. Auf der anderen Seite sind die Behandlungsergebnisse beim Adenokarzinom schlechter als beim Plattenepithelkarzinom, was die Verschlechterung der Ergebnisse insgesamt erklären könnte [12, 13].

Tabelle 2. Überlebensraten von Zervixkarzinom-Patientinnen im Radiumhemmet, 1915–1981

Jahr der Behandlung	Überlebensrate [%]	
	5 Jahre	10 Jahre
1915	31	21
1920	27	20
1925	14	13
1930	28	23
1935	33	28
1940	43	39
1945	49	43
1950	52	45
1955	56	45
1960	63	56
1961–1964	59	52
1965–1968	62,3	
1969–1972	62,0	
1973–1975	60,3	
1976–1978	56,6	
1979–1981	59,4	

Tabelle 3. 5-Jahres-Überlebensrate von Zervixkarzinom-Patientinnen in Abhängigkeit vom Stadium, Radiumhemmet-Zentrum, 1979–1981

Stadium	n	5-Jahres-Überlebensrate [%]
I	145	86,2
II	134	50,7
III	66	27,3
IV	16	18,8

Tabelle 3 zeigt die neuesten verfügbaren 5-Jahres-Überlebensraten, die nach dem Stadium aufgeschlüsselt wurden.

Behandlungskomplikationen

Mäßige Reaktionen von Blase und Rektum treten häufig nach der Bestrahlungstherapie auf. Wir haben den Langzeiteffekt der Bestrahlung in bezug auf die Karzinogenese an unserem Material untersucht und konnten zeigen, daß an Orten mit hoher Strahlendosis ein erhöhtes Risiko für einen 2. primären Tumor besteht [14]. Wir haben auch an einer großen internationalen kooperativen Studie teilgenommen, die einen interessanten karzinogenen Langzeiteffekt der Bestrahlungstherapie zeigt, jedoch nicht in einem Ausmaß, das uns die Anwendung dieser Therapie verbieten würde [15].

Zweifellos erhöhen auch andere Faktoren das Komplikationsrisiko nach Bestrahlung. So fanden wir, daß Nikotinabusus zu einem deutlich erhöhten Risiko einer vaskulären Komplikation in den großen pelvinen Arterien nach Bestrahlung führt [16]. Solche Patientinnen neigen auch eher zu einer schweren Bestrahlungsreaktion von Blase und Rektum.

Orientierung für die Zukunft

Es soll nicht unerwähnt bleiben, daß die Afterloadingtechnik vor vielen Jahren am Radiumhemmet, Karolinska Hospital, entwickelt wurde, wo die Prototypen Zervitrone I, II und III in Gebrauch waren. Die Ergebnisse waren jedoch in bezug auf Komplikationen schlechter als erwartet. Daher zögerte man, das gesamte System am Radiumhemmet zu verändern. Nachdem wir nun die Afterloadingtechnik der klassischen Stockholm-Methode angepaßt haben, sind wir erneut bereit, sie anzuwenden.

Literatur

1. Kottmeier HL (1981) Carcinoma of the uterine cervix-radiotherapy. In: Dallenbach-Hellweg (eds) Cervical cancer. Springer, Berlin Heidelberg New York (Current Topics in Pathology, vol 70)
2. Kottmeier HL (1964) Surgical and radiation treatment of carcinoma of the uterine cervix. Acta Obstet Gynecol Scand [Suppl] 2:43
3. Heyman J (1939) The Radiumhemmet method of treatment of cancer of the uterus. Calcutta Med J 35:1−4
4. Joelsson I (1972) Experience at Radiumhemmet in treatment of carcinoma of the uterine cervix. Gynecol Oncol 1:17−25
5. Joelsson I, Rudén BI, Costa A, Dutreix A, Rosenwald JC (1972) Determination of dose distribution in the pelvis by measurement and by computer in gynecologic radiation therapy. Acta Radiol Ther Phys Biol 11:289−304
6. Forsberg B, Lax I, Einhorn N (1978) Dose distribution in 42 MV roentgen irradiation of cervical carcinoma. Acta Radiol [Oncol] 17:439−448

7. Einhorn N, Bygdeman M, Sjöberg B (1980) Combined radiation and surgical treatment for carcinoma of the uterine cervix. Cancer 45:720–723

8. Einhorn N, Patek E, Sjöberg B (1985) Outcome of different treatment modalities in cervix carcinoma stage I B and II A. Cancer 55:949–955

9. Björkholm E (1988) Pregnancy complicated by cervical carcinoma. (World Congress of Gynecology and Obstetrics, Rio de Janeiro. October 23–28, 1988)

10. Pettersson F (1988) Adenocarcinoma of the uterine cervix. Changes in incidence? A cancer registry study. (38th Annual Meeting, The Society of Pelvic Surgeons, Toronto, Canada, October 5–8, 1988)

11. Pettersson F, Björkholm E, Näslund I (1985) Evaluation of screening for cervical cancer in Sweden: Trends in incidence and mortality 1958–1980. Int J Epidemiol 14:521–527

12. Moberg PJ, Einhorn N, Silfverswärd C, Söderberg G (1986) Adenocarcinoma of the uterine cervix. Cancer 57:407–410

13. Pettersson F (ed) (1988) Annual Report on the results of treatment in gynecological cancer. Vol. 20. Statement of results obtained in patients treated in 1979 to 1981, inclusive 5-year survival up to 1986. Stockholm

14. Pettersson F, Fotiou S, Einhorn N, Silfverswärd C (1985) Cohort study of the long-term effect of irradiation for carcinoma of the uterine cervix. Second primary malignancies in the pelvic organs in woman irradiated for cervical carcinoma at Radiumhemmet 1914–1965. Acta Radiol Oncol 24:145–151

15. Boice Jr JD, Day NE, Andersen A et al. (1985) Second cancers following radiation treatment for cervical cancer. An international collaboration among cancer registries. JNCJ 74/5:955–975

16. Pettersson BF, Swedenborg J (1987) Localized arterial occlusions in patients treated with pelvic field irradiation for cancer. (The Society of Pelvic Surgeons' 37th Annual Meeting, Milan, Florence, Rome, September 26 – October 4, 1987)

Iridiumtherapie und ihre Erfolge bei der Behandlung des Zervixkarzinoms

K. Rotte

Der Einladung zu dem Freiburger Symposium bin ich besonders gerne nachgekommen, liegt doch die Wiege der von dem Krönig-Schüler Carl Joseph Gauß vor 50 Jahren gegründeten Würzburger Gynäkologischen Strahlenabteilung in der hiesigen Universitätsfrauenklinik. Seit der Zeit, als Krönig Direktor der Freiburger Frauenklinik war – genauer, seit dem Kongreß der Deutschen Gesellschaft für Geburtshilfe und Gynäkologie 1913 in Halle, auf dem Krönig das entsprechende Hauptreferat [1] hielt – konkurrieren auch Operation und Bestrahlung miteinander bei der Behandlung der Kollumkarzinome. Dabei hat sich in den vergangenen 75 Jahren die Waage abwechselnd mal zugunsten der operativen, mal zugunsten der radiologischen Verfahren gesenkt. Einleitend sollen deshalb anhand einer Grafik die diesbezüglichen Verschiebungen seit 1950 am Würzburger Krankengut aufgezeigt werden (Abb. 1). Von 1950–1970 war die alleinige operative Behandlung des Kollumkarzinoms unter dem noch nachwirkenden Einfluß von Gauß eine Seltenheit.

Seit 1970 nimmt der prozentuale Anteil der operativ behandelten Kollumkarzinome ständig zu. Entsprechend der Tatsache, daß im Gegensatz zu manchen anderen Kliniken die UFK Würzburg auch heute noch eine nach dem neuesten Stand von Wissenschaft und Technik ausgestattete Strahlenabteilung besitzt und die von Gauß mitbegründete Tradition der gynäkologischen Strahlentherapie weiterführt, hat jedoch auch die primäre Strahlentherapie des

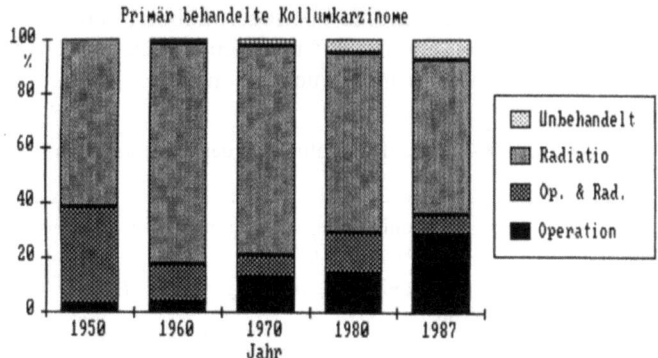

Abb. 1. Prozentuale Häufigkeit der beim Kollumkarzinom angewandten Behandlungsmethoden in der UFK Würzburg

Kollumkarzinoms weiterhin einen festen Platz in unseren therapeutischen Überlegungen [2, 4].

Beim Würzburger Konzept der primären Strahlentherapie des Kollumkarzinoms ist die intrakavitäre Bestrahlung integraler Bestandteil der gesamten Aktinotherapie. Das Zielgebiet 1. Ordnung (eigentliches Genitale) wird primär von der Brachytherapie, das Zielgebiet 2. Ordnung (Parametrien mit dazugehörigen Lymphabflußgebieten) von der perkutanen Teletherapie erfaßt. Da die intrakavitäre Brachytherapie also nicht lediglich die Funktion eines zentralen Boostes hat, besteht zwischen ihr und der perkutanen Teletherapie eine Interdependenz dergestalt, daß eine Änderung in der Dosierung der Brachytherapie auch eine Änderung der perkutan verabfolgten Bestrahlungsdosis zur Folge haben muß. Dem Therapeuten ist dabei mit den ferngesteuerten Nachlademaschinen eine große Variationsbreite in der Auswahl der Dosisleistung, mit der er den Tumor behandeln will, in die Hand gegeben.

Obwohl im Schrifttum die Nomenklatur noch nicht einheitlich ist, sind bei den ferngesteuerten Nachladeverfahren aus strahlenbiologischer Sicht – wie die nachfolgende tabellarische Übersicht (Tabelle 1) zeigt – drei Varianten möglich: „high-dose-rate" (HDR), „medium-dose-rate" (MDR), „low-dose-rate" (LDR). Voraussetzung für eine exakte Dosisermittlung in der Brachytherapie ist jedoch die Kenntnis der Lokalisation des Applikators im Patienten relativ zu spezifischen Punkten, bezogen auf kritische Organe oder knöcherne Strukturen. Die Abb. 2 und 3 zeigen solche Lokalisationsaufnahmen in 2 Ebenen.

Moderne Therapieplanungsanlagen ermöglichen anhand dieser digitalisierten Aufnahmen die Berechnung individueller Dosisverteilungen für jede einzelne Patientin. Dieses Verfahren ist jedoch relativ zeitaufwendig. Im Routinebetrieb führen wir deshalb eine individuell optimierte Standardtherapie durch. Dazu haben wir zunächst eine Sammlung der auf Grund unserer Erfahrungen für jede Karzinomlokalisation am häufigsten gebrauchten Isodosenverteilungen angelegt. Anhand dieses Isodosenatlasses werden dann im Einzelfall die in Annäherung günstigsten Applikatoren ausgewählt und in das Zielvolumen eingeführt. Die zu den Applikatoren gehörende Dosisverteilung wird anschließend der Röntgenaufnahme der Applikatoren überlagert (Abb. 4 und 5). Danach wird die Dosis im Zielvolumen und in den kritischen Organen berechnet und die Dosisverteilung – wenn nötig – individuell optimiert.

Tabelle 1. Definition der HDR-, MDR- und LDR-Verfahren bei der ferngesteuerten Afterloadingbehandlung

HDR-Verfahren: (High-dose-rate-Verfahren)	Fraktionierte Bestrahlung mit hoher Dosisleistung von 200–300 cGy/min
MDR-Verfahren: (Medium-dose-rate-Verfahren)	Fraktionierte Bestrahlung mit einer Dosisleistung von 1–2 cGy/min
LDR-Verfahren: (Low-dose-rate-Verfahren)	Einmalige protrahierte Bestrahlung mit niedriger Dosisleistung von 0,5 cGy/min und weniger

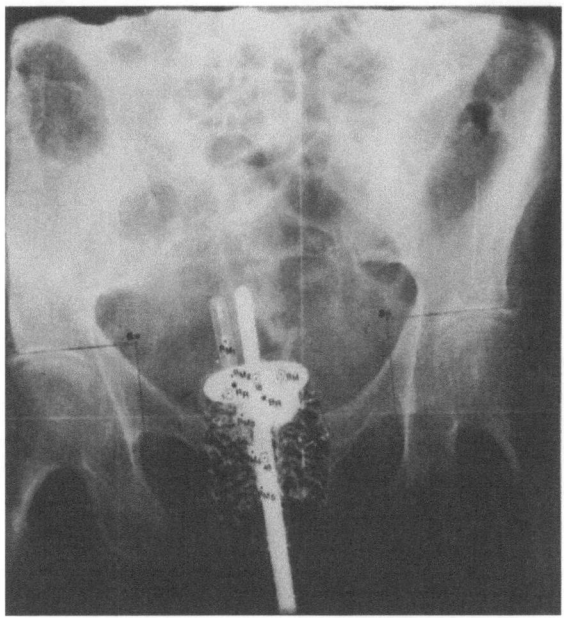

Abb. 2. Röntgenaufnahme im a.-p.-Strahlengang zur Lokalisation einer Ring-Stift-Kombination für die Behandlung des Kollumkarzinoms

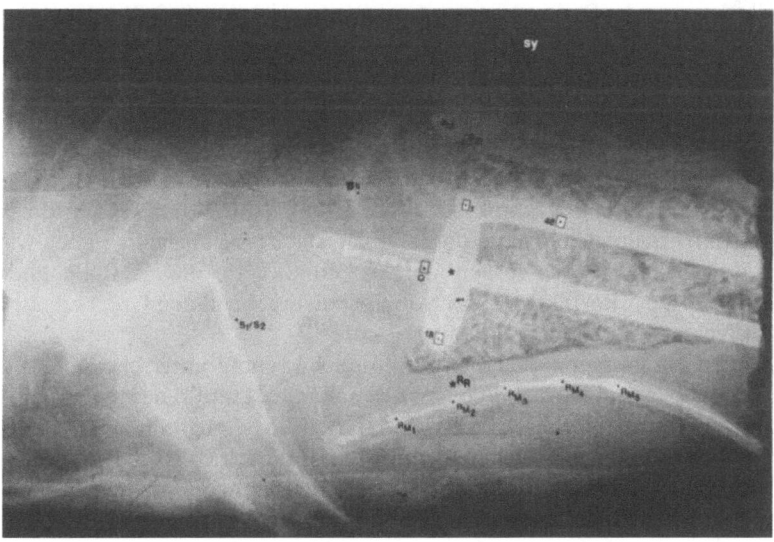

Abb. 3. Röntgenaufnahme im latero-lateralen Strahlengang zur Lokalisation einer Ring-Stift-Kombination für die Behandlung des Kollumkarzinoms

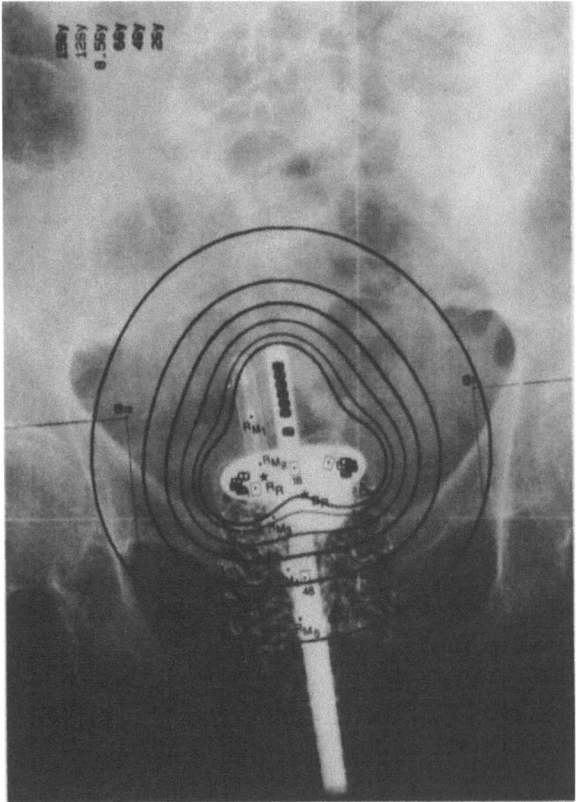

Abb. 4. Überlagerung der Dosisverteilung auf das Röntgenbild einer Stift-Ring-Kombination im a.-p.-Strahlengang

Im nachfolgenden möchte ich auf unsere Behandlungsergebnisse des Zeitraumes 1973–1986 eingehen. Einleitend sei dazu bemerkt, daß wir uns von Beginn an bemüht haben, Technik, Dosisverteilung, Einzel- und Gesamtdosis in beiden Kollektiven gleich zu gestalten. Auch die Fraktionierung haben wir anfänglich in gleicher Weise vorgenommen. Lediglich für die HDR-Behandlung wurde ein Dosiskorrekturfaktor von 0,8 entsprechend den Untersuchungen von Liversage und Trott [5] benutzt.

Die Behandlungsergebnisse einer Radiumbehandlung unterscheiden sich, wie aus den Abb. 6 und 7 ersichtlich ist, in den Stadien I und II des Kollumkarzinoms nicht signifikant von einer HDR-Afterloading-Behandlung. In diesen beiden Stadien konnten wir auch keinen Einfluß unterschiedlicher Fraktionierungsmodelle beim HDR-Afterloading auf die Behandlungsergebnisse erkennen. Im Stadium III des Kollumkarzinoms fanden sich dagegen deutliche Unterschiede in den Heilungsergebnissen einer 3fach fraktionierten Afterloadingbehandlung gegenüber einer Radium- oder 5fach fraktionierten Afterload-

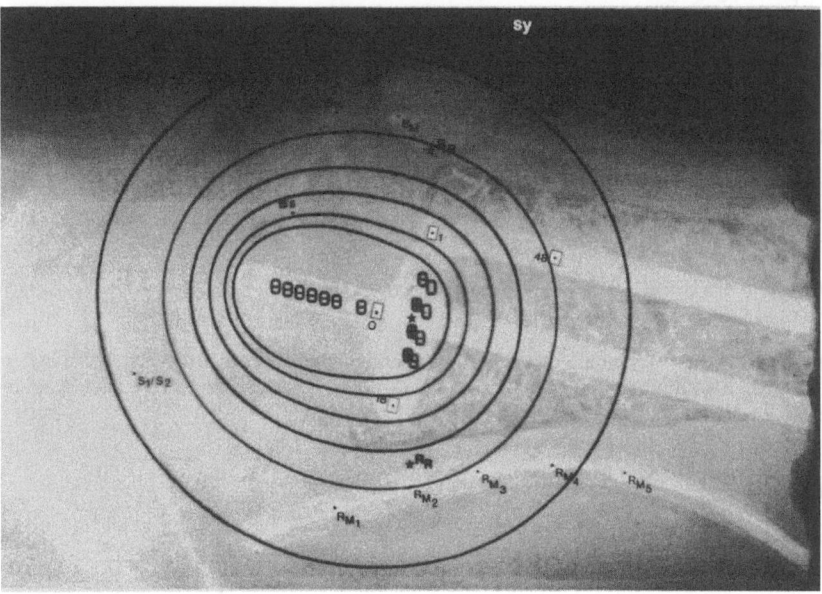

Abb. 5. Überlagerung der Dosisverteilung auf das Röntgenbild einer Stift-Ring-Kombination im latero-lateralen Strahlengang

ingtherapie (Abb. 8). Wir erklären dies wie folgt: Mit der Tumorgröße nimmt der Anteil der hypoxischen Zellpopulation im Tumor zu. Die Strahlenresistenz hypoxischer Tumorzellen ist jedoch größer bei einer Bestrahlung mit hoher Dosisleistung als bei einer Bestrahlung mit geringer Dosisleistung. Untersuchungen von Trott [5] zeigten, daß diese relative Strahlenresistenz hypoxischer Tumorzellen bei einer „high-dose-rate"-Behandlung durch eine höhere Fraktionierung kompensiert werden kann. Unsere eigenen klinischen Erfahrungen bestätigen dies [3].

Alle unsere Patientinnen wurden vor Beginn und am Ende der Behandlung sowie in den ersten 2 Jahren danach in regelmäßigen Abständen zystoskopisch und rektoskopisch untersucht. In Tabelle 2 sind die Nebenwirkungen an Blase und Rektum unseres Patientenkollektives aufgezeigt. Wir konnten dabei keine signifikant höhere Quote der Nebenwirkungen beim HDR-Afterloadingverfahren gegenüber der klassischen Radiumbehandlung beobachten. Es zeigte sich jedoch, daß im 2. Beobachtungszeitraum (1980–1986) beim HDR-Afterloading durch die gegenüber dem 1. Beobachtungszeitraum (1973–1979) verbesserte Bestrahlungsplanung die Rate der Nebenwirkungen deutlich gesenkt werden konnte.

Auch die bisher in der Literatur mitgeteilten Ergebnisse der intrakavitären HDR-Brachytherapie lassen keine Unterschiede in den Behandlungsergebnissen zwischen diesem Verfahren und der klassischen Radiumtherapie erkennen.

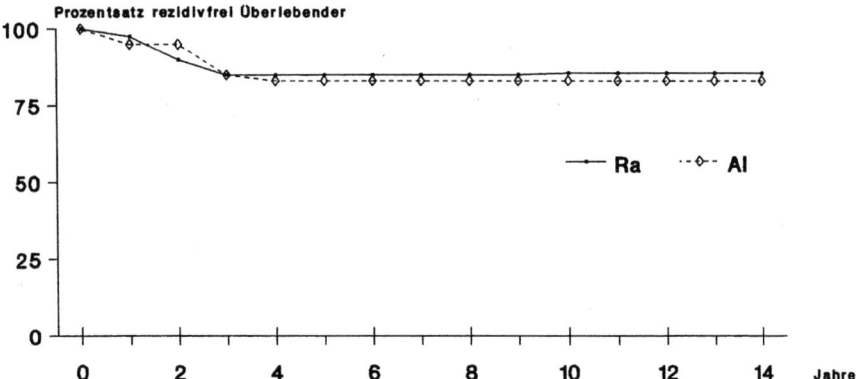

Abb. 6. Grafische Darstellung der Behandlungsergebnisse Radium 226 versus HDR-After-loading beim Kollumkarzinom Stadium I (1973–1986). Überlebenszeitkurve nach Kaplan-Meier, $N = 462$ (238/224)

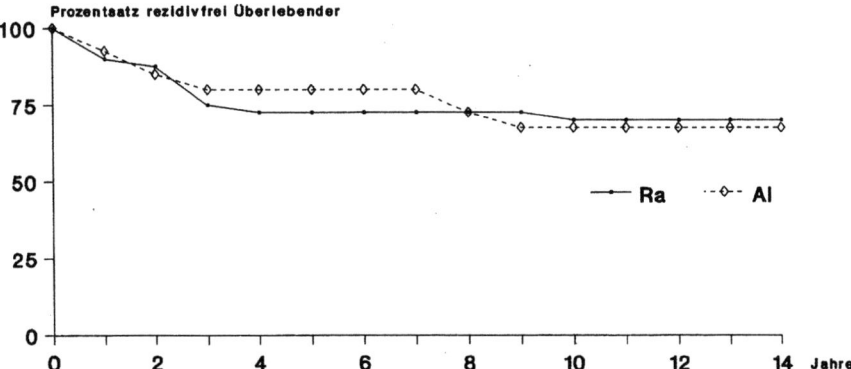

Abb. 7. Grafische Darstellung der Behandlungsergebnisse Radium 226 versus HDR-After-loading beim Kollumkarzinom Stadium II (1973–1986). Überlebenszeitkurve nach Kaplan-Meier, $N = 560$ (308/252)

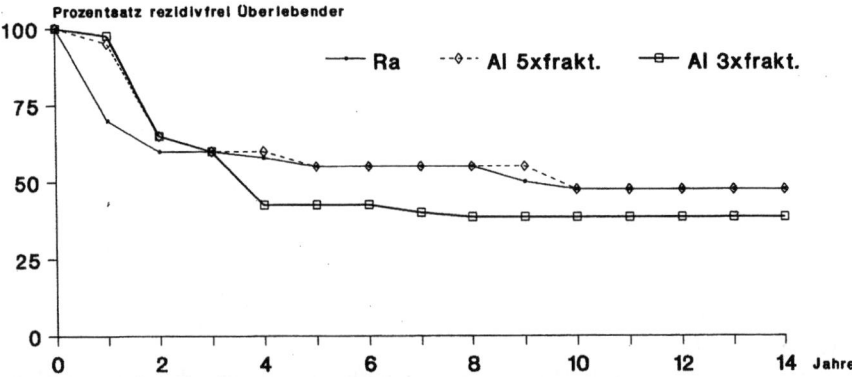

Abb. 8. Grafische Darstellung der Behandlungsergebnisse Radium 226 versus HDR-After-loading beim Kollumkarzinom Stadium III (1973–1986). Überlebenszeitkurve nach Kaplan-Meier, $N = 490$ (224/168 [Al 5 × frakt.]/98 [Al 3 × frakt.])

Tabelle 2. Tabellarische Übersicht der Nebenwirkungen an Blase und Rektum bei der primären Strahlenbehandlung des Kollumkarzinoms mit Radium 226 bzw. HDR-Afterloading (1973–1986)

| | Blasenläsionen | | | | Rektumläsionen | | | | Läsionen insgesamt | |
| | 1973–1979 | | 1980–1986 | | 1973–1979 | | 1980–1986 | | 1973–1979 | 1980–1986 |
	Ulkus	Fistel	Ulkus	Fistel	Ulkus	Fistel	Ulkus	Fistel		
Ra 226	8/326 =2,4%	0/326	10/444 =2,2%	0/444	38/326 =11,6%	4/326 =1,2%	26/444 =5,8%	1/444 =0,2%	50/326 =15,3%	37/444 =8,3%
Al	18/312 =5,7%	0/312	5/430 =1,1%	0/430	22/312 =6,9%	5/312 =1,5%	6/430 =1,4%	0/430	45/312 =14,4%	11/430 =2,5%

Von einer prospektiven, randomisierten, multizentrischen Studie, an der sich 5 Universitätsfrauenkliniken beteiligen und die vom Bundesminister für Forschung und Technik gefördert wird, erfolgt z. Zt. die Auswertung. Gleichgültig, welche der 3 ferngesteuerten Nachladevarianten – HDR, MDR, LDR – der einzelne Therapeut bevorzugen wird, eines muß betont werden: Die ferngesteuerten Nachladeverfahren können in ihren ganzen therapeutischen Möglichkeiten nur dann ausgenutzt werden, wenn dem Anwender moderne Therapieplanungssysteme zur Verfügung stehen. Nur so lassen sich die intrakavitäre Brachytherapie und die gleichzeitig erforderliche Teletherapie optimal vereinigen.

Abschließend soll noch ein kurzer – subjektiver – Ausblick auf die künftige Behandlung der Kollumkarzinome gegeben werden: Der Abschied von dem über Jahrzehnte in der gynäkologischen Strahlentherapie so erfolgreich eingesetzten Radium ist praktisch vollzogen. An seine Stelle sind die verschiedenen ferngesteuerten Nachladeverfahren getreten. Die wesentlichen Arbeiten, die diesen Übergang erfolgreich ermöglichten und auch die allgemeine Strahlentherapie bereichert haben, sind dabei von Gynäkoradiologen durchgeführt worden. Ein Blick in die weitere Zukunft zeigt allerdings für die gynäkologische Strahlentherapie kein sehr positives Bild. Aus Gründen, die zu analysieren hier nicht der Ort sein kann, wird nicht nur von Radiologen, sondern auch von einigen der z. Zt. maßgeblichen Gynäkologen ihre weitere Existenzberechtigung angezweifelt. Die Situation ähnelt dabei in manchen Aspekten frappierend der, der die Pioniere der gynäkologischen Strahlentherapie gegenüberstanden. Mein Pessimismus hinsichtlich des Fortbestehens einer eigenständigen gynäkologischen Strahlentherpie wird deshalb positiv überlagert von der Hoffnung, daß es, wie schon einmal, auch diesmal gelingt, durch Leistungen und Ergebnisse den derzeitigen, gegen die gynäkologische Radiologie gerichteten, extremen Pendelausschlag auf eine vernünftige Mittelstellung zurückzuführen. Für das gemeinsame Ziel aller z. Zt. so auseinanderstrebenden Fraktionen, nämlich der Verbesserung der individuellen Heilungschancen der an gynäkologischen Karzinomen erkrankten Patientinnen, könnte dies nur hilfreich sein.

Literatur

1. Gauß CJ (1956) Zur Geschichte der Strahlentherapie. Unwissenschaftliche Erinnerungen an ihren Anfang und Aufstieg. Strahlentherapie 100:633
2. Rotte K (1985) Allgemeine gynäkologische Strahlentherapie. In: Klinik der Frauenheilkunde und Geburtshilfe, Bd 10. Allgemeine gynäkologische Onkologie. Urban & Schwarzenberg, München Wien Baltimore, S 259
3. Rotte K (1985) Klinische Ergebnisse der Afterloading-Kurzzeittherapie im Vergleich zur Radiumtherapie. Strahlentherapie 161:323
4. Rotte K (1987) Die Bedeutung der Strahlentherapie für die Behandlung des Kollumkarzinoms. Gynäkol Rundsch 27:1
5. Trott KR (1978) Der Einfluß der Dosisleistung auf die therapeutische Wirkung von 60-Co-Gammabestrahlung beim Adenokarzinom der Maus. Strahlentherapie 154:656

Strahlentherapie des Zervixkarzinoms in Freiburg

H.-A. Ladner

Zur Strahlentherapie der Universitätsfrauenklinik Freiburg

Krönig [8] hat als Gynäkologe zusammen mit dem Strahlenphysiker Friedrich in den Jahren 1912–1921 in Freiburg wesentliche Grundlagen der Anwendung ionisierender Strahlen in der gynäkologischen Tumorbehandlung erarbeitet. Diese Tradition, die später von Opitz [15] und in den Nachkriegsjahren von Dietz, Wolf, Wimhöfer und Kapp-Schwörer (seit 1964 Telekobalttherapie) fortgesetzt wurde, führte im Jahre 1969 zur Gründung einer selbständigen Abteilung für Radiologie an der Univ.-Frauenklinik Freiburg, so daß aufgrund reicher Erfahrungen früherer Generationen die Strahlentherapie und das Zusammenwirken von Operation und Bestrahlung ausgebaut und nach dem neuesten Stand von Wissen und Technik weiterentwickelt werden konnten. Mit tatkräftiger Unterstützung der Kollegen Pfleiderer und H.-G. Hillemanns und zusammen mit meinen Mitarbeitern, seit 1978 auch mit dem Strahlenphysiker Dr. S. Stange, habe ich zunächst mittels Iridium 192 und ab 1985 mittels Cäsium 137 das Radium 226 durch Afterloadingmethoden ersetzt und 1986 ein größeres Kobaltbestrahlungsgerät an dieser Abteilung installiert. Gleichzeitig erhöhte sich in den Jahren 1973–1986 die Zahl der Bestrahlungspatientinnen erheblich im Vergleich zu früheren Zeiträumen. Inzwischen ist jedoch beim Zervixkarzinom ein Rückgang der jährlichen Patientinnenzahl an unserer Klinik zu registrieren, wie es Abb. 1 für den Zeitraum ab 1975 zeigt; zusätzlich fällt auf, daß diese Patientinnen im Vergleich zu früheren Zeiträumen ein höheres Durchschnittsalter und eine relative Häufigkeitszunahme von Begleiterkrankungen und von ungünstigen Prognosefaktoren (Histologie, Stadium) aufweisen. Damit entstand in Freiburg wie auch in anderen größeren europäischen Universitätsfrauenkliniken eine veränderte Behandlungssituation, die neue Überlegungen, speziell von radiologischer Seite, zu den Therapiemodalitäten erforderte. Gehen wir von den technischen Daten unserer Strahlentherapie aus, die Tabelle 1 in Kurzform für die vergangenen 20 Jahre schildert, so ist zu betonen, daß Abweichungen von dieser Therapie immer dann erfolgten, wenn spezielle Befunde bei der Einzelpatientin dies notwendig machten. So erfolgten Änderungen des Therapieschemas bei folgenden Befunden: Primärtumor mit über 3 cm Durchmesser [26], vaginaler Mitbefall (z. B. in den FIGO-Stadien II b und III), bilateraler Befall der Parametrien, Korpusbeteiligung und lymphographischer Verdacht auf pelvinen und/oder paraaortalen Lymphknotenbefall [12, 20]. Wie bereits in meiner Arbeit über Progno-

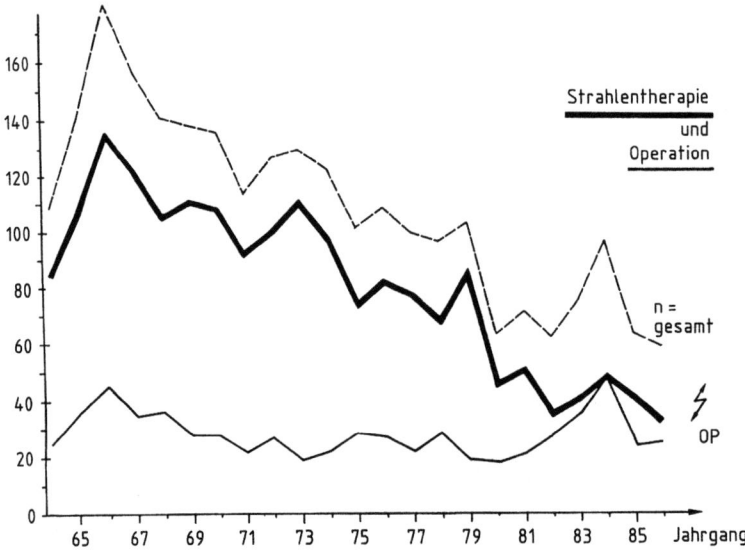

Abb. 1. Rückgang der der Universitätsfrauenklinik Freiburg im Zeitraum 1964–1986 primär zur Therapie zugewiesenen Patientinnen mit Zervixkarzinom

Tabelle 1. Strahlentherapie an der Universitätsfrauenklinik Freiburg, 1964–1988

Kontakttherapie

   Radium 226 (Stift-Platte/Vaginalzylinder)
   meist 3 Fraktionen über 24 h (1960 mgelh)
   Cäsium 137 (Stift- und Ringapplikator)
   meist 4 Fraktionen über 5–8 h
   14–16 Gy Punkt A, ab 1986 (rektale Dosimetrie/Rö-Lokalisationsaufnahmen)

Telekobalttherapie

   Stehfeld- und Bewegungsbestrahlung
   (mit Kenntnis der Dosen in den Bezugspunkten in Abhängigkeit von der Bestrahlungs-
   planung/Dosimetrie)

---

sefaktoren (Abb. 2 in [10]) gezeigt wurde, ist bei diesen Befunden mit einer deutlichen Verschlechterung der 5-Jahres-Überlebensrate zwischen 25 und 50% zu rechnen. Dies kann z. T. mit einer Erhöhung der Strahlendosis oder mit einer Vergrößerung der Bestrahlungsvolumina verbessert werden. Außerdem änderte ich die Fraktionierung der Kontakt- und Hochvoltdosis bei Patientinnen über 60 Jahre, z. T. mit Hyperfraktionierung der Hochvoltbestrahlung [25], und erhöhte seit 1980 in den FIGO-Stadien IIb und III die extern applizierten Strahlendosen in Punkt B und an der Beckenwand. Abbildung 2 stellt diese mittels Hochvoltbestrahlung erhöhten Strahlendosen in Punkt B an den Beckenwänden dar. Diese Änderungen des Therapieschemas erfolgten im Sinne einer individualisierten Strahlenbehandlung. Wenn Teufel [18] in diesem

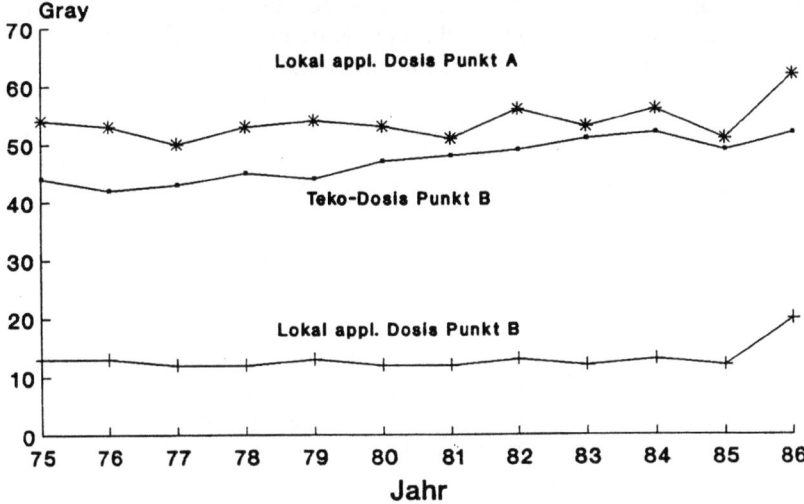

Abb. 2. Höhe der Strahlendosen (Durchschnittswerte) an den bekannten Bezugspunkten (A und B), eingestrahlt durch Kontakt- und/oder Hochvolttherapie, $n = 515$ (Zeitraum 1975–1986)

Tagungsband meint, daß „die Beurteilung und Wertung der einzelnen strahlentherapeutischen Maßnahmen nur mit großen Vorbehalten möglich ist", dann handelt es sich um einen Versuch einer individualisierten Strahlentherapie.

Einige der in Freiburg mittels Strahlentherapie erzielten Behandlungsresultate wurden in den von Teufel angeregten Inaugural-Dissertationen Senst [17] und Nestle [12] dargestellt. Zusätzlich möchte ich in dieser Arbeit zu einigen Fragestellungen mit ergänzenden Daten aus den Freiburger Inaugural-Dissertationen Thon [21], Wawroschek [27] und Dömeland [3] meine radiologischen Ansichten formulieren. Dazu werde ich einige Freiburger Detailergebnisse zur Effektivität der Strahlentherapie nochmals darstellen und aus meiner Sicht erläutern.

Vorweg ist allerdings wichtig festzustellen, daß sich die therapeutische Ausgangssituation beim Zervixkarzinom in den vergangenen Jahren im Vergleich zu früher wesentlich verändert hat.

Veränderte therapeutische Ausgangssituation beim Zervixkarzinom

Hierzu können nur einige Faktoren skizziert werden:

Aggressivität des Tumors. Bezogen auf den Tumor und sein Wachstumsverhalten wurden in den letzten Jahren zunehmend einige ungünstige

Prognosefaktoren ermittelt, die als „histologische Besonderheiten" [z. B. Histologietyp (adenosquamöse oder hellzellige Karzinome), Differenzierungsgrad, vaskuläre oder lymphogene Invasion] heute häufiger als früher registriert werden (siehe auch [10]). Daraus resultiert der Eindruck vieler Strahlentherapeuten, daß ein „radiation response" auch bei kleineren Primärtumoren nicht mehr so regelmäßig wie früher beobachtet wird und daß einige Zervixkarzinome aggressiver als bisher zu bestrahlen sind. Besondere Aufmerksamkeit sollte dabei den endozervikal wachsenden Karzinomen gezollt werden, da diese auf die Strahlentherapie nicht immer gut ansprechen und zusätzlich wesentlich häufiger als ektozervikale Tumore lymphogen metastasieren [5].

Radikalität der Therapie. Tumorstadien, Ausbreitungswege (häufig Lungen- und Skelettmetastasen) und Lebensalter mit einem höheren Anteil von Begleiterkrankungen wurden damit ungünstiger für die Therapie im Vergleich zu den Vorjahren. Bereits operative Details (mehr operativ entfernte Lymphknoten/ längere Operationsdauer, zunehmender Blutverlust [18]) machen deutlich, daß sich die Operateure auf diese veränderte Situation mit einer Zunahme der Radikalität einstellten. Auch die gynäkologischen Strahlentherapeuten versuchten über neue Afterlodingverfahren (z. B. Iridium 192 und Cäsium 237), über Linearbeschleuniger oder größere Kobaltgeräte mit einem Quellenhautabstand von 80 cm und mehr, über bessere dosimetrische und bildgebende Verfahren bei der Bestrahlungsplanung, über eine Vergrößerung der Bestrahlungsvolumina (z. B. Paraaortalbestrahlung), oder über eine Erhöhung der Dosis, die Zielgenauigkeit und Dosissicherheit in speziellen Tumorsituationen beim Zervixkarzinom zu optimieren. An den guten Bestrahlungsresultaten in Freiburg kann die Notwendigkeit derartig geänderter Bestrahlungsmaßnahmen in den folgenden Ausführungen demonstriert werden.

Verändertes Gesamtkonzept der Gynäkologen. Mit den verbesserten Kenntnissen über histopathologische Prognosefaktoren wurde die häufigere Indikation zur Radikaloperation begründet. Über den Begriff der „Stagingoperation" wurde ohne kritische Vergleichsserien zu früher der Strahlentherapie an anderen Kliniken eine Rolle zugewiesen, nur dann zu bestrahlen, wenn das operative Vorgehen technisch schwierig ist oder wenn postoperativ ein Rezidiv bereits nachgewiesen wurde. Auch die Chemotherapie wurde in Freiburg primär bei fortgeschrittenen Tumoren in FIGO-Stadium III häufiger eingesetzt, obwohl ein primär strahlentherapeutisches Vorgehen mit höherer Dosis im Zielvolumen noch eindeutige Bestrahlungseffekte erzielt hätte. Diese Entwicklung, häufiger primär zu operieren oder primär mit Zytostatika zu behandeln, hat an einigen größeren Kliniken dazu geführt, daß die primäre Strahlentherapie immer seltener erfolgt und damit aus dem Therapieangebot einiger Frauenkliniken verschwindet. Ferner hat das Gerede um die sogenannte „Stagingoperation" und um die primäre Chemotherapie zu deutlichen Verwirrungen bei niedergelassenen Gynäkologen und bei Kollegen an kleineren gynäkologischen Abteilungen geführt.

Nach dieser kurzen Schilderung einer veränderten Therapiesituation beim invasiven Zervixkarzinom an größeren Frauenkliniken möchte ich aus radiologischer Sicht die Freiburger Behandlungsresultate interpretieren.

Ergebnisse und Komplikationen der primären Strahlentherapie

In den FIGO-Stadien I und II wurden während der Jahre 1975–1986 mittels Operation und Strahlentherapie in Freiburg gleich hohe 5-Jahres-Überlebensraten erzielt (Tabelle 2). Damit wird unterstrichen, daß beide Behandlungsmethoden als Lokalmaßnahmen gleichwertig sind. Mit einer 5-Jahres-Heilungsquote von insgesamt 65 % bzw. 56 % bezogen auf das Karzinom waren für alle FIGO-Stadien die Freiburger Behandlungsresultate gleich hoch im Vergleich zu anderen Frauenkliniken; allerdings liegen nur wenige vergleichbare Angaben über sogenannte gereinigte (– am Karzinom verstorbene Patientinnen –) Daten größerer Frauenkliniken vor (siehe Abb. 4 in [10]). Wegen der Vergleichbarkeit beim Einsatz der Strahlentherapie wurden unsere Resultate mit denen der Universitätsfrauenkliniken Wien (Kucera) und Helsinki (Ylinen et al. [29]) verglichen, allerdings war in den Jahren 1964–1972 in Helsinki die Operationsfrequenz mit 54 % um 20 % höher als die in Freiburg (34,7 %). Derartige Heilungsresultate sind jedoch immer auf die jeweilige Zuweisungsfrequenz in den verschiedenen Zeiträumen zu beziehen. Auch andere größere Kliniken haben vergleichbare 5-Jahres-Heilungsresultate, z. B. Tokio 55,8 % [14] Singapur 54 % [7], wobei nach Vorstellungen holländischer Kollegen [4] die Heilungsraten in den kommenden Jahren noch verbessert werden können. Dies möchte ich bezweifeln, da in den vergangenen Jahren in die Freiburger Frauenklinik bevorzugt Risikopatientinnen mit höherem Lebensalter und mit ungünstigen Prognosekriterien überwiesen wurden. Bei insgesamt 993 Zervix-

Tabelle 2. 5-Jahres-Überlebensraten primär bestrahlter oder operierter Patientinnen mit Zervixkarzinom in Abhängigkeit vom FIGO-Stadium (Zeitraum 1975–1986). Diss. Nestle 1989

Stadium/ Therapie	n	Tod am Karzinom [%]	Alle Ursachen [%]
I b/OP[a]	242	87	84
I b/Str.	84	86	72
II a/OP[a]	16	92	92
II a/Str.	31	80	71
II b/OP[a]	91	72	72
II b/Str.	252	68	57
III/Str.	219	32	22
IV/Str.	58	12	8
Alle Stadien	993	65	56

[a] Z. T. nachbestrahlt

karzinompatientinnen der Jahre 1975–1986 standen 349 primär operativ Behandelten 644 primär Bestrahlte gegenüber. Mit dieser Relation (Operierte/Strahlenbehandelte) lag auch im internationalen Vergleich das Schwergewicht der Freiburger Frauenklinik eindeutig bei der Strahlentherapie; mit dem deutlichen Rückgang der Patientinnenzahlen in den letzten Jahren zeichnet sich allerdings eine veränderte Therapiesituation ab.

Zur Beurteilung der Leistungsfähigkeit einer Strahlentherapie sind Zahlenangaben über die Komplikationsrate erforderlich. In der vorläufigen Zusammenstellung von Nestle [12] sind folgende behandlungsbedürftige Komplikationen erfaßt: Mit einer strahleninduzierten Fistelfrequenz von 1,4 % ($n = 9$), von Darmperforationen 0,6 % ($n = 4$) und 1,5 % Rektumstenosen, die zu Ileussituationen führten – war mit insgesamt 3,5 % eine relativ niedrige Rate behandlungsbedürftiger Komplikationen bei 644 primär Bestrahlten zu registrieren. Diese schweren Komplikationen wurden bevorzugt bei Patientinnen im FIGO-Stadium III beobachtet. Damit kann ein deutlicher Zusammenhang zwischen der Höhe der Strahlendosen und der Komplikationsrate registriert werden (s. auch [10]), d. h. Komplikationen traten meist erst dann auf, wenn die eingestrahlten Strahlendosen im Zielvolumen 50 Gy überschritten (bevorzugt bei Patientinnen im FIGO-Stadium III b). Auch der Vergleich mit anderen Kliniken zeigt in Freiburg eine relativ niedrige Rate schwerer Komplikationen nach Strahlentherapie (Tabelle 3).

Ein weiteres bemerkenswertes Resultat ist bei der postoperativen Strahlentherapie in den Stadien I und II zu registrieren: Im Gegensatz zu anderen Autoren konnte in Freiburg zusätzlich keine schwere radiogene Komplikation

Tabelle 3. Einige Angaben über die prozentuale Häufigkeit schwerer Komplikationen nach Strahlentherapie bzw. Operation und Strahlentherapie

	n	[%]	
Strahlentherapie			
Voss et al. (1981)	383 1970–1973	7,3	Fisteln 20% andere Spätfolgen
Okawa et al. (1987)	313 1969–1983	12,2	Schwere Spätfolgen (Kottmeier-Einteilung)
Montana et al. (1983)	101 1970–1976	5	Nur Stadium I b
Hiilesma et al. (1981)	311 1964–1973	12,5	Fisteln nur Stad. III (32% ÜLR)
Operation und Strahlentherapie			
Weems et al. (1985)	123 6% 1964–1982	15	Nur Stad. I b–II b
Morley und Seski (1976)	446	4,8%	Fisteln OP. Mortl: 1,4% OP-Komplikat.: 5,4%

beobachtet werden, obwohl auf eine Erhöhung der Komplikationsrate durch Operation immer wieder hingewiesen wird [1, 12, 24]. So war in Freiburg neben den operativen Komplikationen: 4% Nachblutungen, 1,5% Ureter-Blasen-verletzungen mit Fisteln, 3,1% Lymphödemen und 1 Nervenverletzung (0,3%) nur 1 fraglich strahleninduzierter Folgezustand zu registrieren [21, 23]. Allerdings habe ich postoperativ nur in Einzelfällen Strahlendosen über 46 Gy an den Beckenwänden appliziert.

Geht man noch kurz auf weitere erwähnte [19] Nachteile der Strahlenthera-pie ein, dann hielt sich die Zahl der ermittelten Zweitkarzinome mit 2 in Grenzen; eigene Zahlen zum Leukämierisiko nach Strahlentherapie liegen in der Höhe des durch eine neuere internationale Übersicht [2] ermittelten Risi-kos insgesamt sehr niedrig. Die Kastration bei jüngeren Frauen ist ebenfalls zu vernachlässigen; diese war nur bei 3 Patientinnen in Kauf zu nehmen, bei denen nach Funktionserhaltung der Ovarien wegen der histopathologisch nachgewiesenen Tumorausbreitung eine postoperative Beckenbestrahlung er-folgte.

Lebensalter und Begleiterkrankungen in Freiburg

Bei einer Steigerung des Anteils von Patientinnen mit Begleiterkrankungen (Hypertonie etwa 15%, Diabetes mellitus etwa 15%) während des Zeitraums 1969–1982 erhöhte sich auch der Anteil von Patientinnen mit höherem Durch-schnittsalter (1964–1973: 57 Jahre, 1972–76: 59,6 Jahre, 1975–86: 62,6 Jahre); auch der prozentuale Anteil der FIGO-Tumorstadien II b und III/IV nahm im gleichen Zeitraum zu. Wenn auch das höhere Lebensalter bisher nicht als unabhängiger ungünstiger Prognosefaktor anzusehen ist [10], muß im Ver-gleich zu früheren Behandlungszeiträumen zwischen 1975 und 1986 ein zuneh-mend höheres Durchschnittsalter bei den bestrahlten Patientinnen registriert werden (Tabelle 4, 5). Neben der Differenz von inzwischen 18 (!) Jahren (OP: 44,3 Jahre/Bestr.: 62 Jahre, nach Thon [21] betrug diese Differenz 1969–1973 14 Jahre) fällt vor allem die Zunahme des Lebensalters von 5–7 Jahren zwi-schen 1976 und 1979 in den FIGO-Stadien II a und II b auf. Gleichzeitig stieg jedoch auch der prozentuale Anteil von „Begleitzuständen". Trotz der Schwie-rigkeiten einer exakten Erfassung von Begleiterkrankungen waren Diabetes mellitus und Übergewicht in den vergangenen 10 Jahren bei Zervixkarzinom-patientinnen häufiger zu registrieren. Ältere Patientinnen mit derartigen „Be-gleitzuständen" haben offensichtlich häufiger Komplikationen; trotzdem war weder ein Anstieg der Rate schwerer behandlungsbedürftiger Komplikationen nach Strahlentherapie noch eine Verschlechterung der 5-Jahres-Überlebens-rate zu beobachten. Allerdings wurden Bestrahlungsabbrüche häufiger, jedoch meist erst nach ⅔ der vorgesehenen Gesamtstrahlendosen, so daß z. B. im FIGO-Stadium II b nach so unterbrochener Strahlentherapie keine Veschlech-terung der 5-Jahres-Überlebensrate [66% ($n=24$) gegenüber 68% ($n=227$)] zu beobachten war. Die zeitlich aufwendige und subtile Behandlung von Pyo-metra, Infektionen und Anämie, die zu verzögertem Beginn oder zu längeren

Tabelle 4. Durchschnittsalter der primär operierten und primär bestrahlten Zervixkarzinompatientinnen des Stadiums II b aus verschiedenen Behandlungszeiträumen

Autoren		n	Alter in Jahren	Prim. OP	Prim. Bestr.
Jonas	1964–1973	1040	53		
Thon	1969–1973	650	54	42,6	57
Wedemeyer	1972–1976	641	56	46,1	59,6
Se/Ne	1975–1986	1042	56,6	44,3	62,6
Annual report	1976–1978	350	57	58,8	
	1979–1981	256	58		
FIGO-Stadium II b	1964–1973		55,6	Prim. OP	
	1976–1978		58,2	Ann. rep. vol. 19	
	1979–1981		62	Ann. rep. vol. 20	
	1975–1986		61,8	Prim. Bestr. (NE)	

Tabelle 5. Häufigkeit von Begleiterkrankungen der Patientinnen mit Zervixkarzinom aus verschiedenen Behandlungszeiträumen

	Übergewicht [%]	Hypertonie [%]	„Herzinsuffizienz" [%]	Diabetes mellitus [%]
Thon 1969–1973	23,3	17,3	20,1	5,5
Querfeld 1974–1979	31,8	21,2	28,2	18,6
Wawroschek 1979–1983	33,5	19,7	18,3	15,8

Unterbrechungen der Strahlentherapie zwangen, sind als weitere ungünstige Faktoren für die Effektivität einer Strahlentherapie zu registrieren. Nur durch eine konsequente stationäre Therapie waren bei Patientinnen mit fortgeschrittenen Tumorstadien und mit mehreren ungünstigen Prognosefaktoren zusätzliche Bestrahlungserfolge zu erzielen. Diese Tatsache wird in der Routine von Strahlen- und Frauenkliniken mit vorwiegend ambulanter Strahlentherapie heute nicht mehr berücksichtigt oder registriert; dagegen wird die ambulante Durchführung der Kontakttherapie von einigen Strahlentherapeuten als Vorteil neuartiger Therapiemethoden gepriesen. Das Ansprechen auf eine kombinierte Kontakt- und Hochvolttherapie („radiation response") läßt sich jedoch ambulant nicht beobachten. So werden Befundverschlechterungen während der Strahlentherapie, auch von bestehenden Begleiterkrankungen, von der Patientin bewußt bagatellisiert, um weiterhin ambulant behandelt zu werden. Aus diesen Gründen halte ich auch weiterhin eine konsequente stationäre Behandlung während der primären Strahlentherapie in den FIGO-Stadien II b und III für unerläßlich.

Zur Situation in den FIGO-Stadien II b und III

Trotz zunehmend ungünstiger Ausgangsposition im Vergleich zu früheren Behandlungszeiträumen ist mit 68 % eine gleichbleibend gute 5-Jahres-Überlebensrate nach primärer Strahlentherapie im FIGO-Stadium II b zwischen 1975 und 1986 zu registrieren. Danach besteht keine Notwendigkeit, die vorwiegend primäre Strahlenbehandlung in diesem Stadium zugunsten der Operation aufzugeben. Zusammen mit anderen Autoren [7, 14, 22, 29] ist festzustellen, daß die Strahlentherapie auch weiterhin bei den ungünstig zu operierenden Stadien I b und bei allen II a-Patientinnen zu gleich guten Heilungsergebnissen führt wie die Operation. Auch die neueren strahlentherapeutischen Resultate der Frauenkliniken Wien, Würzburg und Hamburg in diesem Tagungsband unterstreichen diese Festellung, so daß objektiv keine Begründung für eine häufigere Operation in diesem FIGO-Stadium gegeben werden kann. Dazu kommt, daß nur 30 % der nach FIGO eingestuften Patientinnen mit Stadium II b nach der Operationshistologie dieser Diagnose entsprachen; über 70 % entsprachen nicht der FIGO-Klassifikation [10]. Auch aus diesem Grunde bleibt bei 5-Jahres-Überlebensraten in den FIGO-Stadien I b und II b von 86 % und 68 % die Strahlentherapie die Methode der Wahl. Ferner ist zu betonen, daß trotz ungünstiger Ausgangssituation (Alter, Begleiterkrankungen, unsicherer Uteruskavum-, Parametrien- und Lymphknotenbefund) die prozentuale Komplikationsrate nach Strahlentherapie in den Stadien I b, II a und III bei uns in Freiburg im Vergleich zu anderen Kliniken auffallend niedrig war, obwohl gezielte Dosiserhöhungen und Paraaortalbestrahlungen erfolgten. So haben diese in den letzten 6 Jahren erfolgten Dosiserhöhungen im Zielvolumen Beckenwand und die Paraaortalbestrahlungen bisher bei 110 Patientinnen zur Konstanz der Freiburger Heilungsresultate nach Strahlentherapie im Stadium II b beigetragen. Eine diesbezügliche Detailanalyse wird vorbereitet und in Kürze publiziert.

In den Jahren 1975–1981 habe ich in Absprache mit Herrn Kollegen Pfleiderer auch im FIGO-Stadium III die externen Strahlendosen nicht wesentlich erhöht und damit eine 5-Jahres-Überlebensrate von 32 % (karzinombezogen) bzw. 22 % bei einer Fistelfrequenz von 2,5 % erzielt. Mit höheren Strahlendosen haben andere Frauenkliniken [Helsinki 1964–1969 28 %, 1969–1974 36 %, 1976–1980 31,8 %, Wien ($n = 801$) 43 %, Würzburg ($n = 490$) 42,5 %] bessere Heilungsresultate erzielen können. Allerdings war die Fistelfrequenz meist höher, in Helsinki im Stadium III z. B. über 10 % [8]. Eine Erhöhung der Strahlendosis (Kontakt- und Hochvoltbestrahlung) im Stadium III ist bei uns inzwischen erfolgt und wird von unseren Gynäkologen mitgetragen. Unser Ziel muß es sein, zunächst über die Ausschöpfung radiologischer Therapiemöglichkeiten (Erhöhung der lokalen und externen Strahlendosen) die Resultate im Stadium III an unserer Klinik zu verbessern; erst dann ist eine Kombination von Strahlen- und Zytostatikatherapie in Einzelfällen in Betracht zu ziehen.

In diesem Zusammenhang sind auch größere Frauenkliniken dringend zu warnen, über eine Einheitsdosis mittels 2 oder 3 Afterloadingeinlagen jeden individuellen Einsatz strahlentherapeutischer Methoden aufzugeben, wie es heute von einigen größeren Strahlenkliniken empfohlen wird. Eine derartige „Einheitsbestrahlung" (z. B. extern mit 50 Gy) verschlechtert erfahrungsgemäß die Behandlungsergebnisse drastisch. Aufgrund der schlechten Resultate mit hohen Komplikationsraten [28] sollte auch die paraaortale Lymphonodektomie auf Einzelfälle beschränkt bleiben; dagegen plädiere ich für den gezielten Einsatz einer paraaortalen Bestrahlung im Rahmen der Primärtherapie, meist auf der Basis eindeutiger Lymphographiebefunde. Ohnehin muß bei zunehmender Aggressivität der Tumoren im FIGO-Stadium III bei abnehmender Zahl von Patientinnen in den Stadien II b mit einer Verschlechterung der Behandlungsresultate in Freiburg und in anderen größeren Universitätsfrauenkliniken gerechnet werden [3].

Zur postoperativen Strahlentherapie in den FIGO-Stadien I b und II a und b

Die Auswertung der bisher in Freiburg behandelten Patientinnen, die bei der histologischen Diagnose eine größere Tumorausbreitung als nach der FIGO-Stadieneinteilung I und II b zeigten, reicht bisher aufgrund der kleinen Zahl ($n = 54$) nicht aus, den Wert der postoperativen Bestrahlung abschließend zu beurteilen. Auch bei Veröffentlichungen anderer Autoren zum Wert der postoperativen Strahlentherapie [14, 24] fehlen bisher systematische Auswertungen an größeren Kollektiven; dies erscheint jedoch dringend und unerläßlich, bevor hierzu endgültig Stellung genommen werden kann. Hierzu sind neben einem größeren Krankengut eine kritischere Einstellung zur Operatinsindikation für einzelne Risikogruppen mit schlechter Prognose sowie detaillierte Ursachenanalysen von Rezidiven erforderlich. Der Strahlentherapie wird momentan die undankbare Rolle zugespielt, bei stärkerer Tumorausbreitung als nach der FIGO-Diagnose angenommen mit ihren Mitteln noch etwas zu erreichen; dies kann und darf nicht Aufgabe der Strahlentherapie sein. Die Indikation zur Operation sollte nach meiner Ansicht daher nur einer kleinen Patientinnengruppe mit Frühstadien vorbehalten bleiben; unsere Behandlungsergebnisse unterstreichen die Gleichwertigkeit von Operation und Strahlentherapie in den Stadien I und II (Stadium II b eine Überlebensrate von 68 % im Vergleich zur Operation mit 72 %) trotz ungünstiger Ausgangsbedingungen (18 Jahre älter, mehr Begleiterkrankungen, schlechterer Allgemeinzustand). Momentan fehlen noch überzeugende Argumente, die Zurückhaltung bei der Indikation zur Operation im FIGO-Stadium II b aufzugeben. Auch der Wert der postoperativen Strahlentherapie im Stadium I b ist bisher in der Literatur noch nicht abschließend zu beurteilen. Weiterhin ist davon auszugehen, daß nur nach sorgfältiger histologischer Diagnose auf eine externe Strahlentherapie verzichtet werden kann. Dies sollte auch an kleinen und mittelgroßen Frauenkliniken beachtet werden, da hier die scheinbare Sicherheit der Operateure, den Tumor vollständig entfernt zu haben, später bei einem zu spät diagnostizierten und daher schwer zu behandelnden Rezidiv in bittere Enttäuschung umschlägt. In größeren Kliniken sollte bei ungünstigen Tumorsituatio-

nen (Grading 3/Lymphinvasion, Parametrienbefall) die postoperative Hochvolttherapie häufiger als bisher eingesetzt werden, hierfür sprechen auch
Ergebnisse anderer Autoren [4, 20, 24]. Allerdings liegt die hierzu einzuset-
zende Strahlendosis über 50 Gy, bei der eine Erhöhung der Komplikationsrate
zu erwarten ist. Auffällig sind die beachtlichen Häufigkeitsunterschiede derartiger Komplikationen nach postoperativer Strahlentherapie an verschiedenen
Frauenkliniken; die entsprechenden Angaben schwanken zwischen 1 und 7 %
(siehe auch Tabelle 3). In Freiburg haben wir dagegen postoperativ bisher
keine schweren radiogenen Komplikationen beobachtet.

Zum Einsatz bildgebender Verfahren beim Zervixkarzinom

Zur Erkennung der Tumorausbreitung bleibt die Aussagefähigkeit moderner
bildgebender Verfahren der Computertomographie (CT), Kernspintomographie (MRI), konventioneller Röntgendiagnostik mit Lymphographie (LG)
und des Ultraschalls (US) hinsichtlich ihrer Treffischerheit weiterhin umstritten [9]. Dies liegt vor allem an der bereits beschriebenen [10] Diskrepanz
zwischen der FIGO-Stadienzuordnung und der effektiven histologischen Tumorausbreitung sowie an der häufig fehlenden Präzisierung konkreter Fragestellungen an den Untersucher. Gemeinsame Diskussionen und ein verbesser-
ter Informationsaustausch zwischen Radiologen und Gynäkologen sind
erforderlich, um die Treffsicherheit von CT-, MRI- und US-Befunden bei
speziellen Fragestellungen, z. B. bei der Parametrien-, pelvinen und paraaortalen Lymphknoten-, Vaginal- sowie Harnblasen- und Rektumbeteiligung, zu
verbessern (Empfehlungen hierzu siehe [9]). Dagegen haben die radiologischen
Erfahrungen beim CT-Einsatz zur Bestrahlungsplanung und zur Beurteilung
der Tumorgröße (Größe des Bestrahlungsvolumens) inzwischen zugenommen.
Dies trifft auch für die Erkennung einer pelvinen Lymphknotenbeteiligung
mittels Lymphographie zu. So sprechen unsere eigenen Erfahrungen mit der
Lymphographie (Tabelle 6) auch weiterhin für einen gezielten Einsatz vor
Therapiebeginn, wobei in Zukunft die Aussagekraft bildgebender Verfahren
bei speziellen Fragestellungen (z. B. pelvine oder paraaortale Lymphknotenbe-

Tabelle 6. Treffsicherheit der Lymphographie in Beziehung zur histologisch ermittelten Tumorausbreitung nach Radikaloperation (85 Patientinnen mit Zervixkarzinom aus dem Zeitraum 1979–1983, Universitätsfrauenklinik. Diss. Wawroschek [27])

		Übereinstimmung	Keine Übereinstimmung
1979–1983	$n=85$	$n=58$	$n=27$
Wawroschek		$=68,2$ [%]	$=31,8$ [%]
			davon falsch-negativ
			$n=\ 8\quad =\ 9,4$ [%]
			falsch-positiv
			$n=19\quad =22,4$ [%]

teiligung, Überschreitung von Organgrenzen, Pyo-Serometra oder Tumorausbreitung außerhalb des kleinen Beckens) noch zu optimieren ist. Erst dann werden auch die Antworten in der Befunderhebung präziser, aussagekräftiger und für die Therapie brauchbarer werden. Die auch auf dieser Tagung mehrfach geäußerte skeptische Einstellung operativ tätiger Gynäkologen gegenüber bildgebenden Verfahren teilen wir auf Grund unserer Ergebnisse und unserer guten Erfahrungen bei der CT-Bestrahlungsplanung nicht. Nochmals ist darauf hinzuweisen, daß die Möglichkeiten dieser kostenaufwendigen Diagnostik bisher aus Zeitgründen nicht überall fachgerecht ausgeschöpft werden.

Individualisierung der Strahlentherapie und Arbeitskapazität der Radiologen

Trotz der guten Ergebnisse der Freiburger Strahlentherapie in den Jahren 1975–1986 sollte die Durchführung der Strahlentherapie in den kommenden Jahren kritisch überdacht werden. Dazu gehört neben der Analyse der Komplikationen und Nebenwirkungen eine sorgfältige Erhebung der Rezidiventstehung und -frequenz auch unter Bezug der eingestrahlten Strahlendosen [10]. Die Individualisierung (mit unterschiedlicher Fraktionierung der Kontakt- und Hochvoltdosis, mit regelmäßigen gynäkologischen Verlaufsbeobachtungen, mit sorgfältiger CT-Planung und -Kontrolle und mit intensiver stationärer Betreuung der meist älteren Patientinnen) hat inzwischen einen zeitlichen Umfang erreicht, der die personelle Kapazität einer kleinen Strahlenabteilung (mit Röntgendiagnostik einschließlich Mammographie) überfordert. Für eine weitere Individualisierung der Strahlentherapie über zeitaufwendige, komplizierte Afterloadingverfahren fehlt inzwischen an vielen allgemeinen Strahlenkliniken die „Manpower" [13], zumal eine derartige Individualisierung nur durch erfahrene Ärzte sinnvoll angeordnet und überwacht werden kann. In unserer kleinen Arbeitsgruppe ist es inzwischen nicht immer möglich, die anfallenden Überstunden durch Freizeit auszugleichen. Damit kann bei zunehmender Routinearbeit gelegentlich eine Individualisierung der Strahlentherapie erschwert werden. Die Wunschvorstellung, die Strahlentherapie entsprechend den Gegebenheiten des Tumors und Tumorträgers zu individualisieren [10], kann heute wegen fehlender „Manpower" in der allgemeinen Strahlentherapie nur noch selten realisiert werden; dagegen erfolgt diese Individualisierung in der gynäkologische Radiologie zusammen mit den Gynäkologen noch regelmäßig. Auf der Basis gemeinsamer Erfahrungen entstand bei uns in Freiburg eine enge Zusammenarbeit von Frauenklinikern und Radiologen, die sich auch bei anderen Gelegenheiten (wissenschaftlich-klinische Untersuchungen, Vorträge und Publikationen der gynäkologischen Onkologie) bewährte. Die in Freiburg erzielten Behandlungsresultate mit niedriger Komplikationsrate und mit sorgfältigen Rezidiv- und Komplikationsanalysen sind als deutliches Zeichen für diese enge Zusammenarbeit zu werten.

Schlußfolgerungen für die Strahlentherapie

Aufgrund der vorliegenden Daten erzielt die in Freiburg am Einzelfall orientierte kombinierte Strahlentherapie Heilungsresultate in allen Tumorstadien, die im nationalen und internationalen Vergleich als gut zu bezeichnen sind. Daher sollten alle Änderungen (z. B. primäre Chemotherapie im Stadium III) vorher sorgfältig überlegt werden. Die Strahlentherapie als Methode muß auch weiterhin voll in das Therapiekonzept der Freiburger Frauenklinik integriert bleiben. Dies ist allerdings nur gewährleistet, wenn die gynäkologische Radiologie ein Bestandteil der Freiburger Universitätsfrauenklinik bleibt.

Aufgrund der in diesem Buch dargestellten Ergebnisse von Kucera, Rotte, Bauer, Bahnsen und Ladner bleibt die Strahlentherapie weiterhin eine Behandlungsmethode, die effektiv und zuverlässig in allen Tumorstadien des Zervixkarzinoms eingesetzt werden kann. Über die jeweilige Indikation zu den Behandlungsmethoden sollten Gynäkologe und Radiologe gemeinsam entscheiden; dies setzt allerdings voraus, daß beide die Möglichkeiten und Grenzen dieser Methoden umfassend beurteilen können. Die Verantwortlichkeit für die Strahlentherapie liegt beim gynäkologischen Radiologen, wie sie auch sonst vom Strahlentherapeuten zu verantworten ist [13], unter Einbeziehung des medizinischen Strahlenschutzes (Umgangsgenehmigung für radioaktive Stoffe) und fundierter Spezialkenntnisse in der Strahlentherapie, Strahlenphysik, Strahlenbiologie und für den Einsatz bildgebender Verfahren. Nach unseren Erfahrungen und Behandlungsresultaten sollte die Therapie gemeinsam getragen werden. Nur auf diese Weise können die Behandlungsresultate beim Zervixkarzinom auch in Zukunft optimiert werden. Allerdings sollte dieser Verantwortung des gynäkologischen Radiologen durch eine selbständige Abteilung Rechnung getragen werden. Unsere über Jahrzehnte im Annual report dokumentierten Behandlungsresultate beim Zervixkarzinom (Abb. 5 in [10]) sowie die negativen Erfahrungen an einigen zentralen Strahlenkliniken bei gynäkologischen Tumorerkrankungen mit erhöhten Komplikationsraten (Fisteln) oder fehlender Auswertung der Behandlungsresultate unterstreichen die Vorteile einer selbständigen Abteilung für gynäkologische Radiologie in Freiburg.

Zusammenfassung

Auf der Basis einer jahrzehntelangen Tradition und Zusammenarbeit konnten in den Jahren zwischen 1975 und 1986 an der Universitätsfrauenklinik Freiburg Bestrahlungsresultate erzielt werden, die im Vergleich mit nationalen und internationalen Behandlungszentren als bemerkenswert gut zu bezeichnen sind. Mit einer 5-Jahres-Überlebensrate (Methode nach Berkson u. Gabe) bei 644 Patientinnen von insgesamt 65 % (56 % am Karzinom gestorben) für alle Stadien, von 86 % im Stadium I b und 68 % im FIGO-Stadium II b konnte die Strahlentherapie im Vergleich zur Operation (87 % bzw. 72 %) ihre Leistungsfähigkeit bei niedriger Komplikationsquote (unter 3,5 %) unter Beweis stellen.

Dies ist um so beachtlicher, da sich in diesem Zeitraum die Zusammensetzung des Patientenguts ungünstig veränderte. Ferner vollzog sich ein Wandel bei den Operations- und Bestrahlungsmethoden, so daß trotz hoher Patientinnenzahlen eine Individualisierung der Bestrahlung angestrebt wurde. Hervorzuheben sind die Bestrahlungsergebnisse für die Stadien I b und II b, die trotz ungünstiger Prognosefaktoren gleich hoch waren wie die nach Radikaloperation. Nur mit Bedenken und Einschränkungen ist daher aus radiologischer Sicht einer Änderung der Indikation zur Operation in diesen beiden Stadien zuzustimmen. Unter Berücksichtigung einer relativ niedrigen Quote (unter 3,5 %) schwerer Bestrahlungskomplikationen in Freiburg werden gemeinsame Überlegungen erforderlich, die Strahlendosen der Kontakt- und Hochvoltbestrahlung im FIGO-Stadium III zu erhöhen. Im internationalen Vergleich sind die Freiburger 5-Jahres-Überlebensraten mit 32 % noch beachtlich; bevor eine Chemotherapie im Stadium III eingesetzt wird, sind jedoch zunächst die Resultate nach Erhöhung der Strahlendosen abzuwarten.

Diese relativ günstigen Freiburger Bestrahlungsresultate zwingen Frauenkliniker und Radiologen zu gemeinsamen Überlegungen, ob und wie die Kombinationen von Operation und Strahlentherapie durch Beachtung von Prognosefaktoren, durch speziellen Einsatz von Afterloadingkontakt- und Hochvolttherapie, durch verbesserte Anwendung bildgebender Verfahren und damit durch Individualisierung in Zukunft der heutigen Tumorsituation besser angepaßt werden können. Dabei ist die Strahlentherapie als Methode mit ihren Möglichkeiten weiterhin so intensiv wie bisher einzusetzen. Dies ist allerdings nur dann gewährleistet, wenn die Strahlentherapie weiterhin ein fester Bestandteil der Freiburger Universitätsfrauenklinik bleibt.

Literatur

1. Böttcher HD, Schütz J, Mathei B (1983) Nebenwirkungen bei der Therapie des Kollumkarzinoms. Strahlentherapie 159:334–343
2. Boice JD jr, Blettner M, Kleinermann RA et al. (1987) Radiation dose and leukemia risk in patients treated for cancer of the cervix. J Natl Cancer Inst 79:1295–1311
3. Dömeland K (1990) Daten zur Strahlentherapie des Zervixkarzinoms an der Universitäts-Frauenklinik Freiburg i. Br. im Zeitraum 1982–1987. Dissertation, Universität Freiburg, Mediz. Fakult.
4. Graaf Y van der, Peer PGM, Zielhuis GA, Voous PG (1988) Cervical cancer survival in Nijmegen region, the Netherlands 1970–1985. Gynecol Oncol 30:51–56
5. Hamed AF, Abadir R, Llorens AS (1985) Results of radiotherapy in carcinoma of cervix stages I and II: The impact of involvement of endocervix. Radiother Oncol 4:27–31
6. Hiilemaa VK, Vesterinen E, Nieminen U, Gröhn P (1981) Carcinoma of the uterine cervix stage III: A report of 311 cases. Gynecol Oncol 12:99–106
7. Khor TH, Chia KB, Chua EJ, Sethi VK, Tan BC, Machida T (1985) Radiotherapy for carcinoma of the uterine cervix in Singapore, 1973–1975. Int Radiat Oncol Biol Phys 11:1313–1316
8. Krönig B, Friedrich W (1912) Physikalische und biologische Grundlagen der Strahlentherapie. III. Sonderbd zu „Strahlentherapie"
9. Ladner HA (1987) Wertigkeit moderner bildgebender Verfahren in der Primärdiagnostik und Nachsorge von Patientinnen mit Genitalkarzinom. Gynäkologe 20:212–221

10. Ladner HA (1990) Prognosefaktoren für die Strahlentherapie. In: Teufel G, Pfleiderer A, Ladner HA (eds) Therapie des Zervixkarzinoms. Springer, Berlin Heidelberg New York Tokyo

11. La Polla JP, Schlaerth JB, Gaddis O, Morrow CP (1986) The influence of surgical staging on the evaluation and treatment of patients with cervical carcinoma. Gynecol Oncol 24:194–206

12. Nestle U (1989) Zur Strahlentherapie des Zervixkarzinoms in Freiburg 1975–1986. Dissertation, Universität Freiburg, Mediz. Fakult.

13. Newall J (1985) Radiotherapy and cervical cancer (Editorial). Int Radiat Oncol Biol Phys 11:1419–1420

14. Okawa T, Kita M, Goto M, Tazaki E (1987) Radiation therapy alone in the treatment of carcinoma of the uterine cervix. Review of experiments at Tokyo women's medical college (1969–1983). Int Radiat Oncol Biol Phys 13:1845–1849

15. Opitz E, Friedrich W (1920). Die Freiburger Strahlenbehandlung des Uteruskrebses. MMW 67:1

16. Pfleiderer A, Richter D, Thiessen P, Kissel U, Tibi B, Nowara P (1979) Aktuelle Probleme bei der Nachsorge von Patientinnen mit Karzinomen der Zervix und des Corpus uteri. Onkologie 2:62–69

17. Senst A (1987) Die Radikaloperation des invasiven Zervixkarzinoms. Dissertation, Universität Freiburg, Mediz. Fakult.

18. Teufel G, Schwörer D, Kleine W, Senst A, Kaufmehl K, Pfleiderer A (1988) Radikaloperation nach Wertheim-Meigs im Konzept der Therapie des invasiven Zervixkarzinoms. In: Hilgarth M, Mönig-Schuth M (Hrsg) Festschrift Prof. Dr. H.-G. Hillemanns zum 65. Geburtstag. Druckerei Am Fischmarkt, Konstanz, S 497–509

19. Teufel G, Nestle U, Senst A, Kleine W, Pfleiderer A (1990) Ist die Radikaloperation im Stadium II b zu rechtfertigen? In: Teufel G, Pfleiderer A, Ladner HA (Hrsg) Therapie des Zervixkarzinoms. Springer, Berlin Heidelberg New York Tokyo

20. Thomsen JM, Spratt JS (1977) Factors affecting survival in over 500 patients with stage II carcinoma of the cervix. Radiology 123:181–183

21. Thon R (1985) Faktoren, die die Heilungsergebnisse beim Zervixkarzinom beeinflussen können. Dissertation, Universität Freiburg, Mediz. Fakult.-

22. Verterinen E, Forss M, Nieminen U (1989) Increase of cervical adenocarcinoma: A report of 520 cases of cervical carcinoma inluding 112 tumors with glandular elements. Gynecol Oncol 33:49–53

23. Voß AC, Decker K, Brändle H, Koch HL (1981) Die kombinierte Behandlung des Zervixkarzinoms. Strahlentherapie 157:557–565

24. Volterrani F, Feltre L, Sigurta D, Di Giuseppe M, Luciani L (1983) Radiotherapy versus surgery in the treatment of cervic stage I B cancer. Int Radiat Oncol Biol Phys 9:1781–1784

25. Weems DH, Mendenhall WM, Bova FJ, Marcus RB jr, Morgan LS, Million RR (1985) Carcinoma of the intact uterine cervix, stage I B-II A-B, 6 cm in diameter: Irradiation alone vs preoperative irradiation and surgery. Int Radiat Oncol Biol Phys 11:1911–1914

26. Wang CC (1987) Altered fractionation radiation therapy for gynecologic cancers. Cancer 60:2064–2067

27. Wawroschek B (1987) Analyse von Therapiemethoden beim Zervixkarzinom am Beispiel von 372 Patientinnen, die zwischen 1979 und 1983 an der Univ.-Frauenklinik Freiburg i. Br. behandelt wurden. Dissertation, Universität Freiburg, Mediz. Fakult.

28. Weiser EB, Brundy BN, Hoskins WJ et al. (1989) Extraperitoneal versus transperitoneal selective paraaortic lymphadenectomy in the pretreatment surgical staging of advanced cervical carcinoma (a gynecologic oncology group study). Gynecol Oncol 33:283–289

29. Ylinen K, Nieminen U, Forss M, Widholm O, Karajalainen O (1985) Changing pattern of cervical carcinoma: A report of 709 cases of invasive carcinoma treated in 1970–1974. Gynecol Oncol 20:378–386

Gibt es Indikationen für die paraaortale Strahlentherapie?

M. Bauer, R. Schulz-Wendtland, H.-A. Ladner

Die primär-kombinierte Strahlenbehandlung und Operation nach Wertheim/ Schauta stellen gleichwertige Behandlungsverfahren prinzipiell operabler Tumorstadien des Zervixkarzinoms dar. Grund für diese standardisierten, sehr radikalen Behandlungsverfahren ist die fehlende Information über die meist lymphogene Metastasierungspotenz des jeweiligen Tumors. Diese kann erst am histologischen Präparat (Lymphknotenbefall im Becken, Lymphbahn- und Gefäßeinbrüche, Primärtumorvolumen) abgeschätzt werden. Die unsichere prätherapeutische Stadieneinteilung nach der FIGO mit Fehlerraten zwischen 39 und 67 % (Baltzer et al. 1980; Zander et al. 1981) sowie weitere diagnostische Stagingverfahren erlauben keine individuelle stadiengerechte Behandlung. So wird auch heute noch der größere Teil der Frauen mit Zervixkarzinom strahlentherapeutisch bzw. operativ übertherapiert, nämlich alle Frauen ohne pelvine Lymphknotenmetastasen, nach Liu und Meigs etwa 75 % (Liu u. Meigs 1955) bzw. Baltzer et al. (1980) (Tabelle 1). Lediglich eine geringere Anzahl von Frauen wird wirklich adäquat radikal behandelt, und eine prognostisch besonders ungünstige Patientinnengruppe mit über das Becken hinausreichender lymphogener Metastasierung untertherapiert (Tabelle 2). Eine paraaortale Therapie, sei es nun Operation oder Strahlentherapie, stellt für diese Frauen eine erhebliche zusätzliche Belastung dar und ist verbunden mit einem deutlichen Anstieg an Nebenwirkungen (Piver u. Barlow 1977; Wharton et al. 1977; Potish et al. 1983). So orientiert sich die Indikation einerseits am Risiko einer paraaortalen Metastasierung und andererseits daran, inwiefern bei tatsächlich erfolgtem paraaortalem Lymphknotenbefall bereits mit einer Generalisierung der Erkrankung zu rechnen ist. Liegt paraaortaler Lymphknotenbefall vor, so ist in 34–50 % der Fälle mit einer Metastasierung supraklavikulär

Tabelle 1. Die Häufigkeit von pelvinen Lymphknotenmetastasen bei primärem Zervixkarzinom. (Nach Plentl et al. 1971 und Lohe 1978)

Stadium	Pelviner Lymphknotenbefall [%]
Mikrokarzinom	<0,5
I b	15–25
II	25–30

Tabelle 2. FIGO-Stadium und paraaortaler Lymphknotenbefall

FIGO-Stadium	Paraaortaler Lymph-knotenbefall [%]	Literatur
I b	5,5 (86/1572)	Averette u. a. 1981 Ballon u. a. 1981
II a	11,4 (22/193)	Berman (GOG) 1984 Buchsbaum u. a. 1979
II b	19,0 (127/667)	Chung u. a. 1980 Friedberg 1988
III	28,5 (219/769)	Hughes u. a. 1980 Lagasse u. a. 1980
IV	37,6 (38/101)	Nelson u. a. 1977 Sundarsaman u. a. 1978 Welander u. a. 1981

links zu rechnen. Eine Fernmetastasierung ist in der Hälfte der paraaortal positiven Frauen zu diagnostizieren (Burke et al. 1987). Die alleinige lokale Behandlungsmaßnahme ist dann nicht mehr kurativ.

Die vorliegende Arbeit gibt zunächst einen Überblick über die Diagnostik paraaortaler Lymphknotenmetastasen. Nach Beschreibung moderner Bestrahlungstechniken werden bisherige Behandlungsergebnisse operativer, strahlentherapeutischer und kombinierter Therapiekonzepte vorgestellt. Schließlich wird in der Diskussion versucht, auf die Frage „Gibt es eine Indikation für eine paraaortale Bestrahlung?" eine Antwort zu geben.

Zur Diagnostik paraaortaler Lymphknotenmetastasen

Das Risiko paraaortaler Lymphknotenmetastasen steigt entsprechend dem klinischen Staging (FIGO) an (Tabelle 2), so daß im Stadium II b mit 19 % (Chung et al. 1980; Friedberg 1988) und im Stadium III bereits mit 28,5 % (Hughes et al. 1980; Lagasse et al. 1980) gerechnet werden muß. Die Lymphographie wird in der Literatur mit einer Sensitivität von 29–81 % und einer Spezifität von 76–100 % (Piver et al. 1971; Kolbenstvedt 1975; Lagasse et al. 1980; Musumeci et al. 1981; Ashraf et al. 1982) angegeben. Wir selbst schätzen die Treffsicherheit der Methode mit 70 % (Wawroschek 1988) ein. Eigene Untersuchungen konnten Zusammenhänge zwischen lymphographisch suspektem Befund und Prognose der Patientin zeigen. Die Ergebnisse sind signifikant (Tabelle 3). Ihre hohe Treffsicherheit erreicht die Lymphographie durch die Strukturanalyse auch kleinerer Lymphknoten (Abb. 1). Entzündliche granulomatöse oder fibrolipomatöse Veränderungen sind Gründe für falsch-positive Beurteilungen (Lüning et al. 1976). Dagegen sind bei der Computertomographie Strukturanalysen nicht möglich. Die Größe der Lymphknoten sind hier das Kriterium schlechthin (Abb. 2). In der Literatur wird ihre Treffsicher-

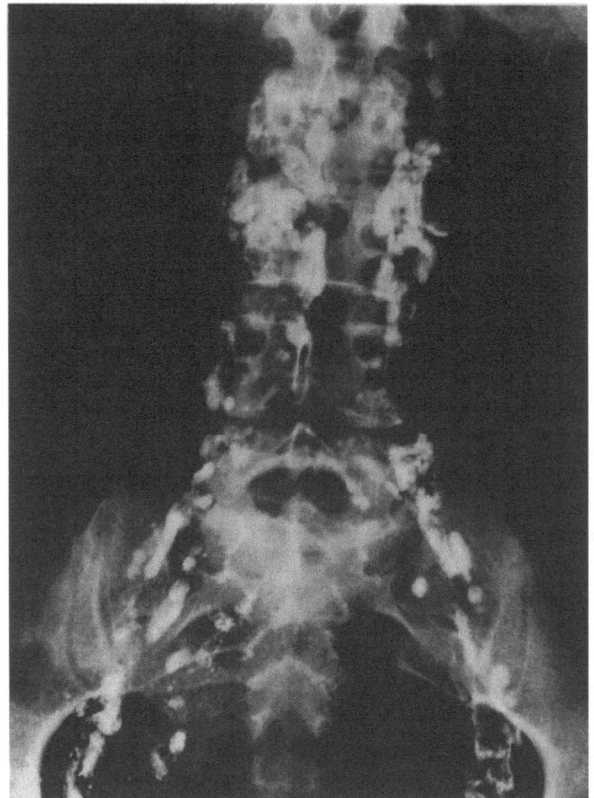

Abb. 1. Große Lymphknotenmetastase paraaortal links

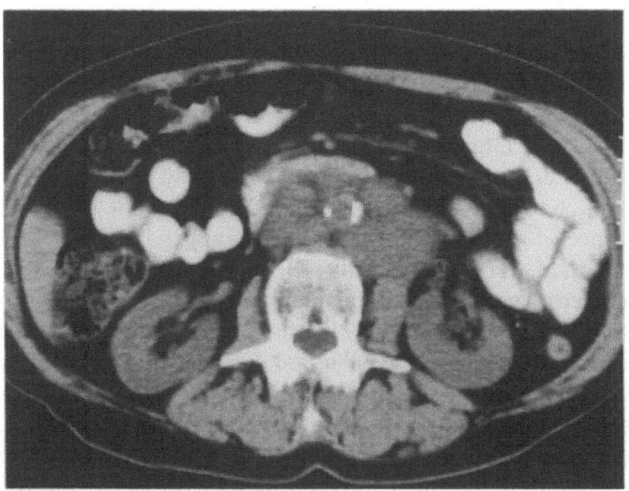

Abb. 2. Lymphknotenmetastase paraaortal betont links

Tabelle 3. Paraaortaler Lymphographiebefund als Prognosefaktor. (Nach Nestle 1990)

Gesamtkollektiv	5-Jahres-Überlebensraten				
	n	Karzinom-bezogen [%]	*p*	Alle Ursachen [%]	*p*
– Neg. Befund	53	75	0,02	65	0,01
– Pos. Befund	33	66		57	

heit mit bis zu 89 % (Walsh et al. 1980; Brenner et al. 1982; Whitley et al. 1982; Villasanta et al. 1983; Marincek et al. 1984; Bandy et al. 1985), was unseren Erfahrungen nach um ca. 20 % zu hoch ist, angegeben. Die Treffsicherheit ist jedoch sehr abhängig von der als pathologisch definierten Mindestgröße. Nach dem heutigen Erfahrungsstand scheint die Kernspintomographie den CT-Untersuchungen nicht überlegen zu sein (Dooms et al. 1984; Lee et al. 1984). Die Sonographie gilt hauptsächlich zur kurzfristigen Verlaufskontrolle (Hillmann u. Haber 1980; Beyer et al. 1983). Unsere Erfahrungen sehen die Lymphographie sowohl der CT, MRI als auch der Sonographie überlegen.

Nach enttäuschenden Erfahrungen und Berichten über die Treffsicherheit der Lymphszintigraphie in den letzten Jahren im Vergleich zur Lymphographie und der CT-Untersuchung (Glassburn et al. 1972; Langhammer et al. 1974; Hermann u. Zakkon 1982) wurde durch die Verwendung monoklonaler Antikörper eine neue Perspektive eröffnet. Die Kombination monoklonaler Antikörper und Lymphszintigraphie eröffnet im Tierversuch den Nachweis auf Lymphknotenmetastasen im Millimeterbereich (Weinstein et al. 1983, 1985).

Bei nach Wertheim operiertem Zervixkarzinom können zwischen paraaortaler Metastasierung und histopathologischen Kriterien Korrelationen aufgestellt werden. So zeigt Tabelle 4 die Zusammenhänge zwischen Tumorvolumen und pelviner/paraaortaler Lymphknotenmetastasierung, Tabelle 5 die Zusammenhänge zwischen histologischem Tumorstadium und pelviner/paraaortaler Metastasierung. Eine paraaortale Lymphknotenmetastasierung ohne pelvinen Lymphknotenbefall ist offenbar selten, genaue Daten fehlen bis heute.

Das invasivste diagnostische Vorgehen stellt der direkte Nachweis paraaortaler Lymphknotenmetastasen durch das Sampling oder die mehr oder weniger radikale paraaortale Lymphonodektomie dar. Hier möchten wir auf den Beitrag von Teufel und Frädrich in diesem Buch verweisen.

Technik der paraaortalen Strahlentherapie

Das Zielvolumen der paraaortalen Strahlentherapie schließt sich kranial dem Becken an und umfaßt die paraaortalen Lymphknoten bis in Höhe der Unterkante von BWK 12. Die Behandlung kann mit dem Linearbeschleuniger oder mit Telekobaltgeräten durchgeführt werden. Es kommt die Stehfeld- wie auch die Bewegungsbestrahlung zur Anwendung, wobei die Bewegungsbestrahlung

Tabelle 4. Korrelation von Tumorvolumen und Lymphknotenmetastasierung beim Zervixkarzinom. (Nach Dargent et al. 1985)

Tumorvolumen [mm³]	n	Pat. mit Lymphknotenmetastasen	Iliacal extern unilateral	Iliacal extern bilateral	Iliacal commun	Paraaortal
< 5 000	20	3	3	0	0	0
5 000 – 10 000	24	7	4	3	1	0
10 000 – 15 000	31	17	7	10	3	0
> 15 000	23	16	7	9	6	2
Insgesamt	98	43	21	22	10	2

Tabelle 5. Korrelation von histologischem Tumorstadium und Lymphknotenmetastasierung. (Nach Dargent et al. 1985)

Histologisches Tumorstadium	n	Pat. mit Lymphknotenmetastasen	Iliacal extern unilateral	Iliacal extern bilateral	Iliacal commun	Paraaortal
pT1	41	13	10	3	1	0
PT2A	8	1	0	1	0	0
pT2Bp	49	29	11	18	9	2
Insgesamt	98	43	21	22	10	2

zwar den Vorteil des hautschonenden Effektes für sich verbuchen kann, jedoch den Nachteil einer höheren Volumenbelastung hat (Kuttig 1987). Die enge Nachbarschaft von Nieren und paraaortalen Lymphknoten erfordert die Lokalisation der Nierenlage sowie im Einzelfall evtl. die Schonung dieser Risikoorgane durch Satellitenblenden (Fritz et al. 1987).

Als Gesamtdosis werden zwischen 44–50 Gy, bezogen auf die 90% Isodose, appliziert. Einige Autoren berichten über Dosierungen bis zu 60 Gy. Die Einzeldosis beträgt zwischen 1,5 und 2 Gy täglich, entsprechend 7,5–10 Gy in der Woche (Fletcher u. Hamburger 1980; Heilmann u. Bünemann 1987).

Bei dem sehr großen Behandlungsvolumen des primären Therapiekonzeptes sind die Hauptnebenwirkungen Beschwerden von seiten des gastrointestinalen Traktes sowie die Beeinträchtigung des blutbildenden Systems. Spätkomplikationen sind Darmobstruktionen und Adhäsionen sowie die seltene Strahlenmyelopathie (Nelson et al. 1974; Potish et al. 1983; Nori et al. 1985).

Ergebnisse

Aufgrund fehlender prospektiver randomisierter Studien und der sehr inhomogenen Zusammensetzung der Patientenkollektive mit meist nur kleinen

Tabelle 6. Ergebnisse der Strahlentherapie bei lymphographisch bzw. histologisch gesichertem Lymphknotenbefall

Jahr d. Veröff.	Anzahl der Pat. mit pos. paraaortalen Lymphknoten			
	FIGO	Dosis	Fernmeta. [%]	Überleben
Piver u. Barlow 1977	I– 1 II– 5 III–13 IV– 2	60 Gy in 8 Wochen	Nicht diagn.	14,2% nach 2 Jahren
Nelson et al. 1974	I– 0/0 II– 9/63 III–15/39 IV– 0/2	60 Gy in 6 Wochen	52	45% nach 2 Jahren 13% nach 4 Jahren
Buchsbaum 1979	I– 4/16 II– 1/19 III–34/104 IV– 4/10	54 Gy in 6–7 Wochen	34,8	18,8% nach 2 Jahren
Welander et al. 1981	I– 4/14 II–13/63 III–10/38 IV– 4/12	44 Gy in 5 Wochen	Nicht diagn.	11,5% nach 4 Jahren

Fallzahlen fehlen bis heute stichhaltige und signifikante Ergebnisse. Auch zeigte sich in einer Literaturdurchsicht, daß die vermeintliche Diagnosestellung „paraaortaler Lymphknotenbefall" innerhalb einer Patientinnengruppe auf mehreren Verfahren wie Lymphographie, Lymphonodektomie, Lymphknotensampling, selektive Lymphknotenexstirpation bzw. intraoperative Beurteilung beruht.

Bei durch Lymphographie bzw. paraaortalem Lymphknotensampling gesichertem Lymphknotenbefall und anschließender Strahlentherapie ergab sich eine 2-Jahres-Überlebensrate von 14,2 % (Piver und Barlow 1977; Buchsbaum 1979) bis zu 45 % (Nelson et al. 1974) und eine 4-Jahres-Überlebensrate von bis zu 13 % (Welander et al. 1981). Die applizierte Dosis betrug dabei zwischen 43 und 60 Gy (Tabelle 6). Bei Patientinnen, die eine paraaortale Lymphonodektomie und anschließende Strahlentherapie mit einer Dosis von 40–55 Gy erhielten, lag die 5-Jahres-Überlebensrate bei bis zu 23 % mit dem Nachteil einer deutlich gestiegenen Komplikationsrate (Ballon et al. 1981).

Diskussion

Patientinnen mit paraaortalen Lymphknotenmetastasen haben eine schlechte Prognose. Liegt paraaortaler Lymphknotenbefall vor, so ist in 34–50 % der Fälle mit einer Metastasierung supraklavikulär links zu rechnen. Eine Fernmetastasierung findet sich in der Hälfte der paraaortal positiven Frauen (Burke et al. 1987). Hier ist ein kurativer Therapieansatz nicht mehr gegeben. Hinzu kommt eine unbekannte Zahl von Frauen, deren Fernmetastasen zu diesem Zeitpunkt weder symptomatisch noch mit unseren Möglichkeiten der Diagnostik erkennbar sind. So wird letztentlich nur eine kleine Gruppe von ungefähr 20 % überhaupt von einer paraaortalen Therapie ein Benefit haben können. Bedacht werden müssen darüber hinaus die Versager einer operativen oder strahlentherapeutischen Behandlung.

Wegen fehlender prospektiver Studien und der sehr komplexen inhomogenen Zusammensetzung der Patientenkollektive mit meist kleinen Fallzahlen und nur selten histologisch gesichertem Lymphknotenbefall fehlen bis heute stichhaltige und signifikante Daten. Ein kurativer Effekt konnte bislang nicht sicher belegt werden. Mehrere Studien zeigen jedoch bei akzeptablen Nebenwirkungen eine tendentielle Verbesserung der Überlebenschancen um 10–20 % (Tabelle 3) für beide Therapieverfahren, Vergleichskollektive fehlen. Der Operation mag der Vorteil zukommen, mit der Diagnostik gleich einen möglichen therapeutischen Effekt zu verbinden, die Strahlentherapie kann die homogenere Behandlung des Zielvolumens anbieten, da bei operativer Entfernung der paraaortalen Lymphknoten und Nachweis eines Lymphknotenbefalles sicherlich Tumorzellen in Lymphspalten zurückbleiben werden. Die Strahlentherapie wird ihre Versager beim strahlenrefraktären Tumor haben.

So halten wir die paraaortale Bestrahlung im Rahmen einer Primärbehandlung bei Abwägen von Benefit für die Patientin und Risiko an Nebenwirkungen bzw. Lebensqualität ausschließlich in echter „high-risk"-Situation für gerechtfertigt. Als „high-risk"-Patientinnen stufen wir Frauen ein mit Zervixkarzinom ohne erkennbare Fernmetastasen

– mit durch operativem paraaortalem Sampling oder Lymphonodektomie nachgewiesenem Lymphknotenbefall,
– mit Lymphknotenbefall der benachbarten Lymphknotengruppe (iliacal commun/extern/intern) nach Wertheim-Radikaloperation ohne paraaortale Lymphknotenentfernung,
– bei paraklinisch dringendem Verdacht eines paraaortalen Lymphknotenbefalles.

Die Referenzdosis im Zielvolumen sollte 50 Gy in 5–6 Wochen nicht überschreiten; nach radikaler paraaortaler Lymphonodektomie beschränken wir die Dosen auf 45 Gy. Bei „high-risk"-Situationen ohne paraklinischen Verdacht auf paraaortale Metastasierung befürworten wir einen diagnostischen operativen paraaortalen Eingriff, um bei fehlendem Nachweis einer Lymphknotenmetastase auf die Strahlentherapie verzichten zu können. Bei jedoch bereits eindeutigem paraklinischem Verdacht auf paraaortale Metastasierung würden wir auf diesen diagnostischen Eingriff verzichten, um bei der dann doch erforderlichen Strahlentherapie sich addierende Nebenwirkungen zu vermeiden.

Als Ausblick hoffen wir auf die Verbesserung der diagnostischen präoperativen Möglichkeiten, hier insbesondere auf die Lymphszintigraphie in Kombination mit monoklonalen Antikörpern, um prätherapeutisch eine bessere

Beurteilung der tatsächlichen Tumorausbreitung zu erhalten. Diese würde dann unserem Wunsch einer mehr stadiengerechten Behandlung näher kommen.

Literatur

Ashraf M, Elyaderani MK, Gebriele OF, Krall JM (1982) Value of lymphangiography in the diagnosis of paraaortic lymph node metastases from carcinoma of the cervix. Gynecol Oncol 14:96

Averette HE, Sevin BU, Girtanner RE, Ford JH (1981) Prätherapeutische Staging-Laparotomie beim Zervixkarzinom. Gynäkologe 14:164–169

Ballon SC, Berman ML, Lagasse LD, Petrilli ES, Castaldo TW (1981) Survival after extraperitoneal pelvic and paraaortic lymphadenectomy and radiation therapy in cervical carcinoma. Obstet Gynecol 57:90–95

Baltzer J, Kaufmann C, Ober KG, Zander J (1980) Komplikationen bei 1092 erweiterten abdominalen Krebsoperationen mit obligatorischer Lymphonodektomie. Ergebnisse einer kooperativen Studie an vier Universitäts-Frauenkliniken. Geburtsh Frauenheilk 40:1–5

Bandy LC, Clarke-Pearson DL, Silverman PM, Creasman WT (1985) Computed tomography in evaluation of extrapelvic lymphadenopathy in carcinoma of the cervix. Obstet Gynecol 65:73

Berman ML, Keys H, Creasman W, DiSaia P, Bundy B, Blessing J (1984) Survival and patterns of recurrence in cervical cancer metastatic to periaortic lymph nodes. Gynecol Oncol 19:8–16

Beyer D, Friedmann G, Peters PE (1983) Subdiaphragmales Lymphknotensystem. In: Bücheler E, Friedmann G, Thelen M (Hrsg) Real-time Sonographie des Körpers. Thieme, Stuttgart

Brenner DE, Whitley NO, Prempree T, Villasanta U (1982) An evaluation of the computed tomographic scanner for the staging of carcinoma of the cervix. Cancer 50:2323

Buchsbaum HJ (1979) Extrapelvic lymph node metastases in cervical carcinoma. Am J Obstet Gynecol 133:814–824

Burke TW, Heller PB, Hoskins WJ, Weiser EB, Nash JD, Park RC (1987) Evaluation of the scalene lymph nodes in primary and recurrent cervical carcinoma. Gynecol Oncol 28:312–317

Chung CK, Nahhas WA, Strayker JA, Curry SL, Mortel R (1980) Analysis of factors contributing to treatment failures in stages I b and II a carcinoma of the cervix. Am J Obstet Gynecol 138:550–556

Dargent D, Frobert JL, Beau G (1985) V factor (Tumor Volume) and T factor (FIGO Classification) in the assessment of cervix cancer prognosis: The risk of lymph node spread. Gynecol Oncol 22:15–22

Dooms GC, Hricak H, Crooks LE, Higgins CB (1984) Magnetic resonance imaging of the lymph nodes: Comparison with CT. Radiology 153:719

Fletcher GH, Hamburger AD (1980) Treatment technique according to size of the cervical lesion and extension. In Fletcher GH (ed) Textbook of radiotherapy. Lea & Febiger, Philadelphia, pp 732–789

Friedberg V (1988) Indikationen und operatives Vorgehen bei der paraaortalen Lymphonodektomie. In: Hepp H, Scheidel P, Monaghan JM (Hrsg) Lymphonodektomie in der gynäkologischen Onkologie. Urban & Schwarzenberg, München Wien Baltimore, S 49–56

Fritz P, Schulz-Wendtland R, Kuttig H (1987) Szintigraphische Leber- und Nierenlokalisation für die Strahlenbehandlung des Abdomens: Methodik, Genauigkeit, Vergleich mit Ultraschallverfahren. Strahlenther Onkol 163:673–677

Glassburn JR, Prasasrinichia S, Nuss R, Croll N, Brady L (1972) Correlation of 198 Au abdominal lymph scans with lymphangiograms and lymph node biopsies. Radiology 105:93

Heilmann HP, Bünemann H (1987) Tumoren der Cervix uteri. In: Scherer E (Hrsg) Strahlentherapie. Springer, Berlin Heidelberg New York, S 783–862

Hermann HJ, Zakkon E (1982) Lymphszintigraphie des Retroperitoneums. Röntgenpraxis 35:426

Hillmann BJ, Haber K (1980) Echographic characteristics of malignant lymph nodes. J Clin Ultrasound 8:213

Hughes RR, Brewlington KC, Hanjani P et al. (1980) Extended field irradiation for cervical cancer based on surgical staging. Gynecol Oncol 9:153–161

Kolbenstvedt A (1975) Lymphography in the diagnosis of metastases from carcinoma of the uterine cervix stages I and II. Acta Radiol [Diagn] (Stockholm) 16:81

Kuttig H (1987) Klinische Applikationsverfahren zur Erzielung einer geeigneten räumlichen Dosisverteilung. Stehfeldbestrahlung, Bewegungsbestrahlung. In: Scherer E (Hrsg) Strahlentherapie. Springer, Berlin Heidelberg New York, S 111–128

Lagasse LD, Creasman WT, Shingleton HM, Ford JH, Blessing JA (1980) Results and complications of operative staging in cervical cancer: Experience of the Gynecologic-Oncology Group. Gynecol Oncol 9:90–98

Langhammer H, Büll U, Kucharczyk D, Hör G, Frey KW, Pabst HW (1974) Zur Treffsicherheit der abdominalen Lymphszintigraphie in der Tumordiagnostik. Med Welt 25:358

Lee JKT, Heiken JP, Ling D et al. (1984) Magnetic resonance imaging of abdominal and pelvic lymphadenopathy. Radiology 153:181

Liu W, Meigs JV (1955) Radical hysterectomy and pelvic lymphadenectomy. Am J Obstet Gynecol 69:1

Lohe KJ (1978) Early squamous cell carcinoma of the uterine cervix. Gynecol Oncol 6:10–59

Lüning M, Wiljasalo M, Weissleder H (1976) Lymphographie bei malignen Tumoren. Thieme, Stuttgart

Marincek B, Devand MC, Triller J, Fuchs WA (1984) Value of computed tomography and lymphography in staging carcinoma of the uterine cervix. Europ J Radiol 4:118

Musumeci R, de Palo G, Gardani G, Kenda R, Tesoro-Tess JD, Volterrani F (1981) Results of lymphography in gynecological cancer. In: Weissleder H, Bartos V, Clodius L, Malek P (eds) Progress in lymphology. Avicenum, Prague, p 366

Nelson JH, Macasaet MA, Lu T, Bohorquez JF, Smart GE, Nicastri AD, Walton LA (1974) The incidence and significance of paraaortic lymph node metastases in late invasive carcinoma of the cervix. Am J Obstet Gynecol 118:749–756

Nelson JH jr, Boyse J, Macasaet M, Lu T, Bohorquez JF, Nicastri AD, Fruchter R (1977) Incidence, significance and follow-up of paraaortic lymph node metastases in late invasive carcinoma of the cervix. Am J Obstet Gynecol 128:336–340

Nestle U (1990) Die Strahlentherapie des Zervixkarzinoms. Dissertation, Universität Freiburg

Nori D, Valentine E, Hilaris BS (1985) The role of paraaortic node irradiation in the treatment of cancer of the cervix. Int J Radiat Oncol Biol Phys 11:1469–1473

Piver MS, Barlow JJ (1977) High dose irradiation to biopsy confirmed aortic node metastases from carcinoma of the uterine cervix. Cancer 39:1243–1246

Piver MS, Wallace S, Castro JR (1971) The accuracy of lymphangiography in carcinoma of the uterine cervix. Am J Radiol 111:278

Plentl AE, Friedman EA (1971) Lymphatic system of the female genitalia. Saunders, Philadelphia London Toronto

Potish R, Adcock L, Jones T, Levitt S, Prem K, Savage J, Twiggs L (1983) The morbidity and utility of periaortic radiotherapy in cervical carcinoma. Gynecol Oncol 15:1–9

Sudarsanam A, Charyulu K, Belinson J et al. (1978) Influence of exploratory celiotomy on the management of carcinoma of the cervix. Cancer 41:1049

Villasanta U, Whitley NO, Haney PJ, Brenner D (1983) Computed tomography in invasive carcinoma of the cervix: An appraisal. Obstet Gynecol 62:218

Walsh JW, Amendola MA, Konerding KF, Tisnado J, Hazra TA (1980) Computed tomographic detection of pelvic and inguinal lymph node metastases from primary and recurrent pelvic malignant disease. Radiology 137:157

Wawroschek B (1988) Analyse von Therapiemethoden beim Zervixkarzinom am Beispiel von 372 Patientinnen, die zwischen 1979 und 1983 an der Universitäts-Frauenklinik Freiburg behandelt wurden. Dissertation, Universität Freiburg

Weinstein JN, Parker RJ, Keenan AM et al. (1983) Monoclonal antibodies in the lymphatics: Toward the diagnosis and therapy of tumor metastases. Science 222:423

Weinstein JN et al. (1985) Lymphatic delivery of monoclonal antibodies: Potential for detection and treatment of lymph node metastases. Cancer Investigation 3:85

Welander CE, Pierce VK, Nori D et al. (1981) Pretreatment laparotomy in carcinoma of the cervix. Gynecol Oncol 12:336–347

Wharton JT, Jones HW III, Day TG, Rutledge FN, Fletcher GH (1977) Preirradiation celiotomy and extended field irradiation for invasive carcinoma of the cervix. Obstet Gynecol 49:333–338

Whitley NO, Brenner D, Francis A, Villasanta U, Aisner J, Wiernik PH, Whitley J (1982) Computed tomographic evaluation of carcinoma of the cervix. Radiology 142:439

Zander J, Baltzer J, Lohe KJ, Kaufmann C (1981) Carcinoma of the cervix: An attempt to individualize treatment. Am J Obstet Gynecol 139:752–759

Die Indikation und Möglichkeit der ausschließlichen perkutanen Strahlentherapie beim Zervixkarzinom

J. Bahnsen

Bei der Strahlentherapie des Kollumkarzinoms sollte die Kombination einer intrakavitären Therapie mit einer Perkutantherapie bevorzugt werden, wenn sie problemlos möglich ist. Mit der intrakavitären Therapie werden hohe Strahlendosen bei maximaler Schonung von Blase, Darm und Haut am Primärtumor appliziert. Die zusätzliche Perkutantherapie ist erforderlich, weil Tumorabsiedelungen im kleinen Becken, die in größerer Entfernung zur intrakavitären Strahlenquelle liegen, sonst unterdosiert würden.

In verschiedenen Situationen gestaltet sich die intrakavitäre Therapie als unmöglich oder ungünstig. Da es sich in der Regel um fortgeschrittene Kollumkarzinome handelt, ist auch die ultraradikale Operation hier ohne kurative Chance. Die perkutane Strahlentherapie ist die einzige Alternative, wenn man von den noch in der Erprobung befindlichen Spicktechniken mit der Templatemethode absieht.

Absolute Indikationen

Alle bekannten intrakavitären Therapietechniken erfordern die Sondierung des Zervikalkanals. Lokal fortgeschrittene Karzinome haben die Zervix gelegentlich so weit zerstört, daß eine Applikation von Afterloadingsonden nicht möglich ist. Auch muß auf die erhebliche Perforationsgefahr hingewiesen werden, wenn die Wandschichten der Zervix durch den Tumor weitgehend zerstört sind. Vor der Sondierung des Zervikalkanals muß die Portio dargestellt und angehakt werden. Bei ausgedehntem Scheidenbefall mit tumoröser Scheidenstenose ist die Darstellung der Portio bisweilen nicht möglich. Die intrakavitäre Therapie muß hier unterbleiben. Weitere absolute Kontraindikationen für eine Kontakttherapie sind ein Rektum- oder Blaseneinbruch. Die Schonung der Nachbarorgane Blase und Darm ist wegen des Tumorbefalls überflüssig. Im folgenden sind die absoluten Kontraindikationen für eine intrakavitäre Therapie aufgelistet:

- CK nicht sondierbar,
- tumoröse Scheidenstenose,
- Blaseneinbruch,
- Rektumeinbruch.

Relative Indikationen

Bei einer Reihe von Situationen ist eine intrakavitäre Therapie zwar möglich, aber problematisch. Wegen der Schmerzhaftigkeit der Sondierung und Dilatation des Zervikalkanals ist zumindest bei der ersten Applikation eine hinreichende Anästhesie erforderlich. Ist eine Vollnarkose kontraindiziert, so sollte der Eingriff in Periduralanästhesie erfolgen. Bei nicht ausreichender Schmerzfreiheit ist der reinen Perkutantherapie der Vorzug zu geben. Ein sehr großer Portiotumor verschlechtert die Wahrscheinlichkeit, den Primärtumor zu heilen, da bei der intrakavitären Therapie die Dosis so erhöht werden muß, daß auch die Tumorperipherie ausreichende Strahlenmengen erhält. Diese Dosiserhöhung ist jedoch durch die Toleranz von Blase und Rektum limitiert. Wenn der Dosierungsplan zeigt, daß innerhalb der Toleranz der Nachbarorgane Teile des Primärtumor unterdosiert würden, so ist die Indikation zur reinen Perkutantherapie gegeben. Gelegentlich findet man Kollumkarzinome nach suprazervikaler Hysterektomie. Diese Zervixstumpfkarzinome sind bei intrakavitärer Therapie insofern problematisch, als die Harnblase auf dem Stumpf in unmittelbarer Fortsetzung des Zervikalkanals verwachsen ist. Die Applikation der Zervikalsonde ist daher mit einem erheblichen Risiko verbunden, die Harnblase zu verletzen. Auch die Dosierung ist wegen der in der Nähe liegenden Blase schwierig. Zusammengefaßt ergeben sich folgende Indikationen für die Perkutanbestrahlung bei problematischer intrakavitärer Therapie:

- keine ausreichende Analgesie,
- großer Portiotumor,
- Scheidenbefall,
- ausgedehnter Parametranbefall,
- Becken ausgemauert,
- Zervixstumpfkarzinom.

Scheidenbefall

Die kombinierte Strahlentherapie des Kollumkarzinoms sieht in der Regel eine Ausblockung der zentralen Teile des kleinen Beckens vor, da die Beckenmitte durch die intrakavitäre Therapie bereits stark vorbelastet ist. Besteht ein tumoröser Befall der Scheide, so kann es hier zur Unterdosierung kommen. Ein Scheidenbefall stellt jedoch nur eine relative Kontraindikation für eine kombinierte Strahlentherapie dar. Einmal ist es möglich, die Tumorformationen in der Scheide durch eine zusätzliche Brachytherapie mit einem Kolpostaten zu behandeln.

Die Dosislücke an der tumorös befallenen Scheide läßt sich auch durch eine Modifikation der Perkutanbestrahlung verhindern. Man verzichtet auf das Ausblocken der Beckenmitte und setzt die intrakavitäre Therapie nur als Dosisspitze für den Primärtumor ein.

Die gleiche Technik ist geeignet, wenn ein ausgedehnter parametraner Befall vorliegt oder das kleine Becken ausgemauert ist. In diesen fortgeschrittenen Fällen liegt das Hauptgewicht auf der perkutanen Strahlentherapie. Daher muß gefragt werden, ob nicht Techniken vorhanden sind, welche das kleine Becken ausreichend belasten und gleichzeitig die notwendige Maximaldosis in der Beckenmitte erzielen.

Biaxiale Pendelbestrahlung des kleinen Beckens

Eine geeignete Methode ist die biaxiale Pendelbestrahlung nach Frischbier u. Hasse (1965). Die Achsen verlaufen lateral parallel zur Zervix. Die Pendelwinkel wurden mit 10 bis 170 und –10 bis –170 Grad so gewählt, daß die Haut von Unterbauch, Flanken und Glutealregion gleichmäßig niedrig belastet wird. Täglich wird alternierend auf je eine Achse eine Dosis von 3,5 Gy eingestrahlt. Als Gesamtdosis werden 80 Gy im Maximum und 60 Gy an der Beckenwand angestrebt. Abbildung 1 zeigt den Isodosenverlauf bei einem Achsenabstand von 6 cm und einer Feldbreite von 6 cm. Bemerkenswert ist der steile Dosisabfall nach ventral zur Schonung der Blase und nach dorsal zur Entlastung des Rektums. Auch Kollumkarzinome mit einem größeren Durchmesser lassen sich problemlos bestrahlen, wenn man den Achsabstand auf 5 cm verkleinert und die Feldbreite auf 8 cm erhöht (Abb. 2). Die gezeigten Isodosen gelten für eine Telekobalttherapie. Die Pläne lassen sich in gleicher Weise auch auf Photonen eines Linearbeschleunigers umrechnen, was bei korpulenten Patientinnen zu günstigeren Ergebnissen führt.

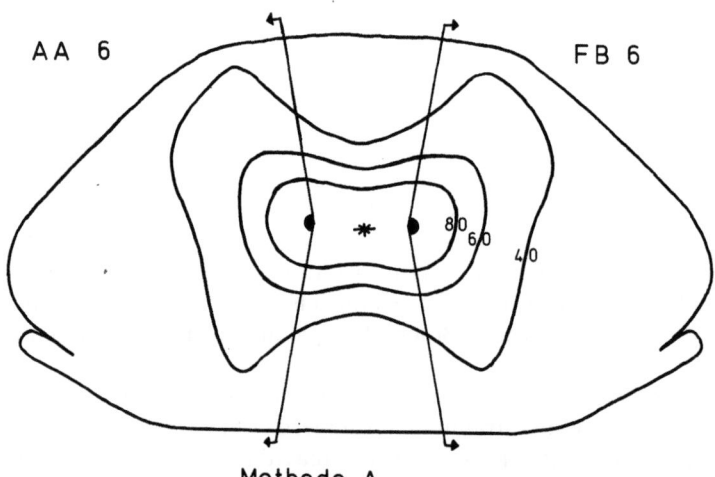

AA 6   FB 6

Methode A

Abb. 1. Biaxiale Pendelbestrahlung zur ausschließlichen Perkutanbestrahlung von Kollumkarzinomen im kleinen Becken. Feldbreite 6 cm, Achsabstand 6 cm

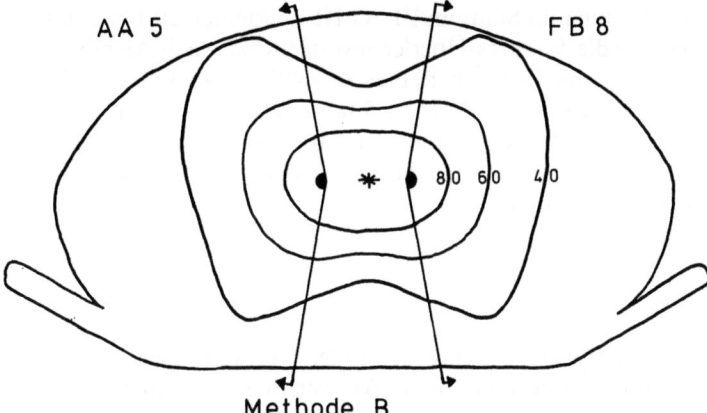

Methode B

Abb. 2. Biaxiale Pendelbestrahlung des kleinen Beckens. Feldbreite 8 cm, Achsabstand 5 cm. Größere 80% Isodose als in Abb. 1 zur Therapie großer Zervixtumoren

Tabelle 1. Biaxiale Pendelbestrahlung: Stadieneinteilung von Kollumkarzinomen der Abteilung für Gynäkologische Radiologie der Universitätsklinik Hamburg (1965–1987)

Stadium	n	[%]
I	11	3
II	28	8
III	253	72
IV	60	17
	352	100

Tabelle 2. Altersverteilung von 352 Patientinnen mit Perkutanbestrahlung von Kollumkarzinomen

Alter	[%]
Bis 50	17
51–60	20
61–70	30
71–80	25
Über 80	8

Ergebnisse der reinen Perkutanbestrahlung von Kollumkarzinomen

In den Jahren 1965–1987 wurden in der Abteilung für Gynäkologische Radiologie (Abt.-Direktor: Prof. Dr. H.-J. Frischbier) 352 Patientinnen mit einem Kollumkarzinom ausschließlich perkutan bestrahlt. Tabelle 1 zeigt die Stadienverteilung nach FIGO. 89 % der Fälle gehören zu den Stadien III und IV. In den wenigen Fällen mit geringerem Stadium waren ein extrem schlechter Allgemeinzustand und ein hohes Alter für die Wahl der Therapie ausschlaggebend. Die Altersverteilung (Tabelle 2) zeigt einen Häufigkeitsgipfel im 7. Lebensjahrzehnt. Die Patientinnen waren also durchschnittlich etwa 20 Jahre älter als die Gesamtheit der Frauen mit invasiven Kollumkarzinomen (Annual Report, Vol. 20: Häufigkeitsmaximum im 5. Lebensjahrzehnt).

Die Überlebensrate von Patientinnen nach ausschließlicher perkutaner Strahlentherapie unserer Abteilung wurde von Ulmer u. Frischbier (1982)

publiziert. Von 103 Frauen im Stadium FIGO III überlebten 29,1 % 5 Jahre. Im Stadium IV betrug die 5-Jahres-Überlebensrate 14 %. Nach Angaben des Annual Reports (Pettersson 1989) überlebten von 4978 Frauen des Stadiums III 33,9 % und von 969 im Stadium IV 7,5 % 5 Jahre. Da es sich beim Hamburger Kollektiv um eine negative Selektion von Fällen handelt, bei denen eine intrakavitäre Therapie unmöglich oder problematisch war, muß dies als ein gutes Ergebnis gewertet werden.

Nebenwirkungen

An frühen Nebenwirkungen müssen Durchfälle, Übelkeit, Polakisurie und Dysurie in Kauf genommen werden. In der Auswertung von Ulmer u. Frischbier (1982) wurden bei 5 von 133 Frauen Strahlenspätreaktionen des Darmes vom Schweregrad II in Form von Ulzera und Stenosen beobachtet. In weiteren 5 Fällen bestanden Komplikationen des Schweregrads III: Stenosen von Rektum und Sigma mit der Notwendigkeit einer Anus-praeter-Anlage. Bemerkenswert ist das Fehlen von Fisteln bei rezidivfreien Patientinnen dieses Kollektivs. Während bei der intrakavitären Therapie eine umschriebene Überdosis zur Ausbildung von Fisteln führen kann, ist die Dosisverteilung bei der reinen Perkutantherapie homogener. Eine Fistel wird hier nur beobachtet, wenn ein Tumorrezidiv die Blasen- oder Darmwand zerstört oder wenn der Tumor die Wand von Blase und Rektum bereits vor der Therapie durchsetzt hat (Stadium IVa) und der rasche Tumorzerfall nun einen Defekt entstehen läßt.

Paraaortale Strahlentherapie

Die Strahlentherapie des kleinen Beckens muß durch eine Behandlung der paraaortalen Lymphknoten ergänzt werden, wenn diese befallen sind. Die Bestrahlung der Paraaortalregion wird in unserer Abteilung in Bauchlage als biaxiale viersegmentale Pendelbestrahlung durchgeführt (Frischbier u. Karl 1970, Abb. 3). Bei dieser Methode gelingt es (Abb. 4), die kritischen Nachbarorgane Darm, Nieren und Myelom maximal zu schonen. Im amerikanischen Schrifttum gilt die Bestrahlung der Paraaortalregion als gefährlich und komplikationsreich (DiSaia u. Creasman 1989). Unter der Bezeichnung „extended field irradiation" wird dort ein orthogonales Stehfeld eingesetzt. Bei diesem sehr einfachen Verfahren ist eine Schonung von Darm und Myelon nicht möglich. Die Auswertung von 178 Patientinnen unserer Abteilung (Carl et al. 1988) zeigt, daß sich der Aufwand der biaxialen 4segmentalen Pendelbestrahlung durch eine geringe Komplikationsrate bei Herddosen von 45–50 Gy auszahlt. Es wurden lediglich 3 Frauen mit Uretherstenosen und 2 Fälle mit Ileus beobachtet. Wegen der geringen Komplikationsrate der Paraaortalbestrahlung konnte die Indikation ausgeweitet werden. Während früher nur bei nachgewiesenen (Probelaparotomie, Lymphographie, Computertomogra-

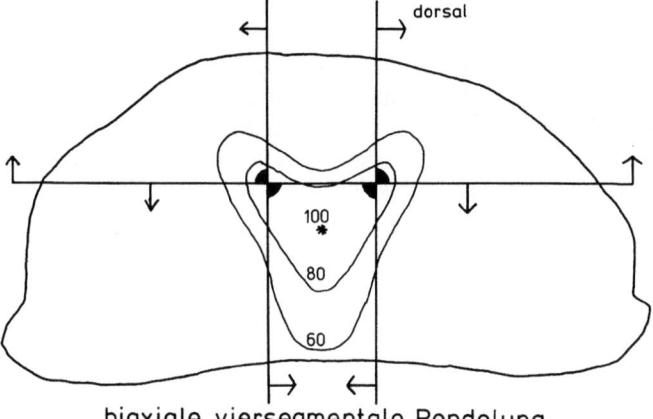

biaxiale viersegmentale Pendelung

Abb. 3. Biaxiale 4segmentale Pendelbestrahlung der paraaortalen Lymphknoten in Bauchlage mit Ausgleich der Lendenlordose durch Lagerungshilfen

Lumbalbestrahlung

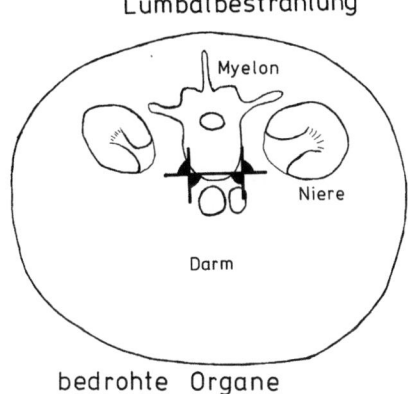

bedrohte Organe

Abb. 4. Lage der kritischen Organe bei der biaxialen 4segmentalen Bestrahlung der paraaortalen Lymphknoten

phie) paraaortalen Lymphknotenmetastasen eine Paraaortalbestrahlung ergänzt wurde, führen wir die erweiterte Strahlentherapie jetzt auch dann durch, wenn eine Metastasierung aufgrund des sehr ausgedehnten Befalls im kleinen Becken sehr wahrscheinlich ist.

Supraklavikuläre Bestrahlung

Bei nachgewiesener ausgedehnter Metastasierung der paraaortalen Lymphknoten sollte auch bei fehlendem bioptischen Nachweis von supraklavikulären Lymphknotenmetastasen eine Bestrahlung der linken Supraklavikulärgrube erfolgen.

Zusammenfassung

Zusammenfassend läßt sich sagen, daß auch fortgeschrittene inoperable Kollumkarzinome, die nicht für eine intrakavitäre Therapie geeignet sind, keineswegs hoffnungslose Fälle darstellen. Mit adäquaten Bestrahlungsmethoden lassen sich auch hier Ergebnisse erziehlen, die kaum von den Heilungszahlen des Annual Reports (Pettersson 1989) abweichen.

Danksagung: Für die Erstellung der Graphiken und des Manuskriptes danke ich Frau A. Marsau.

Literatur

Carl UM, Kaak B, Frischbier H-J (1988) Radiation of paraaortal lymph nodes in gynecological cancers: an estimation of benefit and risk. (7th Annual Meeting, European Society for Therapeutic Radiology and Oncology, Den Haag)

DiSaia PJ, Creasman WT (1989) Clinical gynecologic oncology. Mosby, St. Louis Washington Toronto

Frischbier H-J, Hasse J (1965) Die biaxiale Telekobalt-Pendelbestrahlung des Kollumkarzinoms. Strahlentherapie 126:481

Frischbier H-J, Karl B (1970) Zur Telekobaltbestrahlung der aortalen Lymphknoten. Strahlentherapie 140:32-36

Frischbier H-J, Schreer J (1985) Gynäkologische Radiologie. In: Käser O, Friedberg V, Ober KG, Thomsen K, Zander J (Hrsg) Gynäkologie und Geburtshilfe Bd III, 1. Thieme, Stuttgart New York, S 2.1

Pettersson F (1989) Annual report on the results of treatment in gynecological cancer. International Federation of Gynecology and Obstetrics, Stockholm

Ulmer HU, Frischbier H-J (1982) Die ausschließlich perkutane Strahlenbehandlung fortgeschrittener Kollumkarzinome. Geburtshilfe Frauenheilkd 42:243-344

Zur Auswahl der Patientinnen und Durchführung der Strahlentherapie, Afterloadingtherapie und Telekobaltbestrahlung beim Zervixkarzinom

J. Schlosser, G. Tode, K. Renziehausen

Die Selektion der Patientinnen mit einem Zervixkarzinom, die für die primäre alleinige Strahlentherapie in Frage kommen, gilt naturgemäß als eine negative. Mit Ausnahme eines relativ kleinen und nahezu konstanten Anteils von Patientinnen niedriger Stadien mit eingeschränkter Operationsfähigkeit und höheren Alters fällt dem Radiotherapeuten damit die Gruppe der fortgeschrittenen Karzinome zu. Sie trotzdem, ausgenommen das Stadium T4 möglichst einer kurativen Therapie zuzuführen, ist selbstverständlich unser Ziel.

Das zwischen der Abteilung für Gynäkologische Radiologie der Frauenklinik mit einem Afterloadinggerät und der Klinik für Radiologie mit einer Telekobaltbestrahlungseinheit unseres Bezirkskrankenhauses abgestimmte Konzept beinhaltet eine stadienabhängige Kontakt- und Perkutantherapie in unterschiedlicher Dosierung.

Bei fast konstanter Anzahl der AL-Applikationen wird die Perkutandosis im Stadium T1 b von 36 Gy auf 56 Gy im Stadium T3 gesteigert, um der Tumorausbreitung und der zunehmenden Lymphknotenmetastasierung Rechnung zu tragen. Nutzen-Risiko-Überlegungen führten zu einem abgestuften Therapieregime, dessen Dosiswerte durch die Belastbarkeit des umgebenden Bindegewebes sowie von Blase und Rektum limitiert werden. 60 Gy erscheinen für die gesunde Umgebung als Grenzwert zulässig. Eine Überschreitung im Stadium T2 b und T3 wird bewußt in Kauf genommen.

Für eine Kombinationstherapie unterschiedlicher Zielvolumina sind computergestützte Bestrahlungsplanung und Reproduzierbarkeit notwendig und unerläßlich. Das für die Afterloadingtherapie erarbeitete Referenzpunktesystem stellte die Basis dar, wobei sich anhand der Isodosen an den wichtigen Punkten exakte Dosiswerte errechnen lassen (Abb. 1, Tabelle 1). Entsprechend dem Lokalbefund an der Zervix stehen für die Afterloadingtherapie die Verfahren Z_n und Z_0 zur Verfügung. Z_n bedeutet Bestrahlung mit bewegter Iridium-192-Quelle. Sie wird zunächst bis zum Fundus uteri gebracht und dann schrittweise zurückgeführt. Die Standzeiten im Zervixbereich betragen ein Vielfaches der im Corpus uteri (Abb. 2). Das Verfahren Z_0 kommt bei den selteneren Fällen mit einem nicht sondierbaren Uterus zur Anwendung. Es ist der Portioplatte in der konventionellen Kontakttherapie vergleichbar. Die Anpassung an den Lokalbefund ist zwangsläufig ungenügender als bei Z_n.

Nur das Verfahren Z_n mit bewegter Quelle ermöglicht die Applikation einer Dosis von 60 Gy am Punkt P_c (Tabelle 2). Entsprechend dem steilen Dosisabfall ergeben sich für den Punkt A noch 24 Gy, für den Punkt B 4,5 Gy, bezogen

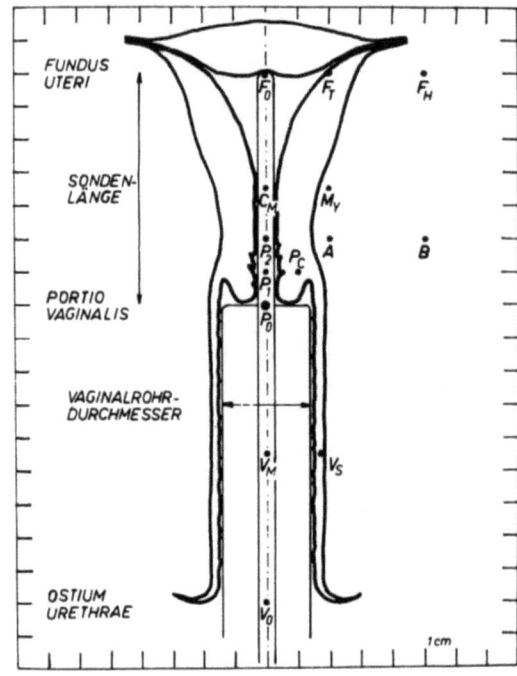

Abb. 1. Referenzpunkte

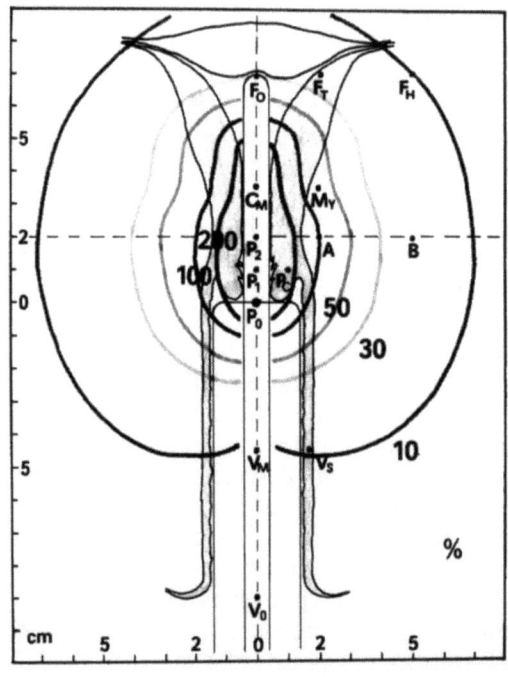

Alo-Th: **Zervix   Z3**

Abb. 2. Dosisverteilung der Methode Z_n mit bewegter Linienquelle

Tabelle 1. Aufstellung der Referenzpunkte

Kurz-zeichen	Geometrische Lage	Topographische Referenz
P_0	Äußerer Muttermund – Sondenachse	Portio bzw. Scheidenab-schlußnarbe
P_1	1 cm oberhalb vom P_0 – Sondenachse	Scheidenstumpf
P_C	1 cm lateral von P_1	Bereich der Cervix uteri
P_2 (M)	2 cm oberhalb von P_0 – Sondenachse	Innerer Muttermund
A	2 cm lateral von P_2	Bereich der Ureteren
B	5 cm lateral von P_2	Bereich der parazervikalen LK-Kette – Beckenwand
C_M	Halbe Sondenlänge P_0F_0 – Sondenachse	–
M_y	2 cm lateral von C_M	Myometrium
F_0	Sondenspitze	Fundus uteri
F_T	2 cm lateral von F_0	Bereich der Tubenecken
F_H	5 cm lateral von F_0	Bereich der hypogastrischen LK-Kette
V_0	1 cm proximal Ostium urethrae externum – Sondenachse	Introitus vaginae
V_M	Halbe Vaginallänge – Sondenachse	–
V_S	0,3 cm lateral von der Oberfläche des Vaginalapplikators in Höhe V_M	Vaginalschleimhaut

Tabelle 2. Vergleich der Dosen bei bewegter und stehender Quelle, Bezirkskrankenhaus Karl-Marx-Stadt

Zervixkarzinom [Dosis in Gy]		
Meth.:	$3 \times Z_n$	$3 \times Z_0$
Ref.-pkt.: A	24,0	8,0
B	4,5	3,0
P_C	60,3	19,2
P_1	–	24,0
P_2	–	10,8

auf eine Sondenlänge von 6 cm bei einer Einzelapplikation von 3mal 8 Gy. Die niedrigere Dosis an den Punkten A und B ermöglicht, ohne Risiko für die Ureteren eine genügend hohe Dosis über die Telekobaltbestrahlung bis an die Beckenwände einzustrahlen.

In Tabelle 3 sind die Dosen für die einzelnen Tumorstadien angegeben. Die für das Stadium T2 b und T3 aufgeführten Werte von 70–72 Gy Gesamtdosis im Punkt A sind die eingangs erwähnten Dosisüberschreitungen, die bewußt zugelassen werden.

In Abb. 3 ist die Dosisverteilung für das kombinierte Vorgehen mit beweg-ter Iridiumquelle und Telekobaltbestrahlung abgebildet.

Tabelle 3. Stadiengebundenes Dosierungsschema. *Al-Th* Afterloadingtherapie, *TCo-Th* Telekobalttherapie

Stad.	OP	Zervixkarzinom					Dosis in Gy		TCo allein
		Al-Th			TCo-Th		Gesamt		
		Meth.	A	B	Meth.	PA	A	B	
T_{1b}	+	$3 \cdot Z_0$	8	3	2P–D	36	44	40	40
	–	$3 \cdot Z_n$	24	5			60		
									50
T_2	+	$3 \cdot Z_0$	8	3	2P–D	46	54	50	
	–	$3 \cdot Z_n$	24	5			70		
T_3	–	$2 \cdot Z_n$	16	3	2S–G	56	72	60	60
	–	$3 \cdot Z_0$	8	3	2P–D	60	68	63	

Kommt es bei stehender Quelle zu einer weitgehenden Homogenisierung innerhalb des kleinen Beckens, so bringt erst die bewegte Quelle eine optimale Dosisverteilung. Einem Dosispeak an der Zervix folgt der steile Abfall zur gesunden Umgebung mit aber noch voller Tumordosis bis zur Beckenwand (Abb. 4).

Der klinische Ablauf unserer kombinierten Afterloadingtelekobalttherapie gestaltet sich so, daß beide Verfahren innerhalb einer Bestrahlungsserie liegen. Die Patientin erhält im wöchentlichen Abstand eine Afterloadingapplikation, an den anderen Tagen die perkutane Bestrahlung. Es hat sich als günstig erwiesen, bereits in der ersten Behandlungswoche mit der Afterloadingtherapie zu beginnen. Bei ihrem verzögerten Einsatz oder einer Durchführung erst nach abgeschlossener Telekobalttherapie ist die intrauterine Applikation vielfach erschwert und mit erhöhter Perforationsgefahr verbunden. 30 min vor Beginn der Applikation wird ein Analgetikum i.m. injiziert. Das Einlegen der Afterloadingsonde erfolgt in der Regel ohne Narkose. Da der Sondendurchmesser lediglich 5 mm beträgt, entfällt in vielen Fällen jegliche Dilatation. Das trifft besonders für die Patientinnen zu, bei denen die diagnostische Abrasio erst kurz vor der ersten Behandlung erfolgte. Vaginalzylinder aus Teflon dienen zur Fixierung der Sonde. Ein unkontrolliertes Herauspressen aus dem Uterus wird durch die zusätzliche Arretierung am Behandlungstisch verhindert. Vaginalzylinder unterschiedlicher Durchmesser ermöglichen eine individuelle Anpassung an die jeweiligen anatomischen Verhältnisse. Die als sehr unangenehm bis schmerzhaft empfundene Dehnung der Vagina kann so vermieden werden.

Abgesehen von der für das Personal entfallenden Strahlenbelastung bietet die HDR-AL-Therapie gegenüber dem konventionellen Vorgehen den Vorteil, daß die Bestrahlungszeiten vom Stunden- in den Minutenbereich verkürzt werden konnten. Damit ist es erstmals möglich, auch Frauen mit mehreren zusätzlichen Erkrankungen ohne Risiko zu bestrahlen. Die früher oftmals eingetretenen und vielfach tödlichen Embolien sind nicht mehr zu fürchten. In

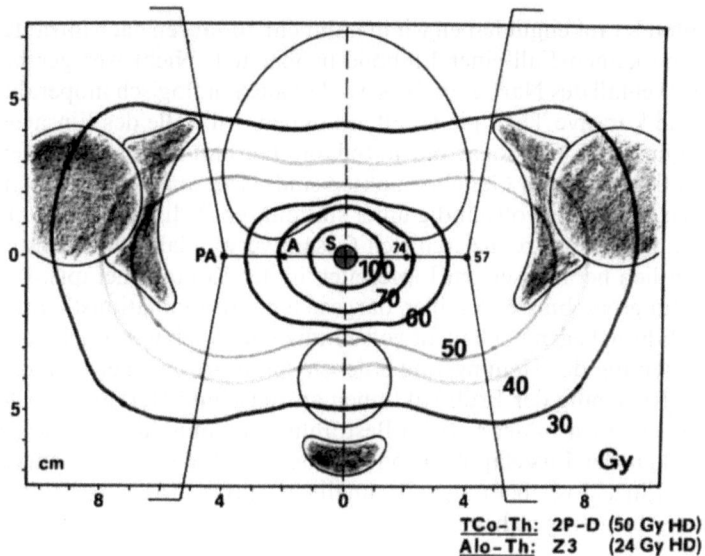

Abb. 3. Isodosen bei Kombination von Afterloading- und Telekobalttherapie

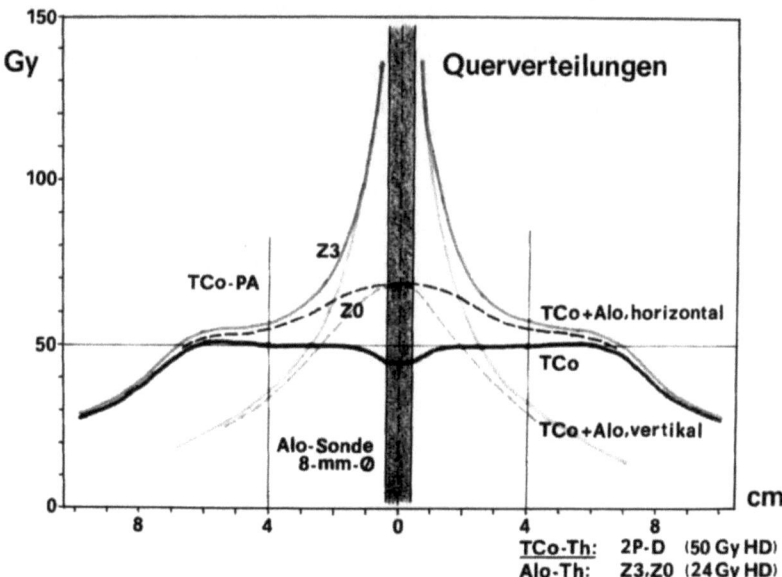

Abb. 4. Dosisverteilungen in horizontaler und vertikaler Richtung bei Kombinationstherapie

unserem gesamten Krankengut haben wir in nunmehr 10 Jahren nach intrauteriner Bestrahlung keinen Fall einer Embolie beobachtet. Nicht weniger bedeutsam ist der Wegfall des Narkoserisikos, so daß auch biologisch inoperable Patientinnen eine kurative Therapie erhalten können. Im Falle des Einsatzes der stehenden Quelle (Z_0) ist sogar die ambulante Durchführung gerechtfertigt. Neben positiven sozialen Gesichtspunkten sind dabei auch ökonomische Vorteile zu sehen. Selbst bei vollständig unter stationären Bedingungen durchgeführter Bestrahlungsserie reduzieren sich Gesamtverweildauer und Kosten durch die wesentlich herabgesetzten Liegezeiten in der Kontakttherapie.

Die Behandlungsergebnisse der hier dargestellten Kombinationstherapie aus den letzten Jahren liegen noch nicht vollständig vor. Auch wenn sich keine wesentliche Anhebung der Heilungsrate ergeben sollte, so zeichnet sich aber bereits jetzt ein Rückgang der Frühreaktionen an Blase und Rektum ab. Die Gründe hierfür sehen wir in der exakten Bestrahlungsplanung und der hohen Reproduzierbarkeit der Einzelapplikationen, wobei auch die inzwischen auf 6 Gy reduzierte Einzeldosis bei nunmehr 4maliger Applikation entscheidend zur Verbesserung beigetragen hat.

Literatur

1. Bauer N, Tode D, Kaufhold S, Tode G (1988) Die Erfahrungen mit einer Linienquelle in der gynäkologischen AL-Therapie. Radiobiol Radiother 29:(Berl) 51–58
2. Glaser F-H, Grimm D, Haensgen G, Rauh G, Schuchardt V (1985) AL-Kurzzeittherapie gynäkologischer Tumoren. Strahlentherapie 161:459–475
3. Rotte K (1985) Clinical results of short-term afterloading-therapy in comparison to radium therapy. (Afterloading Symposium Essen)
4. Tode G, Tode D (1984) Standardisierung von Referenzpunkten für die gynäkologische Strahlentherapie. Zentralbl Gynakol 106:620–623
5. Vahrson H (1985) 5-Year survival rates and complications in high-dose-rate afterloading therapy of cervix cancer. (Afterloading Symposium Essen)

Bestrahlung des Zervixkarzinoms bei lokal ungünstigen Verhältnissen für die Kontakttherapie

H. Junkermann, H. Schmid, M. Kaufmann, G. Bastert, D. v. Fournier

Die typische radiologische Behandlung des Zervixkarzinoms der Stadien I B–III B an der Universitätsfrauenklinik Heidelberg besteht in der Kombination der Kontakttherapie mit externer Bestrahlung der Parametrien und der regionalen Lymphknoten. Bis zum Jahre 1975 wurde die Kontakttherapie mit Radium nach einer modifizierten Stockholm-Methode mit 2 Einlagen im Abstand von 10 Tagen durchgeführt. Seither benutzen wir für die Kontakttherapie eine ferngesteuerte Afterloadingeinheit mit Cäsium im „low-dose-rate" (LDR)-Verfahren. Die Dosis, der Radiumdosis äquivalent (6800–7200 mgeh Radiumäquivalent), wird in 3 Fraktionen im Abstand von 10–14 Tagen gegeben. Seit 1986 steht uns für die Kontaktbestrahlung auch ein Afterloadinggerät für das „high-dose-rate" (HDR)-Verfahren mit Kobalt zur Verfügung. Beim HDR-Verfahren geben wir, entsprechend dem Studienprotokoll der BMFT-Studie zum Vergleich von LDR- und HDR-Verfahren, 6mal 7,5 Gy im Referenzpunkt (Punkt A nach Tod u. Meredith 1953) in wöchentlichen Abständen. Die externe Bestrahlung von Parametrien und Lymphabfluß wird sowohl im LDR- als auch im HDR-Modus mit opponierenden Stehfeldern am Telekobaltgerät durchgeführt. Unter Berücksichtigung der Kontakttherapie wird das Zentrum in 6 cm Breite ausgespart.

Der Vorteil dieser Methode gegenüber Methoden, die den Schwerpunkt mehr auf die externe Strahlentherapie verlagern, liegt darin, daß im Beckenzentrum, d. h. i.allg. im Bereich der größten Tumormasse, aufgrund des steilen Dosisabfalles eine erheblich höhere Dosis erreichbar ist, als mit einer perkutanen Therapie.

Diese typische Behandlung des Zervixkarzinomes ist dann nicht geeignet, wenn erhebliche Anteile der Tumormasse außerhalb der Reichweite der Kontakttherapie liegen. Dies ist der Fall, wenn der Tumor eine Größe von 4–6 cm überschreitet, wenn die Parametrien breitbasig zur Beckenwand hin befallen sind oder wenn im CT Lymphknotenmetastasen nachweisbar sind. Nicht durchführbar ist die typische kombinierte Behandlung, wenn aufgrund anatomischer Verhältnisse, meist tumorbedingt, eine sinnvolle Plazierung der Applikatoren für die Kontakttherapie nicht möglich ist (Zervikalkanal nicht auffindbar, großer Exophyt, obliterierender Vaginalbefall).

67 Patientinnen im Stadium III B mit derart ungünstigen Verhältnissen für die Kontakttherapie behandelten wir mit alleiniger externer Therapie. Wir bestrahlten entweder mit Telekobalt über eine monoaxiale Rotation bis 60 Gy im Beckenzentrum, kombiniert mit parametranen Gegenfeldern oder über eine

Tabelle 1. Behandlungsergebnisse beim Zervixkarzinom des Stadiums III B. *A* Ergebnisse bei Fällen, die für die primäre Kontakttherapie geeignet waren; *B* Ergebnisse bei Fällen, die für die Kontakttherapie ungeeignet waren

Behandlung		5-Jahres-Überleben	
A	Radium (7200 mgeh + 40 Gy parametran)	81/190 (43%)	
B	^{60}Co monaxiale Rotation bis 60 Gy + 40 Gy parametran	13/41 (32%)	19/67 (28%)
	^{60}Co biaxiale Rotation bis 64 Gy Beckenmitte und 50 Gy Beckenwand	6/26 (23%)	

biaxiale Pendelung mit 64 Gy im Beckenzentrum und 50 Gy an der Beckenwand.

Die Ergebnisse (Tabelle 1) zeigen, daß durch alleinige Teletherapie bei weit fortgeschrittenen Fällen, die sich für eine Kontakttherapie nicht mehr eignen, noch häufig Heilungen erzielt werden können. Wir führen in solchen Fällen heute eine homogene Bestrahlung des kleinen Beckens mit 40–50 Gy durch und entscheiden dann, ob eine zusätzliche Kontakttherapie mit reduzierter Dosis sinnvoll ist, oder ob die Teletherapie mit Dosisauffüllung auf 60 Gy, kleinvolumig bis 70 Gy vorzuziehen ist. Im folgenden sind unsere Indikationen für eine solche Therapie aufgelistet:

- Stadium III B mit ausgeprägtem Befall der Beckenwand,
- Stadium IVA oder Verdacht auf Blasen- bzw. Rektuminfiltration mit noch intakter Mukosa,
- Tumordurchmesser über 4 cm, unabhängig vom Stadium,
- Kontakttherapie aus anatomischen Gründen nicht möglich.

Wenn parametrane Tumoranteile durch eine Kontakttherapie nicht ausreichend erreichbar sind, lassen sich bei Einsatz der interstitiellen Therapie die Vorteile der Brachytherapie, nämlich hohe Dosis in einem eng umschriebenen Bestrahlungsvolumen, ausnutzen. Die Tumorkontrolle kann hierdurch erheblich verbessert werden (Martinez et al. 1985; Perez et al. 1985). Erste eigene Erfahrungen sprechen ebenfalls für den Einsatz dieser Methode (Abb. 1).

Eine besondere Situation stellt ein großer exophytischer Tumor dar. Meist wird hier ebenfalls eine homogene Bestrahlung des kleinen Beckens empfohlen, um den Tumor zu verkleinern. Wir ziehen jedoch in den Fällen, in denen der Exophyt frei in die Scheide hineinragt ohne die Endozervix selbst erheblich aufzuweiten, eine Elektroresektion vor, falls hierdurch eine typische kombinierte Strahlentherapie möglich wird. In Zukunft wird für diesen Zweck die Laserchirurgie in Betracht kommen. Der Afterloadingapplikator für die erste Kontakttherapie wird in der gleichen Narkose plaziert und die Bestrahlung unmittelbar im Anschluß an die Resektion durchgeführt.

Seit 1986 haben wir in ausgewählten Fällen mit weit fortschritten prognostisch ungünstigen und der Bestrahlung schlecht zugänglichen Zervixkarzinomen eine neoadjuvante Chemotherapie mit Cisplatin und 5-Fluorouracil ein-

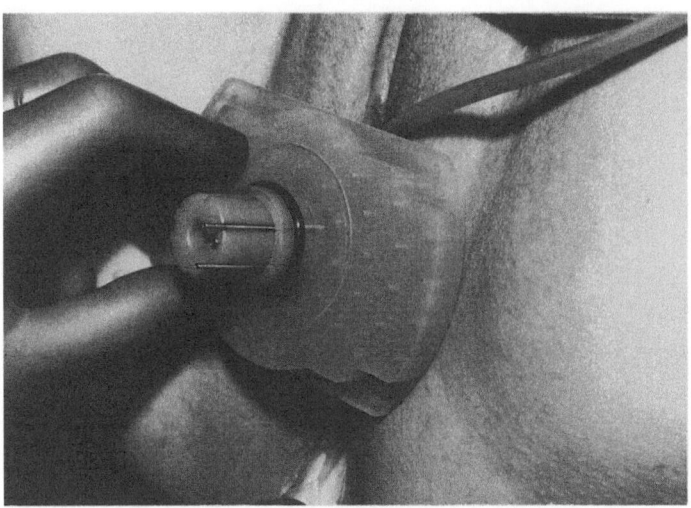

Abb. 1. Fixation der Nadeln für die interstitielle Therapie mit einem Template bei einer Rezidivbestrahlung eines Zervixkarzinomes, welches durch Teletherapie bis zur Toleranzdosis vorbelastet war

Tabelle 2. Schema für die neoadjuvante Chemotherapie beim Plattenepithelkarzinom der Zervix

Cisplatin	20 mg/m^2 Tag 1–5 als i.v.-Bolus
5-Fluorouracil	1000 mg/m^2 Tag 1–5 als 24 h Dauerinfusion
Wiederholung	Tag 29

gesetzt. Das Schema ist in Tabelle 2 zusammengefaßt. Bei 7 Patientinnen, die bisher so behandelt wurden, erzielten wir mit der Chemotherapie jeweils eine partielle Remission. In einigen Fällen kam es zu einer fast vollständigen Rückbildung des Tumors schon nach 2 Chemotherapiezyklen (Abb. 2). In allen 7 Fällen konnte durch die Chemotherapie eine so weitgehende Regression des Tumors erreicht werden, daß eine typische kombinierte Radiotherapie möglich war. Patientencharakteristika und Kurzzeitergebnisse sind in Tabelle 3 zusammengefaßt. Die Nebenwirkungen wurden mit entsprechender supportiver Therapie gut toleriert.

Das Ansprechen fortgeschrittener Zervixkarzinome auf die primäre (neoadjuvante) Chemotherapie war für uns eindrucksvoll. Bisher vorliegende Resultate randomisierter Studien mit *sequentieller* Chemo- und Radiotherapie sind jedoch bezüglich der Tumorrückbildung unter Strahlentherapie und des Überlebens enttäuschend (Tabelle 4). Günstige Resultate bei fortgeschrittenen Kopf- und Halstumoren (Zamboglou et al. 1988) sowie bei Blasentumoren (Sauer et al. 1988) sprechen dafür, auch bei der Behandlung fortgeschrittener Zervixkarzinome eine *gleichzeitige* Radio- und Chemotherapie in Erwägung

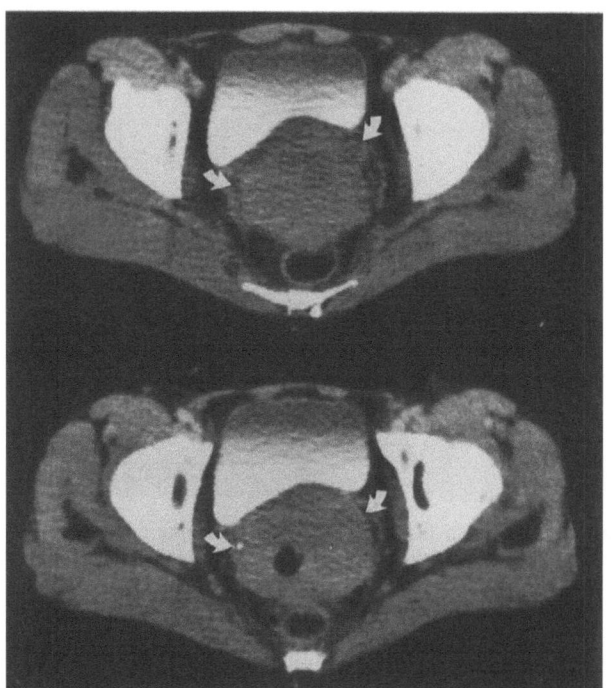

a

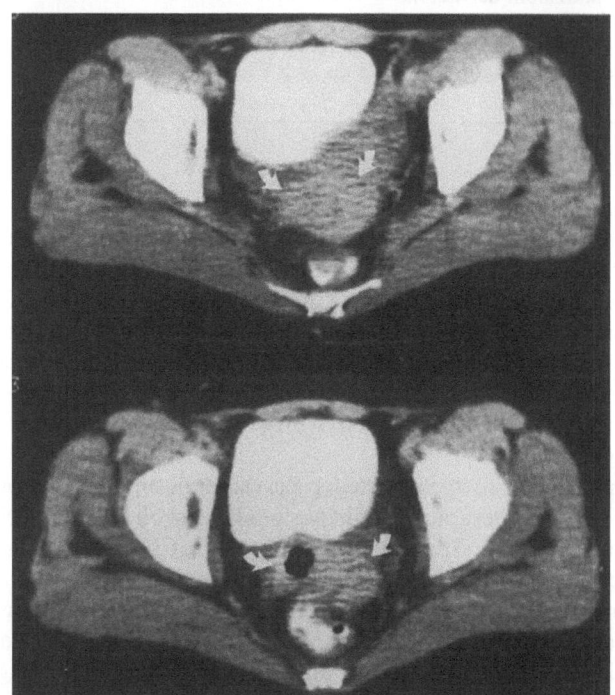

b

Tabelle 3. Patientencharakteristika bei 7 Patientinnen mit Zervixkarzinom, die primär chemotherapeutisch behandelt wurden. *Ch* Chemotherapie (Anzahl der Zyklen), *RT* kombinierte Radiatio, *PR* partielle Remission, *NED* apparent tumorfrei (no evidence of disease), * klinisch tumorfrei, bei Abrasio Tumornachweis, *DFI* krankheitsfreies Intervall (disease free interval), alle Patienten leben

Alter	Stadium	Ch	An-sprechen	RT	An-sprechen	Ch	An-sprechen	DFI
32	IVA (Blase)	2	PR	+	NED	3	NED	21+
57	III A (Vag. obl.)	2	PR	+	NED	4	NED	15+
67	Lokal III B, Exoph IV Pulmo	2	n. dok.	+	Lok. NED Pulm. PR	–	–	lok 15
58	III A (Vag. obl.)	2	PR	+	NED*	2	NED	15
32	III B bulky	3	PR	+	NED	2	NED	3
29	Lok III B bulky IV B Pulmo	4	Lok. PR Pulm. PR	–[a]		2	Lok. NED* Pulm. PR	3+
30	IVA (Blase)	3	PR	+	NED	2	NED	2+

[a] Auf Radiatio wurde verzichtet, da lokal klinisch tumorfrei und weiterhin Lungenmetastasen

Tabelle 4. Ergebnisse randomisierter Studien mit sequentieller Chemo- und Radiotherapie im Vergleich zu alleiniger Strahlentherapie. Ch^1 Chemotherapie mit Cisplatin, Mitomycin C, Ch^2 Chemotherapie mit Cisplatin, Methotrexat, Chlorambucil, Vincristin und Bleomycin, *RT* Radiotherapie, *CR* komplette Remission, *PR* partielle Remission, *3 J. Ül.* 3 Jahre Gesamtüberleben

		n	Ch CR+PR [%]	CR nach RT [%]	3 J. Ül.. [%]
Chauvergne et al. 1988 Stadium II B N+, III	Ch^1-RT RT	68 72	35	84,9 88,9	58 58
Souhami et al. 1988 Stadium III B	Ch^2-RT RT	39 52	61	36 34,5	17 46

Abb. 2 a, b. Identische CT-Schnitte bei einer 32jährigen Frau mit einem Plattenepithelkarzinom der Zervix des Stadium III B
a Ausgangsbefund; Pfeile bezeichnen den Tumor, **b** partielle Regression nach 2 Zyklen neoadjuvanter Chemotherapie mit Cisplatin und 5-Fluorouracil, Pfeile bezeichnen den Tumor, daneben wird das Corpus uteri sichtbar

zu ziehen. Erste Berichte zeigen, daß die Nebenwirkungen der gleichzeitigen Radio- und Chemotherapie auch beim Zervixkarzinom tolerabel sind (John et al. 1987; Brenner et al. 1987).

Literatur

Brenner DE, Gillette AW, Jones HW, Burnett LS, Malcolm AW (1987) Simultaneous radiation and chemotherapy for advanced carcinoma of the cervix. Gynecol Oncol 26:381–385

Chauvergne J, Rohart J, Heron JF et al. (1988) Randomized phase III trial of neo-adjuvant chemotherapy and radiotherapy versus radiotherapy in stage II B, III carcinoma of the cervix: A cooperative study of the French oncology centers. (Proc. of ASCO Vol 7, Abstr. 524)

John M, Cooke JK, Flam M, Padmanabhan A, Mowry PA (1987) Preliminary results of concomitant radiotherapy and chemotherapy in advanced cervical carcinoma. Gynecol Oncol 28:101–110

Martinez A, Edmundson GK, Cox RS, Gunderson LL, Howes AE (1985) Combination of external beam irradiation and multiple-site perineal applicator (Mupit) for treatment of locally advanced or recurrent prostatic, anorectal, and gynecologic malignancies. Int J Radiat Oncol Biol Phys 11:391

Perez CA, Kuske R, Glasgow GP (1985) Review of brachytherapy techniques for gynecologic tumors. Endocuriether Hypertherm Oncol 1:153

Sauer R, Schrott KM, Dunst J, Thiel H-J, Hermanek P, Bornhof C (1988) Preliminary results of treatment of invasive bladder carcinoma with radiotherapy and cisplatin. Int J Radiat Oncol Biol Phys 15:871–875

Souhami L, Gil RA, Allan SE (1988) Randomized trial of neoadjuvant chemotherapy followed by pelvic radiotherapy versus radiotherapy alone in stage III B carcinoma of the cervix. (Proc. of ASCO Vol 7, Abstr. 538)

Tod MD, Meredith WJ (1953) Treatment of cancer of the cervix uteri – a revised „Manchester method". Br J Radiol 26:252

Zamboglou N, Schmidt C, Pape H, Fürst G, Schmitt G (1988) Aspekte der kombinierten Radio- und Chemotherapie bei fortgeschrittenen Kopf-Hals-Tumoren. Tumordiagn Ther 9:35–40 (Sonderheft)

Chemotherapie

Vincristin, Bleomycin, Mitomycin-C und Cisplatin als neoadjuvante Therapie bei der Strahlentherapie von Hochrisikopatientinnen mit Plattenepithelkarzinom der Cervix uteri *

M. E. L. van der Burg, A. J. Subandono, C. F. De Oliveira, C. Mangioni, P. Zola, S. Pecorelli, A. T. van Oosterom, J. B. Vermorken

Einleitung

Das Karzinom der Cervix uteri, das auf die Zervix beschränkt ist oder die Scheidengewölbe minimal infiltriert hat (FIGO-Stadium I b, II a), kann bei 80 % der Patientinnen geheilt werden [3]. Wenn das Zervixkarzinom weiter fortgeschritten ist, bleibt es häufig eine tödliche Erkrankung. Die 5-Jahres-Überlebensrate sinkt bei Patientinnen mit FIGO-Stadium I b und II a, die bei der Erstoperation positive pelvine und paraaortale Lymphknoten haben, auf bis zu 50 % oder weniger, selbst wenn eine Lymphonodektomie und/oder Bestrahlung der paraaortalen Region durchgeführt werden [2, 5, 7]. Der Anteil der Fernmetastasen ist immer noch hoch [1], auch wenn die moderne Strahlentherapie mittels rechnergestützter Dosimetrie und interstieller Implantationen in die Parametrien die lokale Kontrolle über ein fortgeschrittenes Leiden verbessern konnte. Dies kann nur dadurch erklärt werden, daß bei diesen Patientinnen bereits bei Beginn der Strahlentherapie eine systemische Ausbreitung der Erkrankung vorliegt. Zur Verbesserung der Überlebensraten dieser Hochrisikopatientinnen scheint eine zusätzliche systemische Therapie der einzige Weg zu sein, Mikrometastasen außerhalb des Bestrahlungsfeldes zu eliminieren.

Die Kombinationschemotherapie mit Cisplatin und Mitomycin-C hat sich bei rezidivierender und/oder disseminierter Tumorerkrankung als effektiv erwiesen [8 – 10]. Mit der Kombinationschemotherapie VBMP (Vincristin, Bleomycin, Mitomycin-C und Cisplatin) wurde in der ersten von der EORTC-GCCG durchgeführten Studie eine Ansprechrate von 40 % und eine mediane Remissionsdauer von 34 Wochen erreicht [8]. Die höchste Ansprechrate wurde bei Patientinnen mit Tumorgewebe außerhalb des Beckens, vor allem in der Lunge (56 %) und den Lymphknoten (47 %) gefunden. Bei diesen Patientinnen betrug die Vollremissionsrate ca. 40 %.

Mitglieder der EORTC-GCCG begannen 1982 bei der primären Strahlentherapie von Zervixkarzinompatientinnen mit schlechter Prognose die Möglichkeit einer zusätzlichen Behandlung mit VBMP im Rahmen einer Durchführbarkeits-(„feasibility") Studie zu untersuchen. Das Hauptziel dieser

---

* Ins Deutsche übertragen von F. Kommoss, Freiburg.

Studie war, die Interaktion zwischen VBMP und Strahlentherapie bezüglich der Toxizität zu erforschen.

Patientengut und Methoden

Auswahlkriterien

Patientinnen mit histologisch gesichertem Plattenepithelkarzinom der Cervix uteri im FIGO-Stadium II b lateral (Tumorinfiltration von mehr als der Hälfte der Parametrien), Stadium III und IVa sowie Patientinnen im FIGO-Stadium I b und II a mit positiven paraaortalen und/oder iliakalen Lymphknoten wurden in die Studie aufgenommen. Weitere Voraussetzungen waren: Allgemeinzustand ≥ 2 (WHO), Alter ≤ 70, Lebenserwartung ≥ 3 Monate. Nieren-, Leber- sowie Lungenfunktion mußten ausreichend sein. Leukozyten sowie Thrombozyten mußten $\geq 4,0 \cdot 10^9/l$ bzw. $\geq 100 \cdot 10^9/l$, die Kreatininclearance > 60 ml/min betragen. Die Patientinnen durften nicht vorbehandelt sein und mußten nach genauer Information ihr Einverständnis erklären.

Behandlungsprotokolle

Die Behandlungsprotokolle bestanden aus 2 Zyklen einer VBMP-Kombinationschemotherapie, gefolgt von einer Strahlentherapie gemäß dem Standardverfahren des jeweilig teilnehmenden Zentrums (das Intervall zwischen Chemotherapie und Strahlentherapie betrug ± 4 Wochen). Patientinnen mit einer Remission nach den ersten 2 Zyklen VBMP erhielten weitere 2 Zyklen VBMP im Anschluß an die Strahlenbehandlung. Bei Patientinnen mit „no change" nach den ersten 2 Zyklen VBMP wurde die Entscheidung dem behandelnden Kollegen überlassen. Das VBMP-Schema entsprach dem des EORTC-Protokolles 55 802:

Vincristin	1,4 mg/m² i.v.	Tag 1
Bleomycin	15 mg/m², 24 h Infusion	Tag 1+2
Mitomycin-C	6 mg/m² i.v.	Tag 3
Cisplatin	50 mg/m², 3–4 h Infusion	Tag 4

Wiederholung am 29. Tag.

Vincristin wurde durch i.v.-Bolusinjektion über den Katheter einer schnellaufenden Infusion am Tag 1, Bleomycin in einer Dosis von 30 mg über eine 48stündige Dauerinfusion am Tage 1 und 2, Mitomycin-C in jedem Zyklus in einer Dosis von 6 mg/m² als i.v.-Bolusinjektion über den Katheter einer schnellaufenden Infusion am 3. Tag und Cisplatin in einer 3- bis 4stündigen Infusion mit adäquater Prä- und Posthydratation am Tag 4 verabreicht. Die Bestrahlung erfolgte entweder nur perkutan oder in Kombination mit einer intrakavitären Brachytherapie gemäß der Standardvorgehensweise im jeweils teilnehmenden Zentrum. Die externe Bestrahlung wurde mit Telekobalt 60 oder mit einer Megavoltvorrichtung in 20–30 Fraktionen über 5–6 Wochen appliziert. Die Gesamtdosis betrug 40–60 Gy. Die paraaortalen Lymphknoten wurden entweder routinemäßig oder nach Indikationsstellung bestrahlt. Die intrakavitäre Brachytherapie erfolgte zumeist durch Afterloadingtechnik mit Radium 226, Kobalt 60 oder Cäsium 137, welche die Strahlendosis entweder mit „low-dose" oder „high-dose-rate" abgaben. Um die verschiedenen Schemata der Bestrahlungstherapien vergleichen zu können, wurde der TDT („time-dose-fraction")-Wert als quantitatives Maß des biologischen Effekts verwendet [4, 6].

Kriterien zur Beurteilung der Remission

Der Erfolg der Chemotherapie wurde dann für beurteilbar gehalten, wenn die Patientinnen mindestens 2 Zyklen erhalten hatten. Die entsprechenden WHO-Kriterien für die Beurteilung einer Remission kamen zur Anwendung [11]. Die Remissionsdauer wurde vom Beginn der Behandlung bis zum ersten Zeichen einer Progredienz gerechnet.

Ergebnisse

65 Patientinnen wurden in die Studie aufgenommen, 2 Patientinnen wurden ausgeschlossen (eine erhielt kein Cisplatin, die zweite war über 70 Jahre alt). Das mittlere Alter der 63 beurteilbaren Patientinnen betrug 56 Jahre (23–70 Jahre). Der mittlere WHO-Allgemeinzustand betrug 0 (0–2). Die FIGO-Stadien bei der Erstdiagnose waren wie folgt: FIGO-Stadium I b: 6 Patientinnen, FIGO-Stadium II a: 3 Patientinnen, FIGO-Stadium II b: 12 Patientinnen, FIGO-Stadium III: 35 Patientinnen, FIGO-Stadium IV a: 6 Patientinnen, FIGO-Stadium IV b: 1 Patientin. Bei der Patientin im Stadium IV b lagen befallene inguinale Lymphknoten sowie Tumorgewebe in der Vulva vor. 8 Patientinnen waren voroperiert: 6 Patientinnen im FIGO-Stadium I b, 2 Patientinnen im FIGO-Stadium II a.

49 Patientinnen wurden protokollgemäß behandelt. 3 Patientinnen erhielten keine Bestrahlungstherapie, 1 Patientin verzichtete auf weitere Therapie nach 2 Zyklen Chemotherapie, bei den übrigen 2 Patientinnen war die Erkrankung außerhalb des Bestrahlungsfeldes progredient. Bei 3 Patientinnen wurde die Bestrahlungstherapie nach dem 1. Zyklus VBMP durchgeführt, 1 Patientin war rapide progredient, 1 Patientin verzichtete auf weitere Chemotherapie, und bei einer Patientin wurde das Protokoll nicht eingehalten. Alle übrigen Patientinnen erhielten 2 Zyklen VBMP mit nachfolgender Bestrahlungstherapie, während 30 Patientinnen VBMP-Zyklen auch nach der Bestrahlungstherapie erhielten.

Nur bei 1 Patientin konnte die Bestrahlungstherapie nicht gemäß dem Behandlungsplan durchgeführt werden. Tabelle 1 zeigt die TDF-Werte der

Bestrahlung an den verschiedenen Referenzpunkten. Bei einer Patientin wurde die Strahlentherapie wegen einer isolierten Thrombozytopenie abgebrochen. Bei dieser Patientin trat gleichzeitig eine Gerinnungsstörung sowie eine schwerwiegende Störung der Leberfunktion auf. Eine Erklärung hierfür konnte nicht gefunden werden. Bei 16 Patientinnen wurde die Bestrahlungstherapie für weniger als 2 Wochen unterbrochen, bei 5 Patientinnen wegen einer Knochenmarkssuppression und bei 11 Patientinnen aus unterschiedlichen Gründen. Die Knochenmarkstoxizität während der 3 Behandlungsphasen faßt Tabelle 2 zusammen. Es trat keine lebensbedrohliche Toxizität auf, obwohl in den aufeinanderfolgenden Behandlungsphasen ein jeweils zunehmender Prozentsatz von Grad-3-Toxizität (WHO) auftrat: während der 1. VBMP-Zyklen in 9 %, während der Bestrahlungstherapie in 14 % und während der letzten VBMP-Zyklen in 18 %.

Die nichthämatologische Toxizität während der Chemotherapie und Bestrahlung entsprach den üblichen Erfahrungen (Tabelle 3). Zusätzlich zu den in der Tabelle 3 aufgeführten toxischen Effekten trat bei etwa einem Drittel der Patientinnen Alopezie sowie bei 2 Patientinnen eine Phlebitis auf. 15 Patientinnen klagten während der Bestrahlungstherapie über Darmkrämpfe. Die Hautreaktionen, welche während der Bestrahlungstherapie beobachtet wurden, waren nach Aussage mancher Untersucher etwas schwerwiegender als bei Patientinnen, die ausschließlich einer Strahlentherapie unterzogen wurden. Die Spättoxizität, welche bei 17 Patientinnen während der Nachsorgezeit beobachtet wurde, war eindrucksvoller. Darunter fanden sich bei 8 Patientinnen (14 %) schwere Hautfibrosen, bei 1 Patientin (2 %) eine Lungenfibrose, bei 8 Patientinnen (14 %) eine Enteritis/Proktitis, letztere führte bei 4 Patientinnen (7 %) zu Ileus und Darmperforation sowie bei 3 Patientinnen (5 %) zu einer rektovaginalen Fistel. 2 Patientinnen verstarben an den durch die Darmperforation verursachten Komplikationen ohne manifesten Tumorhinweis. Beide Patientinnen hatten wegen der topographischen Nähe des Ileums zur Strahlenquelle eine modifizierte intrakavitäre „high-dose-rate" Brachytherapie erhalten. Bei 2 Patientinnen im FIGO-Stadium I b und II b war eine chirurgische Intervention wegen eines Ileus erforderlich. Bei beiden Patientinnen war 1 bzw. 1 ½ Jahre zuvor ein radikaler chirurgischer Eingriff durchgeführt worden.

Die Ansprechraten nach den aufeinanderfolgenden Behandlungsphasen zeigt Tabelle 4. Das Ansprechen nach 2 Zyklen VBMP, welches nach 6–7 Wochen beurteilt wurde, ist enttäuschend. Lediglich bei 16 Patientinnen (25 %) lag eine objektive Remission vor, Vollremissionen wurden nicht beobachtet, bei 6 Patientinnen lag sogar bereits ein progredientes Krankheitsbild vor. Außerhalb des bestrahlten Feldes hatten 2 dieser 6 Patientinnen Metastasen, bei 2 Patientinnen war der Tumor dann während der Bestrahlung progredient und bei 2 Patientinnen trat eine Remission unter der Bestrahlungstherapie auf. Nach der Bestrahlung erhöhte sich die Remissionsrate auf 60 %. Die endgültige Remissionsrate am Ende der Therapie betrug 62 %. 42 Patientinnen entwickelten während der 5jährigen Beobachtungsperiode ein progredientes Leiden. 14 Patientinnen hatten ein lokoregionäres Rezidiv, bei 20 Patientinnen traten Fernmetastasen und bei 7 Patientinnen sowohl ein lokoregionäres Rezi-

Tabelle 1. TDF-Werte an verschiedenen Referenzpunkten

Behandlungsgruppe	n	Zeit-Dosis-Fraktionen			
		Punkt A	Beckenfeld	n	Paraaortales Feld
Stadium I b/II a (Operation)	8	75 (60–105)	73 (60–90)	5	74 (67–99)
Stadium II/III/IV (Keine Operation)	52	108 (56–128)	92 (56–115)	18	76 (60–84)

Tabelle 2. Hämatologische Toxizität: Nadirwerte während verschiedener Behandlungsphasen. *RT* Bestrahlungstherapie

Zeitraum	Hb [mmol/l] Median	Leukozyten [10^9/l] Median	Thrombozyten [19^9/l] Median
VBMP vor RT	6,9 (5,1–9,4)	3,7 (1,2–8,6)	138 (46–290)
Bestrahlungstherapie	6,6 (4,5–9,2)	2,9 (1,8–7,4)	140 (28–300)
VBMP nach RT	6,0 (4,7–8,7)	2,6 (1,4–4,5)	110 (20–300)

Tabelle 3. Nichthämatologische Toxizitäten während der VBMP- und Strahlentherapie

Toxizität	VBMP		Strahlentherapie	
	n	[%]	n	[%]
Übelkeit/Erbrechen	46	73	29	48
Fieber	19	30	3	5
Diarrhoe	12	19	29	48
Neurotoxizität	10	16	–	–
Infektionen	5	3	1	2
Hauttoxizität	2	3	20	33

Tabelle 4. Anprechrate auf VBMP- und Strahlentherapie

Ansprechen	Nach 2mal VBMP	Nach Strahlentherapie	Ansprechrate insgesamt
Komplettremission	–	13	27
Teilremission	16	25	12
„Stable disease"	33	7	4
Progression	6	6	12
Nicht beurteilbar[a]	8	8	8
Ansprechrate [%]	25	60	62

[a] Nicht meßbarer Tumor

div als auch Fernmetastasen auf. Bei einer Patientin war die Lokalisation unbekannt. Die mittlere Zeitperiode bis zum Auftreten der Progression lag bei 18 Monaten (3–46 Monate). Die Überlebenszeit betrug im Durchschnitt 23 Monate (3–63 Monate).

Schlußfolgerungen

Diese Durchführbarkeitsstudie zeigt, daß die Kombinationschemotherapie VBMP zusätzlich zu einer standardgemäßen Bestrahlungstherapie durchgeführt werden kann. Die Bestrahlungstherapie konnte abgesehen von einer Patientin immer entsprechend dem Behandlungsplan durchgeführt werden. Allerdings wurde bei manchen Patientinnen eine erhebliche Spättoxizität (Hautfibrose, Proktitis/Enteritis, Ileus und Darmperforation) beobachtet. Obwohl es Hinweise für eine Verstärkung der Hautfibrose durch VBMP gibt, ist bislang unklar, ob auch ein Zusammenhang zwischen den anderen späten toxischen Effekten und dem zur Bestrahlungstherapie hinzugefügten VBMP besteht. Die geringe Remissionsrate und der hohe Prozentsatz an Rezidiven sind enttäuschend. Man sollte jedoch bedenken, daß diese Studie an einer stark selektierten Gruppe von Hochrisikopatientinnen mit Zervixkarzinomen durchgeführt wurde. Um Nutzen und Risiko der neoadjuvanten Therapie bei Hochrisikopatientinnen klar zu erfassen, ist eine randomisierte Studie mit einem kontrollierten Bestrahlungstherapiearm erforderlich.

Literatur

1. Aristizabal SK et al. (1983) Treatment of locally advanced cancer of the cervix with transperineal interstitial irradiation. Am J Clin Oncol 6:645
2. Bleker OP et al. (1983) The significance of microscopic involvement of the parametrium and/or pelvic lymph nodes in cervical cancer stages I B and II A. Gynecol Oncol 16:56
3. Chung CK et al. (1980) Analysis of factors contributing to treatment failures in stages I B and II A carcinoma of the cervix. Am J Obstet Gynecol 138:550
4. Ellis FE (1971) Nominal standard dose and the RET. Br J Radiol 1:110
5. Fuller AF (1982) Lymph node metastases from carcinoma of the cervix, stage I B and II A: Implication for prognosis and treatment. Gynecol Oncol 13:165
6. Orton CG (1974) Time dose fractions (TDFs) in brachytherapy. Br J Radiol 17:603
7. Piver MS et al. (1975) Prognostic significance of cervical lesion size and pelvic node metastases in cervical cancer. Obstet Gynecol 46:507
8. Vermorken JB et al. (1983) Vincristine, bleomycin, mitomycin-C and cisplatin (VBMP) in squamous cell carcinoma of the uterine cervix. (Proc ECCO 2:50)
9. Vogl SE et al. (1980) Chemotherapy for advanced cervical cancer with bleomycin, vincristine, mitomycin-C, and cisdiamminedichloroplatinum (BOMP). Cancer Treat Rep 64:1005
10. Vermorken JB et al. (1987) Mitomycin-C/Cisplatin (MP) based combination chemotherapy in recurrent and/or metastatic squamous cell carcinoma of the uterine cervix (SCCUC): the EORTC Gynecological Cancer Cooperative Group (GCCG) experience. (Proc First meeting of the IGCS: 31)
11. WHO handbook for reporting results of cancer treatment. Geneva, World Health Organization, 1979

EORTC-GCCG Phase-II-Studien beim metastasierten Karzinom der Cervix uteri *

M. E. L. van der Burg, C. Mangioni, S. Pecorelli, M. Namer, M. George,
A. Kobierska, O. Dalesio, N. Rotmensz, J. B. Vermorken

Einleitung

Obwohl die Mortalität beim Zervixkarzinom durch die weit verbreiteten zytologischen Screeningprogramme deutlich reduziert wurde, haben sich die stadienspezifischen Überlebensraten während der vergangenen 20 Jahre nicht signifikant verändert. 40–50 % der wegen eines invasiven Zervixkarzinoms behandelten Patientinnen erleiden irgendwann ein Rezidiv. Wenn solche Patientinnen einmal Fernmetastasen entwickelt haben, ist die Überlebenszeit i. allg. kürzer als 18 Monate [2, 3]. Aus diesem Grund erscheint eine systemische Behandlung theoretisch als der einzig mögliche kurative Behandlungsansatz bei Patientinnen mit einem Zervixkarzinom in fortgeschrittenen Stadien.

Unter Chemomonotherapie wurde ein Ansprechen bei 10–25 % der Patientinnen beobachtet. Die Remissionen waren jedoch selten vollständig und meist auch nur von kurzer Dauer [4, 6]. Die Einführung von Cisplatin erhöhte die Ansprechrate auf 25–30 %, wobei Vollremissionen bei ungefähr 10 % der Patientinnen gefunden wurden [1, 5]. Die Kombinationschemotherapie erbrachte eine Ansprechrate von bis zu 50 %, i. allg. werden Vollremissionen häufiger beobachtet. Obgleich die Remissionsdauer in der Regel noch immer enttäuschend kurz ist, können Patientinnen mit einer Vollremission doch längere Zeit tumorfrei überleben.

Die EORTC-GCCG-Gruppe hat sich seit 1980 mit der Behandlung von Zervixkarzinompatientinnen beschäftigt. Zwischen 1980 und 1986 wurden 3 aufeinanderfolgende, auf Cisplatin und Mitomycin-C basierende Kombinationschemotherapieprotokolle an Patientinnen mit rezidivierendem und/oder metastasierendem Plattenepithelkarzinom der Cervix uteri untersucht.

Patientengut und Methoden

Auswahlkriterien

Lediglich Patientinnen mit histologisch nachgewiesenem Plattenepithelkarzinom der Cervix uteri wurden in die Studien aufgenommen. Bedingung war ein

---

* Ins Deutsche übertragen von F. Kommoss, Freiburg.

nachweisbarer Tumor außerhalb des bestrahlten Feldes, lediglich im BEMP-Protokoll (55851) wurden auch Patientinnen aufgenommen, die nur ein Lokalrezidiv im bestrahlten Feld aufwiesen. Weitere Voraussetzungen waren: Allgemeinzustand ≥ 2 (WHO), Alter ≤ 70 (im BEMP-Protokoll 55851 ≤ 75) und eine Lebenserwartung ≥ 3 Monate. Nieren-, Leber- sowie Lungenfunktionen mußten ausreichend sein. Leukozyten sowie Thrombozyten mußten $\geq 4{,}0 \cdot 10^9/l$ bzw. $\geq 100 \cdot 10^9/l$ betragen. Weder eine Chemo- noch eine Strahlentherapie durfte innerhalb der vorangegangenen 8 Wochen erfolgt sein. Die Patientinnen mußten informiert werden und ihr Einverständnis erklären.

Therapieprotokolle

Die Patientinnen wurden gemäß der folgenden Phase-II-Protokolle behandelt (siehe Tabelle 1):

- Protokoll 55802, VBMP: Vincristin, Bleomycin, Mitomycin-C und Cisplatin,
- Protokoll 55832, MP: Mitomycin-C und Cisplatin,
- Protokoll 55851, BEMP: Bleomycin, Vindesin, Mitomycin-C und Cisplatin.

Tabelle 1. Therapieregime von Phase-II-Studien der EORTC-GCCG

	[mg/m²]		Tag
EORTC-Protokoll 55802: VBMP			
Vincristin	1,4	i.v.	1
Bleomycin	15	24 h Infusion	1+2
Mitomycin-C	6	i.v.	3
Cisplatin	50	3–4 h Infusion	4
Wiederholung des Schemas am 29. Tag			
EORTC-Protokoll 55832: MP			
Mitomycin-C	6	i.v.	1
Cisplatin	50	3–4 h Infusion	1
Wiederholung des Schemas am 29. Tag			
EORTC Protokoll 55851: BEMP			
Induktionstherapie 3wöchentlich (4mal)			
Vindesin	3	i.v.	1+8
Cisplatin	50	3–4 h Infusion	1
Bleomycin	15 mg/Tag	24 h Infusion	2–4
Mitomycin-C	8	i.v. (Zyklus 1+3)	5
Erhaltungstherapie 4wöchentlich			
Vindesin	3	i.v.	1+8
Cisplatin	50	3–4 h Infusion	1
Mitomycin-C	6	i.v. bei jedem 2. Zyklus	5

Vincristin und Vindesin wurden als i.v.-Bolusinjektion über den Katheter einer schnellaufenden Infusion gegeben. Cisplatin wurde in einer 3- bis 4stündigen Infusion mit ausreichender Prä- und Posthydratation verabreicht. Im VBMP-Protokoll wurden 30 mg Bleomycin über eine 48stündige Dauerinfusion gegeben und vom Therapieschema nach Erreichen einer kumulativen Dosis von 210 mg bei Patientinnen über 60 Jahren und von 300 mg bei jüngeren Patientinnen gestrichen. Im BEMP-Protokoll wurden 45 mg Bleomycin nur während der ersten 4 Zyklen mittels einer 72stündigen Dauerinfusion gegeben. Im VEMP- und MP-Protokoll wurde Mitomycin-C in einer Dosis von 6 mg/m^2 in jedem Zyklus verabreicht, im BEMP-Protokoll wurde Mitomycin-C bei jedem 2. Behandlungszyklus in einer Dosierung von 8 mg/m^2 während der Induktionschemotherapie und von 6 mg/m^2 während der Erhaltungstherapie verabreicht.

Kriterien zur Beurteilung der Remission

Das Ansprechen auf die Chemotherapie wurde dann für beurteilbar gehalten, wenn die Patientinnen zumindest 2 Zyklen erhalten hatten. Die entsprechenden WHO-Kriterien zur Beurteilung einer Remission kamen zur Anwendung [7]. Die Remissionsdauer wurde ab Beginn der Behandlung gerechnet; eine Vollremission ab dem Zeitpunkt der Diagnosestellung.

Ergebnisse

Bis heute wurden insgesamt 303 Patientinnen behandelt. Das Ansprechen auf die Therapie kann bei 165 Patientinnen beurteilt werden, d. h. bei 50 Patientinnen mit dem VBMP-Protokoll, 33 Patientinnen mit dem MP-Protokoll und 82 Patientinnen mit dem BEMP-Protokoll. Die Patientendaten waren in den 3 Studien vergleichbar, allerdings lagen beim BEMP-Protokoll bei 13 Patientinnen keine Fernmetastasen vor. Diese kleine Patientengruppe mit ausschließlich lokoregionärem Rezidiv wurde gesondert ausgewertet (BEMP).

Die Ansprechrate ist in allen 3 Protokollen mehr oder weniger identisch, wobei eine Tendenz zu einer höheren Ansprechrate beim BEMP-Schema vorliegt (Tabelle 2). Die Ansprechrate beim VBMP-Schema betrug 40%, beim MP-Schema 43% und beim BEMP-Schema 54%. Eine Vollremission wurde in jeweils 16%, 15% bzw. 20% beobachtet. Die mittlere Remissionsdauer und die Überlebenszeiten waren ebenfalls bei allen 3 Protokollen durchaus vergleichbar, sie betrugen zwischen 34 und 49 Wochen bzw. zwischen 37 und 48 Wochen.

Die höchste Ansprechrate wurde bei Patientinnen mit Tumorgewebe außerhalb des Beckens gefunden (Tabelle 3), vor allem wenn Lungenmetastasen (58%) oder Lymphknotenmetastasen (52%) vorlagen. Patientinnen, bei denen ausschließlich Lungen- oder Lymphknotenmetastasen vorlagen, hatten eine Vollremissionsrate von ca. 40%. Bei Tumorgewebe im Becken lag die

Tabelle 2. Ansprechrate bei EORTC-GCCG-Phase-II-Studien

Ansprechrate	VBMP $n=50$ n [%]	MP $n=33$ n [%]	BEMP $n=69$ n [%]	BEMP[a] $n=13$ n [%]
Vollständige Remission	8 (16)	5 (15)	14 (20)	1 (8)
Teilremission	12 (24)	9 (27)	23 (33)	3 (23)
Keine Veränderung	13	9	14	4
Progression	17	10	13	5
Frühzeitiger Tod	–	–	5	–
Remissionsdauer (Wochen)	34	49	34	34
Überlebensrate (Wochen)	37	48	45	27

[a] Nur lokoregionale Erkrankungen

Tabelle 3. Ansprechrate in Abhängigkeit vom Ort des Tumors

Ansprechen insgesamt	n	VBMP n	MP n	BEMP [%]
Lunge	14/25	3/11	21/30	58
Lymphknoten	15/32	1/22	23/38	52
Knochen	1/7	1/1	1/2	30
Leber	0/7	1/2	3/10	21
Haut	1/2	1/1	3/4	71
Tumor im Becken	4/23	2/8	14/38	29
Ohne Vorbestrahlung	3/22	2/5	6/22	22
Nach Strahlentherapie	1/1	0/3	8/17	43

Ansprechrate nur bei 29 %. Diese niedrige Ansprechrate galt insbesondere, wenn der Tumor in bestrahlten Feldern lag. Die Ansprechrate bei Tumorgewebe in bestrahlten Feldern betrug nur 22 %, während beim Vorliegen von Tumorgewebe im Becken ohne vorhergegangene Bestrahlung die Rate 43 % betrug.

Es traten erhebliche, aber tolerierbare toxische Effekte auf. Die Knochenmarktoxizität kumulierte und war beim BEMP-Schema am ausgeprägtesten. Die mittleren Leukozytenzahlen bei VBMP, MP und BEMP betrugen jeweils 2,3, 2,8 bzw. $1,6 \cdot 10^9/l$, die mittlere Thrombozytenzahl 100, 103 bzw. $100 \cdot 10^9/l$. Bei allen 3 Protokollen trat somit eine Knochenmarktoxizität WHO-Grad 3 auf. Bei den meisten Patientinnen, die 4 oder mehr Behandlungszyklen erhielten, war es erforderlich, Erythrozyten zu transfundieren.

Andere toxische Effekte waren für die 3 Schemata identisch und bestanden aus: Übelkeit und Erbrechen bei praktisch allen Patientinnen, Diarrhö $\pm$ 30% der Patientinnen, Nierentoxizität $\pm$ 10%, Hauttoxizität $\pm$ 6%. Durch die Verabreichung von Vincristin, Vindesin und Bleomycin wurde ein gewisser Toxizitätsunterschied zwischen dem MP-Schema auf der einen und dem VBMP- und BEMP-Schema auf der anderen Seite gefunden, so bei der Neurotoxizität (0 % gegenüber 24 % und 35 %), febrile Reaktionen (15 % gegenüber 32 % und 35 %), Lungentoxizität (0 % gegenüber 14 % und 7 %) sowie Alopezie (29 % gegenüber 78 % und 90 %). Ein hämolytisch urämisches Syndrom wurde bei 3 % der nach dem BEMP-Schema behandelten Patientinnen beobachtet. Bemerkenswert war außerdem, daß beim BEMP-Schema im Unterschied zu den 2 anderen Schemata ein ausgeprägter Gewichtsverlust bei 35 % der Patientinnen auftrat.

Schlußfolgerungen

Die 3 vorgestellten Phase-II-Studien lassen die Schlußfolgerung zu, daß mittels einer Kombinationschemotherapie, welche Cisplatin und Mitomycin-C enthält, für eine signifikante Anzahl von Patientinnen mit rezidivierendem oder disseminiertem Plattenepithelkarzinom der Cervix uteri eine Remission erreicht werden kann. Weder die Ansprechraten noch die Remissionsdauer waren für die 3 Schemata unterschiedlich.

Die höchste Ansprechrate wurde bei Tumoren außerhalb des Beckens gefunden, vor allem dann, wenn es sich um Lungen- und Lymphknotenmetastasen handelte. Aber auch Tumorgewebe im Becken kann auf eine Chemotherapie ansprechen, wenn noch keine Bestrahlungstherapie vorausgegangen ist. Mit weniger als 1 Jahr ist die mittlere Remissionsdauer, die mit diesen aggressiven Protokollen erreicht werden kann, jedoch immer noch enttäuschend. Aus diesem Grund sind Untersuchungen erforderlich, ob die Kombinationschemotherapieprotokolle mit Cisplatin einer Cisplatinmonotherapie überlegen sind. Zur Klärung dieser Frage wird derzeit in der EORTC-GCCG-Gruppe eine randomisierte Studie durchgeführt, die BEMP und Cisplatin vergleicht. Wichtig in dieser Studie ist auch die Lebensqualität.

Literatur

1. Baker LH (1980) Cisplatin in treatment of cervical and endometrial cancer patients. In: Prestayko JW, Crooke ST, Carter SK (eds) Cisplatin: Current status and new developments. Academic Press, London New York, p 403
2. Blythe JG et al. (1975) Bony metastases from carcinoma of the cervix. Cancer 36:475
3. Miyamoto T et al. (1977) Drastic remission effect of a sequential combination of bleomycin and mitomycin-C on advanced cervical cancer. Cancer Chemother 4:273
4. Muscato MS et al. (1982) Chemotherapy of cervical carcinoma. Semin Oncol 9:373
5. Thigpen T et al. (1979) Phase II trial of cis-platin as first or second line treatment for advanced squamous cell carcinoma of the cervix. Proc Am Soc Clin Oncol 20:288
6. Wasserman TH et al. (1977) The integration of chemotherapy into combined modality treatment of solid tumors, Cervical Cancer. Cancer Treat Rep 4:25
7. WHO handbook for reporting results of cancer treatment. Geneva, World Health Organization, 1979

Chemotherapie zur Remissionsinduktion bei fortgeschrittenen Zervixkarzinomen der FIGO-Stadien II b–IV: Erste Ergebnisse einer Phase-II-Studie mit Carboplatin/Ifosfamid

H. G. Meerpohl, W. Eiermann, W. Achterrath, H. Kühnle

Einleitung

Die primäre Strahlentherapie ist die Standardbehandlung beim fortgeschrittenen Zervixkarzinom [1, 2]. Die Ergebnisse, die mit dieser Behandlungsmodalität erzielt werden können, sind allgemein bekannt. Sie wurden über lange Zeiträume dokumentiert und sind aus entsprechenden Zusammenstellungen, wie z. B. denen des Annual Report ersichtlich [3].

Trotz technischer und methodischer Verbesserungen ist man aber mit der Strahlentherapie bei der Behandlung dieses Tumors in den letzten Jahren zunehmend deutlich an Grenzen gestoßen. Diese Grenzen lassen sich folgendermaßen markieren:

a) fehlende Verbesserung der 5-Jahres-Heilungsrate über einen langen Beobachtungszeitraum [3] (Tabelle 1),
b) hohe Rezidivrate im kleinen Becken (17–35 %) im Stadium II/III bei adäquater lokoregionärer Strahlentherapie [4, 5],
c) Auftreten einer ausschließlichen Fernmetastasierung (15–18 %) bei Patientinnen mit gleichzeitiger lokoregionärer Kuration [2].

Als ungünstige Voraussetzungen für den effektiven Einsatz einer primären Strahlentherapie werden u. a. diskutiert:

a) der großvolumige Primärtumor der Zervix,
b) das fortgeschrittene Tumorstadium,
c) die frühzeitig erfolgte Metastasierung in die pelvinen und/oder paraaortalen Lymphknoten zum Zeitpunkt der Primärtherapie [6–8].

An eine modifizierte Behandlungsstrategie sind daher aus klinischer Sicht u. a. folgende Anforderungen zu stellen:

1. verbesserte lokale Wirksamkeit bei großvolumigen Primärtumoren,
2. Verhinderung der systemischen Tumorausbreitung,
3. bei bereits manifester systemischer Tumorausdehnung sollte mit einer neuen Therapiekonzeption eine Remission der Metastasen induziert werden.

Zur Realisierung dieser Therapieziele wurden in den letzten Jahren zunehmend auch Zytostatika herangezogen. Erste Untersuchungen mit verschiede-

Tabelle 1. Zervixkarzinom: 5-Jahres-Überleben in Abhängigkeit vom Stadium. (Mod. nach den Angaben der FIGO: Annual Rep. Vol. 18–20)

Stadium	1973–1975 [%]	1976–1978 [%]	1979–1981 [%]
I	79,4	78,1	75,7
II	58,2	57,0	54,6
III	31,4	31,0	30,6
IV	8,4	7,8	7,3
Keine Angaben	56,0	–	47,1
Gesamt	57,7	55,0	53,5

nen Substanzen bei Patientinnen mit Rezidiven oder mit sehr weit fortgeschrittener Erkrankung (Stadium IVb) waren allerdings enttäuschend [9–11].

Thigpen zeigte dann als einer der ersten in einer Phase-II-Studie, daß Cisplatin auch beim Plattenepithelkarzinom der Zervix eine wirksame Substanz sein kann [12]. Es folgten zahlreiche klinische Studien, in denen Cisplatin allein und in Kombination mit verschiedenen Substanzen in der Primärtherapie fortgeschrittener Zervixkarzinome untersucht wurden. Als potentiell wirksame Kombinationspartner von Cisplatin haben sich dabei neben anderen Substanzen Mitomycin-C, Vincristin und Bleomycin erwiesen [13–16]. Die Überlegenheit einer Zytostatikakombination gegenüber einer Monotherapie mit Cisplatin konnte aber bisher nicht abschließend gezeigt werden. In jüngster Zeit wurde zunehmend die Effektivität einer Sequenz von Chemotherapie und Operation und/oder Bestrahlung in der Primärbehandlung des Zervixkarzinoms untersucht und es konnte gezeigt werden, daß Zytostatika vor einer Strahlentherapie oder Operation bei akzeptabler Toxizität häufig eine Reduktion der Tumormasse induzieren [17–19]. Andere Arbeitsgruppen haben den simultanen Einsatz von Zytostatika und Bestrahlung erprobt und fanden auch hier beachtliche tumorreduktive Wirksamkeit bei akzeptabler Toxizität [20–22].

In der vorliegenden Phase-II-Studie haben wir diese Erfahrungen aufgenommen und uns für den primären, sogenannten neoadjuvanten Einsatz von Zytostatika vor Operation oder Bestrahlung entschieden. Als Zytostatikakombination wurden die Substanzen Carboplatin und Ifosfamid ausgewählt. Carboplatin erschien uns deswegen günstig, weil mit dieser Substanz in 2 vorliegenden Phase-II-Studien, bei chemotherapeutisch nicht vorbehandelten Patientinnen Remissionen in vergleichbarer Höhe wie mit Cisplatin erreicht werden konnten [23, 24]. Weiterhin weist Carboplatin ein – besonders für die Behandlung von Zervixkarzinompatientinnen wichtig – günstigeres Toxizitätsspektrum als Cisplatin auf. Ifosfamid wurde bei überwiegend vorbestrahlten Patientinnen ebenfalls in 2 Phase-II-Studien untersucht und zeigte objektive Remissionsraten von 20–40% [25, 26].

Ziel der vorliegenden Studie ist es, die Kombination Carboplatin/Ifosfamid in bezug auf Wirksamkeit und Verträglichkeit bei Patientinnen mit fortgeschrittenen Zervixkarzinomen zu untersuchen. Zunächst im Hintergrund stehen die Fragen, ob mit dem Einsatz dieser Zytostatikakombination vor anderen wirksamen Therapieformen wie z. B. der Strahlentherapie, für diese Patientengruppe mit schlechter Prognose Verbesserungen der Überlebenszeit sowie des krankheitsfreien Intervalls zu erreichen sind.

Patienten und Methoden

Zwischen Juli 1987 und Oktober 1988 wurden von den Universitätskliniken Göttingen, München-Großhadern und Freiburg bisher insgesamt 23 Patientinnen mit primär fortgeschrittenen Zervixkarzinomen der Stadien II b–IV b in eine laufende prospektiv kontrollierte Therapiestudie aufgenommen.

Entsprechend den definierten Eingangskriterien wurden bei allen Patientinnen zunächst eine ausführliche Anamnese, ein Laborstatus, endoskopische Untersuchungen, sowie bei Bedarf Untersuchungen mit bildgebenden Verfahren zum Nachweis bzw. Ausschluß von Metastasen durchgeführt. Bei allen Patientinnen erfolgte die histologische Sicherung des Karzinoms aus dem Primärtumor, bei 9 Patientinnen erfolgte zusätzlich eine Staginglaparotomie.

Tabelle 2. Phase-II-Studie Carboplatin/Ifosfamid bei Zervixkarzinomen der Stadien II b–IV b: Patientencharakteristik

Gesamt		23
Alter (Jahre)		51 (31–86)
Allgemeinzustand nachWHO (median):		1 (0–2)
Staginglaparotomie		9
Stadium (FIGO)		
	II b	2
	III a	1
	III b	12
	IV a	2
	IV b	6
Histologie		
Plattenepithel		22
Adenokarzinom		1

Tabelle 3. Dosierungsschema Carboplatin/Ifosfamid

Carboplatin	300 mg/m^2 i.v. Tag 1
	Kurzinfusion über 30 min
Ifosfamid	5 g/m^2 i.v. Tag 1
	Dauerinfusion 24 h
Prä-/Posthydratation	Nach Protokoll
Therapieintervall	28–35 Tage
Dosismodifikation	Carboplatin (nach Protokoll)

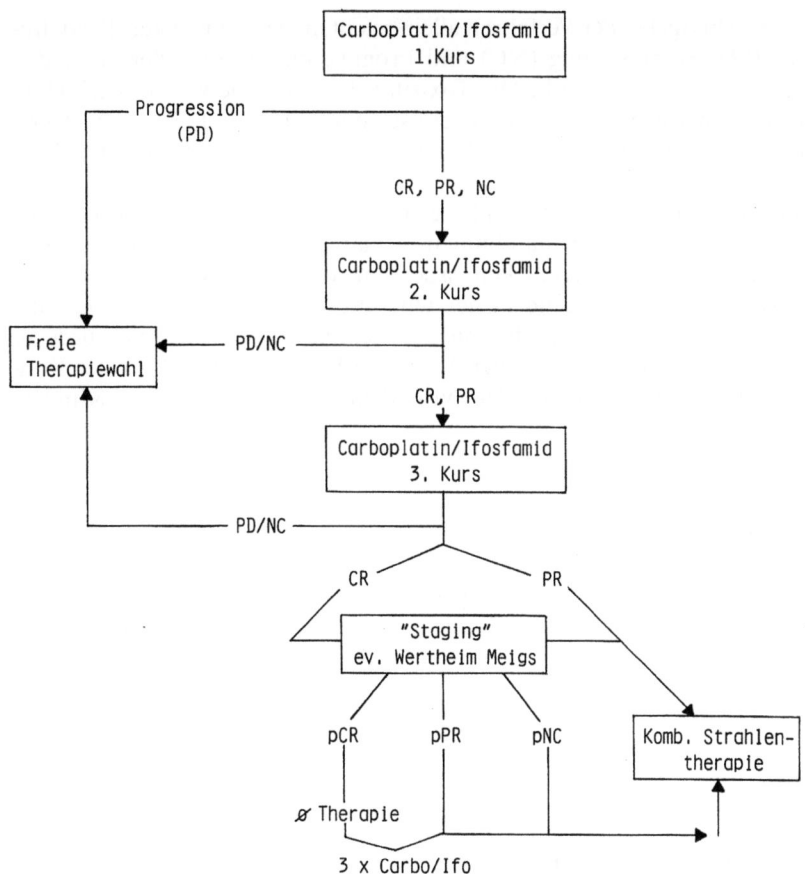

Abb. 1. Flußdiagramm zur Phase-II-Studie Carboplatin/Ifosfamid

Weitere Angaben zum Alter der Studienpatientinnen, zum Allgemeinstatus nach WHO, zur Tumorausdehnung (FIGO) und zur Histologie sind aus Tabelle 2 ersichtlich. Nach Vorliegen der Untersuchungsergebnisse und bei Erfüllen der Eingangskriterien wurde die primäre Chemotherapie mit der Kombination Carboplatin/Ifosfamid begonnen. Die Zytostatika wurden in folgender Dosierung appliziert (Tabelle 3): Carboplatin 300 mg/m² i. v. Tag 1 und Ifosfamid mit 5 g/m² i. v. Tag 1 als Dauerinfusion über 24 h. Der nächste Therapiezyklus erfolgte entsprechend dem Protokoll nach einem Intervall von 28–35 Tagen.

Zur Beurteilung der Remission wurde vor jedem Therapiekurs eine Inspektion und gynäkologische Palpation des kleinen Beckens durchgeführt. Zusätzlich erfolgten, falls sinnvoll, Untersuchungen mit bildgebenden Verfahren. Eine klinische Komplettremission (CR) wurde nur bei vollständigem Verschwinden des sichtbaren/tastbaren Tumors im kleinen Becken angenommen.

Die Befunde bildgebender Verfahren allein reichten hierzu nicht aus. Partialremission (PR), Stabilisierung (NC) und Progression (PD) wurden nach den bekannten Kriterien beurteilt. Die Toxizität der Therapie wurde regelmäßig möglichst im Wochenabstand laborchemisch und klinisch erfaßt und nach den WHO-Kriterien beurteilt. Das Flußdiagramm der Studie ist aus Abb. 1 ersichtlich.

Nach Abschluß der Induktionsphase, mit in der Regel 2–3 Chemotherapiezyklen, wurde die weitere Behandlung in Abhängigkeit vom Remissionsstatus und eventuell anderen individuellen Patientenkriterien fortgesetzt. Die weitere chirurgische Therapie bestand in der Operation nach Wertheim-Meigs und fakultativer paraaortaler Lymphonodektomie. Die Strahlentherapie wurde als Kombinationstherapie mit externer Telekobaltbestrahlung und lokaler Kontaktbestrahlung entsprechend den Vorgaben der teilnehmenden Kliniken durchgeführt.

Ergebnisse

Zum Zeitpunkt der ersten, vorläufigen Auswertung waren insgesamt 23 Patientinnen in den ersten Teil der Studie aufgenommen. Bei allen Patientinnen war die Induktionsphase abgeschlossen und eine klinische Beurteilung des Ansprechens möglich.

Ansprechen

Als Reaktion auf die Induktionstherapie mit Carboplatin/Ifosfamid konnte bei 14 von 23 Patientinnen (61 %) eine komplette oder partielle Remission (CR/PR) beobachtet werden. Eine klinische Komplettremission (CR) erreichten 2 Patientinnen, wobei bei einer Patientin diese Remission auch pathohistologisch gesichert werden konnte. Weitere 6 Patientinnen erreichten eine Stabilisierung der Erkrankung (NC). Bei 3 Patientinnen mußte die Therapie vorzeitig wegen klinischer Progression abgebrochen werden (PD). Die Patientinnengruppen innerhalb der einzelnen FIGO-Stadien sind zur Zeit noch sehr klein. Dennoch läßt sich bereits jetzt erkennen, daß auch bei Patientinnen mit lokal weit fortgeschrittener Erkrankung sowie bei Patientinnen mit Fernmetastasen klinische Remissionen erreicht werden konnten (Tabelle 4).

Im Anschluß an die Chemotherapie wurde bei bisher 12 Patientinnen eine kombinierte Strahlentherapie durchgeführt. Die Strahlenbehandlung nach der Chemotherapie wurde in allen Fällen ohne gravierende Nebenwirkungen vertragen. In keinem Fall mußte die Strahlentherapie vorzeitig abgebrochen werden. Der klinische Remissionsstatus nach Abschluß der Chemo- und Strahlentherapie für insgesamt 12 Patientinnen ergibt sich aus Tabelle 5. Insgesamt wurde durch die Strahlentherapie für einige Patientinnen eine weitere qualitative Verbesserung des Remissionsstatus erreicht.

Tabelle 4. Phase-II-Studie mit Carboplatin/Ifosfamid bei Zervixkarzinomen der Stadien II b–IV b: Klinisches Ansprechen auf die Indikationschemotherapie in Abhängigkeit vom FIGO-Stadium

Stadium	n	CR	CR/PR	NC	PD
II b	2	–	2	–	–
III a	1	–	–	1	–
III b	12	2 (1pCR)	8	2	2
IV a	2	0	1	1	0
IV b	6	0	3	2	2
Gesamt	23	2	14	6	4

Tabelle 5. Phase-II-Studie mit Carboplatin/Ifosfamid bei Zervixkarzinomen der Stadien II b–III b: Klinisches Ansprechen auf Chemo- und Strahlentherapie ($n = 12$ Pts)

Status nach Chemotherapie	Status nach Chemo- und Strahlentherapie
PR = 6	CR = 2
	PR = 4
NC = 4	CR = 1
	PR = –
	NC = 3
PD = 2	CR = –
	PR = 1
	NC = 1

Toxizität

Die unter der Chemotherapie mit Carboplatin/Ifosfamid aufgetretene akute Toxizität war ausgeprägt, entsprach aber insgesamt dem erwarteten Toxizitätsspektrum (Tabellen 6 und 7). Übelkeit und Erbrechen wurde bei allen Patientinnen beobachtet, konnte aber bei mehr als 60 % der Patientinnen als leicht oder mittelschwer (WHO Grad 1/2) eingestuft werden. Nephrotoxische und neurotoxische Nebenwirkungen wurden nur vereinzelt beobachtet, waren dann lediglich gering ausgeprägt und in allen Fällen reversibel. Eine Beeinträchtigung des Hörvermögens wurde in keinem Fall beobachtet. Die schwerwiegendste Nebenwirkung unter der Kombinationstherapie Carboplatin/Ifosfamid ist die Myelotoxizität (Tabelle 7). Während eine schwere Anämie (WHO-Grad 3/4) nur in 4 % (1 Patientin) und eine schwere Thrombozytopenie lediglich bei 2 Patientinnen beobachtet wurde, kam es bei 47 % (12 Patientinnen) zu einer ausgeprägten Leukopenie. Dosisreduktionen erfolgten nicht, von einer Intervallverlängerung auf bis zu 35 Tage wurde aber wiederholt Gebrauch gemacht.

Tabelle 6. Akute Toxizität unter der Chemotherapie mit Carboplatin/Ifosfamid

Pat. (n) 23 Zyklen (n) 54	WHO-Grad				
	0	1	2	3	4
Übelkeit/Erbrechen	0	0	15 (65%)	8 (35%)	0
Diarrhö	22 (96%)	0	1 (4%)	0	0
Alopezie	2 (8%)	1 (4%)	3 (13%)	18 (75%)	0
S. Kreatinin	22 (96%)	1 (4%)	0	0	0
Neurotoxizität	20 (85%)	2 (9%)	1 (4%)	0	0
Zystitis	22 (96%)	1 (4%)	0	0	0
Infektionen	19 (83%)	0	4 (17%)	0	0

Tabelle 7. Akute Myelotoxizität unter der Chemotherapie mit Carboplatin/Ifosfamid

Pat. (n) 23 Zyklen (n) 54	WHO-Grad				
	0	1	2	3	4
Leukozyten	3 (13 [%])	1 (4 [%])	8 (35 [%])	9 (39 [%])	2 (8 [%])
Thrombozyten	14 (61 [%])	4 (17 [%])	3 (13 [%])	2 (9 [%])	0
Hb	9 (39 [%])	10 (43 [%])	3 (17 [%])	1 (4 [%])	0

Diskussion und Zusammenfassung

Die Behandlungsergebnisse bei fortgeschrittenen Zervixkarzinomen konnten mit der Strahlentherapie allein in den letzten Jahren nicht verbessert werden [3]. Aus diesem Grund besteht eine Indikation, nach neuen Therapiemodifikationen zu suchen. Der simultane oder sequentielle Einsatz verschiedener Therapiemodalitäten, die für sich allein genommen lediglich eine begrenzte Aktivität aufweisen, ist hier eine neue Möglichkeit. Ein bisher nur wenig erprobter Kombinationspartner der Strahlentherapie in der Behandlung fortgeschrittener oder rezidivierender Plattenepithelkarzinome der Zervix ist die Chemotherapie.

Mit Hilfe von Phase-II-Untersuchungen konnten in den letzten Jahren einige Substanzen charakterisiert werden, die auch beim Plattenepithelkarzinom der Zervix zytotoxische Aktivität aufweisen [11]. Unter diesen Substanzen erscheint dem Cisplatin die größte Bedeutung zuzukommen. In der vorliegenden Untersuchung wurde Carboplatin, das als Cisplatinanalogon ein ähnliches Aktivitätsspektrum wie Cisplatin aufweist, in einer Kombination mit Ifosfamid geprüft. Die bisher vorliegenden vorläufigen Ergebnisse lassen erkennen, daß mit dieser Kombination als Induktionstherapie vor weiteren therapeutischen Maßnahmen bei mehr als 60 % der Patientinnen eine Verkleinerung des Primärtumors im Bereich der Zervix und der Parametrien erreicht werden konnte. Bei 12 von 23 Patientinnen konnte anschließend eine kombinierte Strahlentherapie problemlos durchgeführt werden. Sie erbrachte zum Teil weitere qualitative Verbesserung der Remission. Die bisher sehr kurze Gesamtbeobachtungszeit erlaubt z. Z. noch keine Beurteilung darüber, ob mit der Therapiesequenz Chemotherapie/Strahlentherapie eine qualitative Verbesserung und eine Verlängerung des remissionsfreien Intervalls und der Überlebenszeit erreicht werden kann.

Die beobachtete Toxizität war abgesehen von der erheblichen Myelotoxizität für die Patientinnen akzeptabel. Bei eingeschränkter Nierenfunktion muß aber mit einer weiter gesteigerten Myelotoxizität durch Carboplatin gerechnet werden. Obgleich die untersuchte Kombination Carboplatin/Ifosfamid die von uns gestellte Forderung nach tumorreduktiver Wirkung in befriedigendem Maße erfüllt, müssen in Zukunft weitere Untersuchungen zeigen, ob durch Optimierung der Substanzkombinationen und des Applikationmodus diese Form der multimodalen Therapie für das fortgeschrittene Zervixkarzinom zu einer erkennbaren Verbesserung der Behandlungsergebnisse beitragen kann.

Literatur

1. Fletscher GH, Rutledge FN (1967) Overall results in radiotherapy for carcinoma of the cervix. Clin Obstet Gynecol 10:958–961
2. Perez CA, Camel MH, Juske RR, Kao MS, Galakatos A, Hederman MA, Powers WE (1986) Radiation therapy alone in the treatment of carcinoma of the uterine cervix: A 20 year experience. Gynecol Oncol 23:127–140
3. Petterson F (ed) (1988) Annual report on the results of treatment in gynecological cancer (Vol 20). Int. Federation of Gynecology and Obstetrics, Cancer Committee, Radiumhemmet, Stockholm
4. Perez CA, Breaux S, Madoc-Jones H, Bedwinek JM, Camel HM, Purdy JA, Walz BJ (1983) Radiation therapy alone in the treatment of carcinoma of uterine cervix. Cancer 51:1393–1402
5. Paunier JP, Declos L, Fletscher GH (1967) Causes, time of death, and sites of failure in squamous-cell carcinoma of the uterine cervix on intact uterus. Radiology 88:555–562
6. DiSaia PJ, Bundy BN, Curry SL, Schlaerth J, Thigpen JT (1986) Phase III study on the treatment of women with cervical cancer, stage II B, III B and IVA (confined to the pelvis and/or periaortic nodes), with radiotherapy alone versus radiotherapy plus immunotherapy with intravenous corynebacterium parvum: A Gynecologic Oncology Group Study, Gynecol Oncol 26:386–397
7. Bommel PFJ van, Lindert ACM van, Kock HCLV, Leers WH, Neijt JP (1987) A review of prognostic factors in early-stage carcinoma of the cervix (FIGO I B–II A) and implications for treatment strategy. Eur J Obstet Gynecol Reprod Biol 26:69–84
8. Baltzer J, Köpcke W (1979) Tumor size and lymhp node metastases in squamous cell carcinoma of the uterine cervix. Arch Gynecol 227:271–278
9. Omura GA, Velez G, Birch R (1981) Phase II randomized study of doxorubicin, vincristine and 5-FU versus cyclophosphamide in advanced squamous cell carcinoma of the cervix. Cancer Treat Rep 65:901
10. Muscato M, Perry M, Yarbo J (1982) Chemotherapy of cervical carcinoma. Sem Oncol 9:373
11. Thigpen JT, Vance R, Balducci L, Blessing JA (1981) Chemotherapy in the management of advanced or recurrent cervical and endometrial carcinoma. Cancer 48:658–665
12. Thigpen JT, Shingleton H, Homesly HD, Lagasse DL, Blessing JA (1981 b) Cisplatinum in treatment of advanced or recurrent squamous cell carcinoma of the cervix. A phase II study of the Gynecologie Oncology Group. Cancer 48:899

13. Vogl SE, Moukhtar M, Calanog A, Greenwald EH, Kaplan BH (1980) Chemotherapy for advanced cervical cancer with bleomycin, vincristine, mitomycin, and cis-diammino-dichloroplatinum II (BOMP). Cancer Treat Rep 64:1005
14. Surwit EA, Alberts DS, Aristizabal S, Deathcrage K, Hausenkveld R (1983) Treatment of primary and recurrent advanced squamous cell carcinoma of the cervix with mitomycin c + vincristine + bleomycin (MOB) plus cisplatin (PLAT). Proc ASCO 2:153
15. Vermorken JB, Oosterom AT van, Bokkel Huinink WW ten, Hoff AM, Rotmensz N for the EORTC Ovary Group (1981) Phase II study of vincristine (V), bleomycin (B), mitomycin-C (M), and cisplatin (P) in disseminated squamous cell carcinoma of the uterine cervix. Proc 3rd. NCI-EORTC Symposium on New Drugs in Cancer Therapy, Brussels (Abstract No 9)
16. Lahousen M, Pickel H, Tamussino K (1987) Chemotherapy for advanced and for recurrent cervical cancer. Arch Gynecol 240:247–252
17. Friedländer ML, Atkinson K, Coppelson JVM et al. (1984) The integration of chemotherapy to the management of locally advanced cervical cancer: A pilot study. Gynecol Oncol 19:1–7
18. Kim DS, Moon H, Hwang YY, Cho SH (1988) Preoperative adjuvant chemotherapy in the treatment of cervical cancer stage I B, II a and II b with bulky tumor. Gynecol Oncol 29:321–332
19. Muss HB, Jobson VW, Homesley HD, Welander C, Ferree C (1987) Neoadjuvant therapy for advanced squamous cell carcinoma of the cervix: cisplatin followed by radiation therapy – a pilot study of the Gynecologic Oncology Group. Gynecol Oncol 26:35–40
20. Brenner DE, Gillette AW, Jones HW, Burnett LS, Malcolm AW (1987) Simultaneous radiation and chemotherapy for advanced carcinoma of the cervix. Gynecol Oncol 26:381–385
21. Thomas G, Dembo A, Beale F et al. (1984) Concurrent radiation, mitomycin C and 5-fluorouracil in poor prognosis carcinoma of cervix: preliminary results of a phase I–II study. Int J Radiat Oncol Biol Phys 10:1785–1790
22. Choo YC, Choy TK, Wong LC, Ma HK (1986) Potentiation of radiotherapy by cis-dichlorodiammine platinum (II) in advanced cervical carcinoma. Gynecol Oncol 23:94–100
23. McGuire WP, Arseneau JC, Blessing JA et al. (1988) Randomized comparison of carboplatin (CP) and iproplatin (IP) in advanced squamous carcinoma of the uterine cervix (SCUC): A Gynecologic Oncology Group (GOG) Study. Proc Am Soc Clin Oncol 7: Abstr 521
24. Lira-Puerto V, Silva A, Groshen S et al. (1989) Carboplatin (CBDCA) or Chip: Final report of the 3rd phase II NCI-PAHO study in advanced cervical cancer. Proc ASCO 8:160 (Abstr. 622)
25. Coleman RE, Harper PG, Gallagher C et al. (1986) A phase II study of ifosfamide in advanced and relapsed carcinoma of the cervix. Cancer Chemother Pharmacol 18:280–283
26. Dinh TV, Dillard EA, Doherty MG (1989) Ifosfamide in cervical cancer: early phase II results in patients with advanced or recurrent disease. Proc ASCO 8:158 (Abstr. 617)

Diskussion

Die Therapie des Zervixkarzinoms. Versuch einer Zusammenfassung

A. Pfleiderer

Häufigkeit und Heilung des Zervixkarzinoms

In den letzten 25 Jahren ist die Zahl der Zervixkarzinomfälle in den Universitätskliniken auf ein Drittel abgefallen. Die Heilungsziffern der verbliebenen Fälle sind im Gesamten und in den einzelnen Stadien, wie die Zahlen des Annual Report von 1988 zeigen, schlechter geworden. In der Bundesrepublik, wo die Heilungsraten bis zu 10 % über dem Mittel aller anderen Länder lagen, sind diese am stärksten zurückgegangen und liegen heute im Durchschnitt aller anderen Länder oder sogar darunter. Für den Rückgang der Fallzahlen gibt es 3 Gründe:

In erster Linie, so hoffen wir, ist die Zahl der invasiven Zervixkarzinomfälle durch die Früherkennung und die Behandlung der Dysplasie und des Carcinoma in situ drastisch zurückgegangen. Möglicherweise betrifft dieser Rückgang aber an sich prognostisch günstigere Fälle häufiger als ungünstigere und führt so zu einer gewissen Selektion.

Ein zweiter, nicht zu unterschätzender Grund ist die Tatsache, daß mehr als 30 % der 50jährigen Frauen heute bei uns in der Bundesrepublik keinen Uterus mehr haben. Der Anteil der hysterektomierten Frauen unter den 50jährigen ist in den letzten 20 Jahren um das 2- bis 3fache angestiegen. Während 1967 nur knapp 10 % der über 45jährigen keinen Uterus mehr hatten, liegt dieser Prozentsatz heute je nach Region zwischen 20 % und 40 %. Allein dadurch müßte die Zervixkarzinominzidenz um etwa 20 % zurückgegangen sein.

Schließlich ist die Zahl der Krankenhäuser, die das Zervixkarzinom bei uns in der Bundesrepublik behandeln, stark angestiegen. Immer weniger, insbesondere von den jüngeren und gut operablen Patientinnen, kommen in die Universitätskliniken zur Primärtherapie. Unser Wissen über die Behandlung und deren Ergebnisse (Meldungen an den Annual Report), ja sogar über die Inzidenz des Zervixkarzinoms, bezieht sich aber fast ausschließlich auf Berichte aus Universitätskliniken. Über die in kommunalen Krankenhäusern behandelten Patientinnen erfolgt in der Regel keine Dokumentation und keine Erfolgskontrolle. Die Daten, wenn sie überhaupt gesammelt werden, werden nirgends gemeldet oder gar im Annual Report publiziert. Die Kliniken, die sich wissenschaftlich mit der Diagnostik und Behandlung des Zervixkarzinoms beschäftigen und neue Wege entwickeln sollten und könnten, bekommen so immer weniger und dazu stark selektionierte Patientinnen zugewiesen.

Heute vermuten wir, daß die früher oft angenommene Einheitlichkeit eines bestimmten Organkarzinoms nicht besteht, sondern daß sich alle Karzinome, auch das Zervixkarzinom, durch eine große Heterogenität auszeichnen. Für weiterführende Untersuchungen sind deshalb einerseits große Fallzahlen notwendig, die heute nur noch in multizentrischen kooperativen Studien zu erlangen sind, und andererseits eine Konzentration der heute noch auftretenden Zervixkarzinomfälle in spezialisierte Zentren.

Die Analyse von Prognosefaktoren

Die Untersuchung auf valide, unabhängige Prognosefaktoren folgt bis heute beim Zervixkarzinom weitgehend altbekannten Wegen. Im Mittelpunkt steht die Stadiendiagnostik, die aber nach wie vor streng klinisch und nicht pathologisch-anatomisch erfolgt, eine große Fehlerbreite besitzt und dadurch sehr unbefriedigend ist. Dieser Mangel erlaubt aber nach wie vor einen guten Vergleich zwischen der operativen und der Strahlentherapie. Besser und wünschenswert wäre natürlich, wie dies inzwischen für das Endometriumkarzinom realisiert ist, eine Einteilung nach pathologisch-anatomischen Kriterien.

Unumstritten sind die Zystoskopie, die intravenöse Pyelographie, die Röntgenuntersuchung des Thorax und die Rektoskopie als Hilfe zur Stadieneinteilung. Die Lymphographie wird zu selten durchgeführt, obwohl sie trotz großer Fehlerbreite noch zu den besten Methoden gehört, über die gynäkologische Palpation hinaus Auskunft über die Ausdehnung des Tumors zu geben. Das Computertomogramm eignet sich nur für den Oberbauch und erreicht in der parametranen Diagnostik nie das Ergebnis einer guten gynäkologischen Untersuchung. Die Sonographie scheint für die Diagnose im kleinen Becken zuverlässiger als das Computertomogramm. Kernspinuntersuchungen scheinen bei entsprechender Übung sehr valide Daten über die Verhältnisse im kleinen Becken, über Tumorausdehnung und -größe zu liefern.

Die heute in vielen Kliniken in der Bundesrepublik Deutschland und in Österreich auch im Stadium II b angestrebte operative Behandlung erlaubt für die operierten Fälle eine sehr viel differenziertere Ermittlung der Prognosefaktoren. Auch diese stützt sich jedoch bisher nur auf morphologisch-histologische Faktoren. Als bedeutsam haben sich das Tumorvolumen, die Invasionstiefe und besonders der Nachweis eines Gefäßeinbruchs erwiesen. Den verschiedenen histologischen Typen könnte eine gewisse Bedeutung zukommen. Wichtig ist der Lymphknotenbefall, der auf die Zahl der entfernten Lymphknoten, auf deren Lokalisation und die Größe der Metastasen bezogen werden muß. Auch der Befall des Parametriums läßt sich besonders an Großflächenschnitten heute exakt ermitteln.

Exakt meßbare Untersuchungen am Tumorgewebe selbst haben bisher noch keine Bedeutung. Noch verwirrend sind Analysen über die Wachstumsfaktoren und deren Rezeptoren. Das Zervixkarzinom gilt als EGF-Rezeptor-reich. Zuverlässige Untersuchungen über die Bedeutung der Ploidie beim Zervixkarzinom fehlen. Die Tumormasse des Plattenepithelkarzinoms korreliert befriedigend mit dem Spiegel des SCC im Serum, die Tumormasse bei Adenokarzinomen der Zervix mit dem CEA-Spiegel.

Die Analyse der Prognosefaktoren und das frühe Erkennen eines Karzinoms hoher maligner Potenz steckt damit beim Zervixkarzinom, auch dann, wenn operiert und das entfernte Gewebe sehr gut aufgearbeitet ist, förmlich noch in den Kinderschuhen.

Das Stadium I a

Die Basis der Diagnose „Stadium I a" ist die vollkommene histologische Aufarbeitung eines Konus oder der (amputierten) Portio. Entscheidend ist dabei die genaue Analyse der Invasion, wobei es mehr auf die Art der Invasion und den Gefäßeinbruch als auf die wie auch immer gemessene Invasionstiefe ankommt. Eine Entscheidung über die Therapie ist ausschließlich auf dieser Grundlage möglich. Nur dann, wenn der gesamte Tumor bereits in Stufen vollständig aufgearbeitet ist und wenn er in seiner vollständigen Ausdehnung im Schnittpräparat zu kontrollieren und gut zu beurteilen ist, ist eine Entscheidung Stadium I a1/I a2/I b möglich. Im Stadium I a1 kann man sich auf eine Konisation und damit eine konservative, fertilitätserhaltende Operation begrenzen. Im Stadium I a2 ist die radikale Therapie nötig. Ist die histologische Untersuchung nicht ausreichend, so ist ein konservatives Vorgehen nicht erlaubt.

Die Entscheidung Operation oder Strahlentherapie

Die Entscheidung, ob als Primärtherapie die Operation oder die Strahlentherapie oder gar eine neoadjuvante Chemotherapie eingesetzt werden soll, ist im Einzelfall mehr denn je schwierig. Da sich diese Entscheidung nur auf die nach wie vor schlecht erfaßbare klinische Stadieneinteilung stützt, steht und fällt sie mit der klinischen Erfahrung des Untersuchers. Sie muß deshalb bis jetzt ausschließlich in der Hand des erfahrenen Gynäkologen verbleiben. Die Voraussetzung ist, daß dieser Gynäkologe gleichermaßen mit der Operation und der Strahlentherapie des Zervixkarzinoms vertraut ist. Der rein operativ Tätige wird die Operation, der rein radiologisch Tätige die Strahlentherapie bevorzugen.

Die Entscheidung zwischen Wertheim-Operation und kombinierter Strahlentherapie war früher, zu Zeiten wo die Operation und die Ausführung der Bestrahlung mehr oder weniger ausschließlich in seiner Hand lag, Chefsache. Damals war das Zervixkarzinom in den deutschen Universitätskliniken 3mal häufiger als heute. Damit hatte aber auch jeder Gynäkologe während seiner Ausbildung sehr viel häufiger Gelegenheit, Patientinnen mit einem Zervixkarzinom zu untersuchen. Heute gibt es nur noch wenige Kliniken, wo sich Assistenten in der Untersuchung von Zervixkarzinompatientinnen üben können. Mit dem Rückgang des Zervixkarzinoms nimmt das Wissen über dieses Karzinom unter den Gynäkologen ab.

Heute liegt die Selektion weitgehend in der Hand des einzelnen niedergelassenen Gynäkologen, ob er die Patientin dem allgemeinen Radiologen oder dem operativ eingestellten Gynäkologen zur Operation zuweist. Es kann nicht ausbleiben, daß dann mangelnde Erfahrung, persönliche Neigungen und eigene Selbstüberschätzung die Sachkenntnis im einzelnen Fall übersteigen. Ich halte das für einen wichtigen Punkt, der mitverantwortlich für die schlechteren Ergebnisse der Zervixkarzinombehandlung geworden ist. Es bleibt deshalb nur, im Wissen um dieses Problem die Entscheidung, ob Operation oder primäre Strahlentherapie, in eigener Selbstbescheidung im Konsil mit in beiden Methoden sehr erfahrenen Kollegen zu treffen. Dazu müssen alle Daten zur Verfügung stehen. Das setzt die optimale, tägliche Zusammenarbeit des operativ tätigen Gynäkologen und des spezialisierten gynäkologischen Radiologen voraus. Nur dort, wo diese Zusammenarbeit gegeben ist, sollten heute die weniger gewordenen Zervixkarzinompatientinnen noch behandelt werden.

Die primäre Strahlentherapie

Die klassische Strahlentherapie mit Radium und perkutaner Telekobaltbestrahlung hat beim Zervixkarzinom zweifelsohne zu sehr guten Resultaten geführt, besonders dann, wenn sie in der Hand eines erfahrenen gynäkologischen Radiologen lag. Die Therapieergebnisse übertrafen nicht selten die der Operation. Eine Verschlechterung der Resultate könnte heute damit zusammenhängen, daß immer mehr Patientinnen mit einem Zervixkarzinom durch in der gynäkologischen Radiologie unerfahrene Radiologen bestrahlt werden. Wir alle haben es in der Hand, uns die spezialisierten, gynäkologischen Radiologen zu erhalten, wenn es uns gelingt, die zu bestrahlenden Zervixkarzinomfälle auf diese Abteilungen zu konzentrieren. Die Dezentralisierung der Strahlentherapie des Zervixkarzinoms muß sehr bald zum Verschwinden dieser spezialisierten, erfahrenen Abteilungen führen.

Der Ersatz des Radiums durch Afterloadingverfahren, der heute notwendig geworden ist, stellt an die gynäkologische Radiologie eine neue Herausforderung. Sie kann aber nur dann zu guten Resultaten führen, wenn diese Therapie an einer genügend großen Fallzahl durchgeführt werden kann. Nur dann wird sie auch wirtschaftlich sein. Gelingt das nicht, wird die gynäkologische Radiologie weiter an Boden, an Wissen und Erfahrung verlieren und persönliche Eitelkeiten und der Wunsch zur Dezentralisierung wird zu einer Kostenexplosion und zu viel schlechteren Therapieergebnissen führen.

Neben den ausgesprochenen Vorteilen der Strahlentherapie werden heute ihre Nachteile, die z.T. der beschriebenen Entwicklung zuzuschreiben sind, besonders betont: 1. Die Tumorausdehnung wird in vielen Fällen über- oder unterschätzt. Die Folge ist, daß an der falschen Stelle mit zu niedriger oder zu hoher Dosis bestrahlt wird. 2. Nicht alle Karzinome sprechen auf die Strahlentherapie gleich gut an. 3. Spätkomplikationen, die oft nach vielen Jahren, besonders am Darm, aber auch an der Blase auftreten können, sind therapeutisch sehr schwer zugänglich. In einzelnen Fällen ist mit einer Induktion sekundärer Malignome zu rechnen. 4. Die Bestrahlung führt immer zur Kastration.

Die Operation beim Zervixkarzinom

Die eigentlich neue Entwicklung in der Therapie des Zervixkarzinoms ist die zunehmend häufigere Entscheidung zur Operation bei Fällen des Stadium II b. Diese Entwicklung ergab sich einerseits aus dem zunehmenden Mangel an Erfahrung vieler Gynäkologen in der Strahlentherapie und ungünstigen Erfahrungen mit der Strahlentherapie beim Fehlen einer spezialisierten Abteilung, andererseits dadurch, daß es die moderne Anästhesie, die Gabe von Antibiotika und entsprechende Operationstechniken heute erlauben, ohne Gefährdung der Patientin radikaler und ausgedehnter zu operieren, als dies früher möglich war.

Die Entscheidung zur Operation im Stadium II b sowie bei alten und sehr alten Patientinnen bedeutet das Verlassen des gesicherten Bodens jahrzehntelanger Erfahrung. Mit der Operation im Stadium II b begibt sich der Operateur in Neuland und muß bei schlechtem Ausgang allein dafür verantwortlich gemacht werden. Möge sich jeder Operateur diese Entscheidung sehr schwer machen. Bis heute wird in den USA das Zervixkarzinom im Stadium II b nicht operiert, sondern primär bestrahlt!

Die Vorteile der Operation sind unbestreitbar. Erstens: Der Tumor ist entfernt. Das allerdings sollte garantiert sein. Die Radikalität muß gewährleistet sein. Die Operation darf deshalb nur im erfahrenen Team ausgeführt werden. Wer nicht wenigstens jährlich 15–20 Radikaloperationen bei Zerviskarzinomen durchführt und sich selbstkritisch weiterentwickelt, sollte kein Zervixkarzinom mehr operieren, da er dann für die Patientin zu gefährlich wird. Es geht nicht an, daß man den Tumor unvollständig entfernt und dann nach der Strahlentherapie ruft. Das ist die Situation des Bergsteigers, der die Tour schlecht geplant hat, unvollständig ausgerüstet verunglückt und in Bergnot gerät. Die Operation im Stadium II b oder gar im Stadium III sollte nur dort angefangen und versucht werden, wo die Möglichkeiten vorhanden sind, daß diese Operation optimal durchgeführt wird. Dabei kann es durchaus gerechtfertigt sein, auch bei scheinbar lokaler Inoperabilität zu laparotomieren, da nicht selten eine Endometriose oder alte entzündliche Prozesse eine Inoperabilität vortäuschen. So stellen Verwachsungen des Darms mit dem Uterus eine Kontraindikation zur Bestrahlung dar, da sie zu einer lokalen Überdosierung an der Darmschleimhaut führen. Wichtig ist nur, daß der Operateur wirklich erfahren genug ist, den Eingriff rechtzeitig abzubrechen. Die Operation ist dann, wenn sie richtig und vorsichtig durchgeführt ist, für die nachfolgende „primäre" Strahlentherapie im Sinne einer Art Stagingoperation günstig. Es ist nur gefährlich, dieses Vorgehen zum Prinzip zu machen, und besonders gefährlich sind alle die Operateure, die den Eingriff nicht rechtzeitig genug abbrechen. Die Operation kann dann schnell zum Kunstfehler werden.

Der zweite und gleichermaßen wichtige Vorteil der Operation ist, daß wir über die Ausdehnung des Tumors genau Bescheid wissen. Dazu ist aber eine entsprechend sorgfältige histologische Untersuchung nötig. Findet sich ein rein lokales Karzinom oder ist ein auch ausgedehntes Karzinom sicher im Gesunden entfernt, so ist keine weitere Therapie notwendig. Handelt es sich jedoch um ein generalisiertes Karzinom, so steht heute die Chemotherapie im Mittelpunkt. Die Operation erlaubt eine optimale Erfassung der morphologischen Prognosekriterien und damit eine weit bessere Möglichkeit einer gezielten, adjuvanten Therapie. Der dritte Vorteil liegt darin, daß eine Kastration nicht notwendig ist, und der vierte, daß keine Spätfolgen zu erwarten sind.

Zusammenfassend heißt das: Die Entscheidung zum richtigen Vorgehen ist heute schwieriger geworden als früher, da die Operation neue Möglichkeiten eröffnet hat. Viele Fehler, und dies häufiger als früher, ergeben sich aber aus Unerfahrenheit. Bei richtiger Entscheidung, d. h. bei gesicherter, vollständiger Tumorentfernung ist für die Patientin die Operation besser. Bei unvollständiger Operation jedoch wäre immer die primäre, aus Kontakt- und perkutaner kombinierte Strahlentherapie viel besser gewesen.

Die Chemotherapie beim Zervixkarzinom

Mit Cisplatin und Carboplatin, mit Ifosfamid und Bleomycin stehen heute Zytostatika zur Verfügung, die zu erstaunlichen Remissionen führen können. Wir dürfen damit rechnen, daß etwa 50–60 % aller primären, nicht vorbehandelten Zervixkarzinome auf eine Chemotherapie mit einer vollständigen oder teilweisen Tumorrückbildung reagieren. Diese Rückbildung ist jedoch zeitbegrenzt auf oft nur wenige Monate.

Die Chemotherapie erscheint deshalb bei primär weit ausgedehnten Karzinomen sinnvoll, um dann in günstigerer Situation zu bestrahlen oder zu operieren. Bis heute wissen wir jedoch nicht, ob sich dieser Primärerfolg auch längerfristig auswirkt. Dies zu untersuchen ist die Aufgabe entsprechender Studien. Die Voraussetzung dazu ist die Selektion hochmaligner Zervixkarzinome. Ob dazu die neu ermittelten, histologisch definierten Prognosefaktoren, der Einbruch in die Gefäße und eine hohe Zahl von Lymphknotenmetastasen schon ausreichen, bleibt abzuwarten. Ziel ist es, bei high-risk-Fällen mit einer sog. neoadjuvanten Chemotherapie die Überlebenschance dieser prognostisch ungünstigsten Gruppe der Zervixkarzinome zu verbessern.

In der Diagnostik und der Therapie des Zervixkarzinoms haben sich, wie dieses Symposium gezeigt hat, in den letzten Jahren neue Probleme ergeben. Diese Probleme sind zum Teil durch Entwicklungen im Gesundheitswesen zustandegekommen, die bei richtiger Selbsteinschätzung und Disziplin korrigiert werden können. In Bewegung ist die Prognosefaktorforschung auch dadurch geraten, daß mehr Patientinnen operiert werden können und daß wir dadurch über den Einzelfall sehr viel besser als früher Bescheid wissen. Ob wir das zum Segen der Patientinnen ausschöpfen können, muß die Zukunft zeigen.

Anhang

Stadieneinteilung der Zervixkarzinome *

Die Definitionen der T-Kategorien entsprechen den verschiedenen von der FIGO akzeptierten Stadien. Beide Klassifikationen sind zum Vergleich aufgeführt.

Regeln zur Klassifikation

Die Klassifikation gilt nur für Karzinome. Histologische Diagnosesicherung ist erforderlich.

Verfahren zur Bestimmung der T-, N- und M-Kategorien sind:

T-Kategorien: klinische Untersuchung, Zystoskopie (nicht erforderlich bei Tis) und bildgebende Verfahren einschließlich Urographie,

N-Kategorien: klinische Untersuchung und bildgebende Verfahren einschließlich Urographie und Lymphographie,

M-Kategorien: klinische Untersuchung und bildgebende Verfahren.

Anatomische Unterbezirke

Endozervix   (180.0)
Ektozervix   (180.1)

Regionäre Lymphknoten

Die regionären Lymphknoten sind die parazervikalen parametranen, hypogastrischen (Obturator-)Lymphknoten, ferner die Lymphknoten an den Aa. iliacae communes, internae und externae sowie die präsakralen und sakralen Lymphknoten.

---

* Aus: Hermanek P, Scheibe O, Spriessl B, Wagner G (Hrsg) (1987) TNM-Klassifikation maligner Tumoren, 4. Aufl. Springer, Berlin Heidelberg New York Tokyo

TNM: Klinische Klassifikation

T – Primärtumor

TNM-Kategorien			FIGO-Stadien	
TX				Primärtumor kann nicht beurteilt werden.
T0			0	Kein Anhalt für Primärtumor.
Tis				Carcinoma in situ.
T1			I	Zervixkarzinom begrenzt auf den Uterus (die Ausdehnung zum Corpus uteri sollte dabei unbeachtet bleiben).
	T1a		Ia	Präklinisches invasives Karzinom, ausschließlich durch Mikroskopie diagnoziert.
		T1a1	Ia1	Minimale mikroskopische Stromainvasion.
		T1a2	Ia2	Tumor mit einer invasiven Komponente von 5 mm oder weniger in der Tiefe, gemessen von der Basis des Epithels, *und* 7 mm oder weniger in horizontaler Ausbreitung.
	T1b		Ib	Tumor größer als in T1a2.
T2			II	Zervixkarzinom infiltriert jenseits des Uterus, aber nicht bis zur Beckenwand und nicht bis zum unteren Drittel der Vagina.
	T2a		IIa	Ohne Infiltration des Parametriums.
	T2b		IIb	Mit Infiltration des Parametriums.
T3			III	Zervixkarzinom breitet sich bis zur Beckenwand aus und/oder befällt das untere Drittel der Vagina und/oder verursacht Hydronephrose oder stumme Niere.
	T3a		IIIa	Tumor befällt unteres Drittel der Vagina, keine Ausbreitung zur Beckenwand.
	T3b		IIIb	Tumor breitet sich bis zur Beckenwand aus und/oder verursacht Hydronephrose oder stumme Niere.
T4			IVa	Tumor infiltriert *Schleimhaut* von Blase oder Rektum und/oder überschreitet die Grenzen des kleinen Beckens. **Anmerkung:** Das Vorhandensein eines bullösen Ödems genügt nicht, um einen Tumor als T4 zu klassifizieren.
M1			IVb	Fernmetastasen

N – Regionäre Lymphknoten

NX   Regionäre Lymphknoten können nicht beurteilt werden.
N0   Keine regionären Lymphknotenmetastasen.
N1   Regionäre Lymphknotenmetastasen.

M – Fernmetastasen

pTNM: Pathologische Klassifikation

Die pT-, pN- und pM-Kategorien entsprechen den T-, N- und M-Kategorien.

Stadiengruppierung

Stadium 0	Tis	N0	M0
Stadium I A	T1a	N0	M0
Stadium I B	T1b	N0	M0
Stadium II A	T2a	N0	M0
Stadium II B	T2b	N0	M0
Stadium III A	T3a	N0	M0
Stadium III B	T1	N1	M0
	T2	N1	M0
	T3a	N1	M0
	T3b	jedes N	M0
Stadium IVA	T4	jedes N	M0
Stadium IV B	jedes T	jedes N	M1

Kurzfassung

TNM			Cervix uteri	FIGO	
Tis			Carcinoma in situ	0	
T1			Begrenzt auf Uterus	I	
	T1a		Diagnose nur durch Mikroskopie		Ia
		T1a1	Minimale Stromainvasion		Ia1
		T1a2	Tiefe ≤ 5 mm, horizontale Ausbreitung ≤ 7 mm		Ia2
	T1b		Läsionen größer als T1a2		Ib
T2			Ausdehnung jenseits Uterus, aber nicht zur Beckenwand und nicht zu Vagina/unteres Drittel	II	
	T2a		Parametrium frei		IIa
	T2b		Parametrium befallen		IIb
T3			Ausdehnung zu Vagina/unteres Drittel/ Beckenwand/Hydronephrose	III	
	T3a		Vagina/unteres Drittel		IIIa
	T3b		Beckenwand/Hydronephrose		IIIb
T4			Schleimhaut von Harnblase/Rektum/jenseits kleines Becken	IVa	
M1			Fernmetastasen	IVb	

Sachverzeichnis

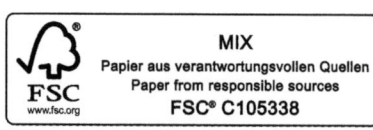
If you have any concerns about our products,
you can contact us on
ProductSafety@springernature.com

In case Publisher is established outside the EU,
the EU authorized representative is:
Springer Nature Customer Service Center GmbH
Europaplatz 3, 69115 Heidelberg, Germany

Printed by Libri Plureos GmbH
in Hamburg, Germany